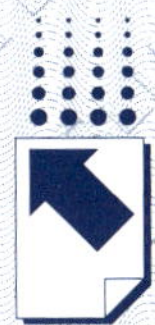

权威·前沿·原创

皮书系列为

“十二五”“十三五”“十四五”时期国家重点出版物出版专项规划项目

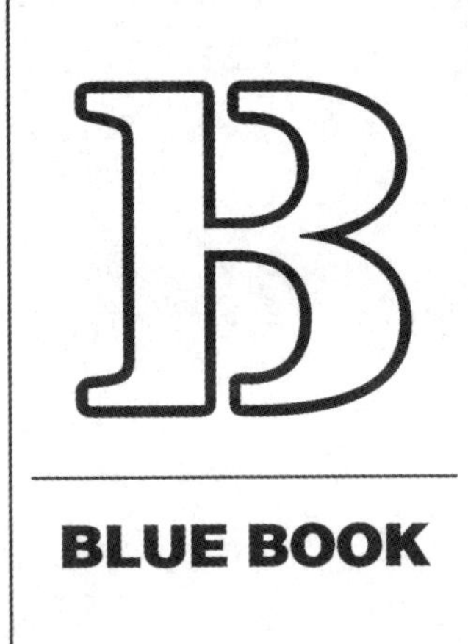

智 库 成 果 出 版 与 传 播 平 台

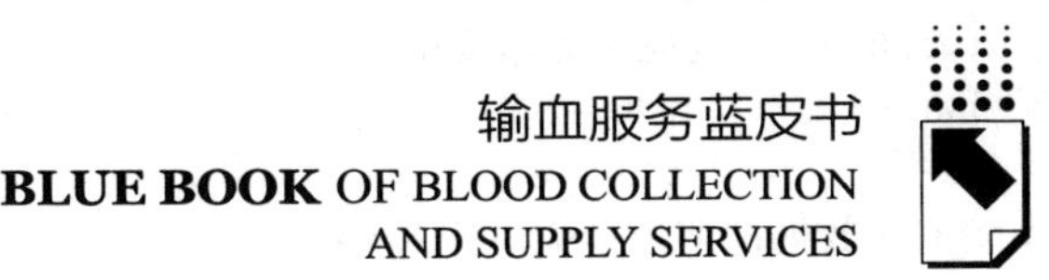

中国输血行业发展报告

（2025）

ANNUAL REPORT ON DEVELOPMENT OF CHINA'S BLOOD COLLECTION AND SUPPLY INDUSTRY (2025)

主　　编／王学锋
执行主编／耿鸿武
副 主 编／胡晓玉　张荣江

社会科学文献出版社
SOCIAL SCIENCES ACADEMIC PRESS (CHINA)

图书在版编目(CIP)数据

中国输血行业发展报告. 2025 / 王学锋主编；耿鸿武执行主编；胡晓玉，张荣江副主编. -- 北京：社会科学文献出版社，2025. 6. -- （输血服务蓝皮书）.
ISBN 978-7-5228-5367-3

Ⅰ. R457. 1

中国国家版本馆 CIP 数据核字第 20257G2G04 号

输血服务蓝皮书

中国输血行业发展报告（2025）

主　　编 / 王学锋
执行主编 / 耿鸿武
副 主 编 / 胡晓玉　张荣江

出 版 人 / 冀祥德
组稿编辑 / 任文武
责任编辑 / 方　丽　张丽丽
责任印制 / 岳　阳

出　　版 / 社会科学文献出版社 · 生态文明分社（010）59367143
　　　　　地址：北京市北三环中路甲 29 号院华龙大厦　邮编：100029
　　　　　网址：www. ssap. com. cn
发　　行 / 社会科学文献出版社（010）59367028
印　　装 / 天津千鹤文化传播有限公司

规　　格 / 开 本：787mm × 1092mm　1/16
　　　　　印 张：23　字 数：345 千字
版　　次 / 2025 年 6 月第 1 版　2025 年 6 月第 1 次印刷
书　　号 / ISBN 978-7-5228-5367-3
定　　价 / 98. 00 元

读者服务电话：4008918866

《中国输血行业发展报告（2025）》收集了相关领域专家的研究报告。本书不是中国输血协会的文件，报告内容不代表协会的立场。

《输血服务蓝皮书》项目组

组　长

朱永明　研究员（二级）　中国输血协会理事长　世界卫生组织输血医学专家委员会委员　世界卫生组织血液规则、可得性和安全性专家咨询委员会委员　世界卫生组织输血合作中心原主任　国际输血协会原高级副主席　亚洲输血医学协会原副主席

成　员（以下按姓名首字拼音排序）

耿鸿武　客座教授　清华大学老科协医疗健康研究中心执行副主任

胡　伟　研究员　浙江省血液中心党委书记、主任　中国输血协会常务理事　中国输血协会信息化专业委员会主任委员　浙江省输血协会理事长　浙江省健康促进与教育协会副会长

胡晓玉　安徽省血液中心党委书记、主任　中国输血协会常务理事　中国输血协会人力资源工作委员会主任委员　安徽省输血协会副理事长　合肥市人大常委会委员

李志强　主任医师　上海市第六人民医院临床输血研究室主任、院特聘专家　中国输血协会临床输血管理学专业委员会主任委员　中华医学会临床输血学分会副主任委员　中国医师协会输血科医师分会儿童血型专业委员会主任委员　国家卫生健康委血液标准化专业委员会委员　《临床输血与检验》副主编

林俊杰　上海市血液管理办公室主任　上海市血液中心党委书记　中国输血协会血液质量专业委员会主任委员　中国医学装备协会输血医学装备委员会副主任委员

刘嘉馨　研究员　博士研究生导师　中国医学科学院输血研究所原所长　中国输血协会副理事长

刘青宁　中国输血协会副秘书长

骆　群　主任医师　博士　中国输血协会常务理事　解放军总医院第五医学中心输血科主任暨全军采供血中心主任

王学锋　主任医师　教授　博士研究生导师　上海交通大学医学院医学技术学院副院长、医学检验系主任　上海交通大学医学院附属瑞金医院临床输血科/检验科主任　中国输血协会理事　中国输血协会临床输血学专业委员会主任委员

张荣江　副主任医师　天津市血液中心党委书记　中国输血协会常务理事　中国输血协会财务工作委员会主任委员　国家卫生健康标准委员会血液标准专业委员会委员　《中国输血杂志》副主编

《中国输血行业发展报告（2025）》
编　委　会

主　　编　王学锋

执行主编　耿鸿武

副 主 编　胡晓玉　张荣江

编　　委　（以下按姓名首字拼音排序）

蔡晓红　陈　伟　桂　嵘　胡丽华　胡晓玉
雷登平　李　莉　李小天　李卓广　刘春霞
刘晋辉　刘　颖　骆　群　潘金霞　邵　峰
孙佳丽　谈　庆　汪德清　王鹏坤　王鹏里
王学锋　文爱清　夏　荣　许　俊　杨小岗
尹　文　张天弼　张　晰　朱长太

编 撰 者　（以下按姓名首字拼音排序）

蔡晓红　陈春霞　陈凤花　陈锦雄　陈麟凤
陈　伟　成　钢　褚德旭　丁喜玉　董　杰
高　萌　耿鸿武　桂　嵘　胡丽华　胡晓玉
霍宝锋　焦立新　居　敏　鞠瑞青　雷登平
雷　航　李　菲　李剑平　李　莉　李丽玮

主要编撰者简介

王学锋　教授（二级），主任医师，博士研究生导师。上海交通大学医学院医学技术学院副院长、医学检验系主任、附属瑞金医院临床输血科/检验科主任。长期从事出血病/血栓病的基础与临床研究，在严重出血病/血栓病的诊治方面有丰富的经验。作为项目负责人承担7项国家自然科学基金面上项目，曾经获得国家科技进步奖二等奖2次（2005年、2007年）、三等奖1次（1999年），上海市科技进步奖一等奖3次（2003年、2004年、2015年），近五年以第一完成人获得上海市科技进步奖二等奖1次（2020年），中华医学科技奖二等奖1次（2018年），教育部科技进步奖二等奖1次（2021年）。获得国家发明专利授权7项、美国专利授权1项。2020年获上海市杰出专科医师奖。主要学术兼职（担任/曾经担任）有中国输血协会临床输血学专业委员会主任委员、中国医师协会输血科医师分会副会长、中华医学会检验医学分会常委、中华医学会检验医学分会血液学与体液学学组组长、上海医学会检验医学分会主任委员、上海医学会输血专科分会主任委员等。

耿鸿武　清华大学老科协医疗健康研究中心执行副主任（客座教授）、九州通医药集团营销总顾问（原业务总裁）、《中国医疗器械行业发展报告》主编、《中国输血行业发展报告》执行主编、北大继教“医疗渠道管理”授课老师、中国药招联盟发起人、广州2017国际康复论坛特约专家、中药协会药物经济学评审委员会委员。著作有《渠道管理就这么简单》《新电商：做剩下的3%》；主编“医疗器械蓝皮书”《中国医疗器械行业发展报告》

（2017~2024 年）八部，“输血服务蓝皮书”《中国输血行业发展报告》（2016~2024 年）九部。

胡晓玉 副主任卫生管理师，安徽省血液中心党委书记、主任，长期从事采供血和临床输血管理等工作，在血站管理及血液管理方面有非常丰富的经验。中国输血协会常务理事，中国输血协会人力资源工作委员会主任委员，安徽省输血协会副理事长，合肥市第十六届、第十七届人民代表大会代表、常务委员会委员。作为主要完成人完成多项市级以上科研项目，发表多篇专业论文，获国家发明专利 1 项，主持起草《合肥市献血条例》，参与编撰 2021 年和 2023 年《中国输血行业发展报告》，记三等功 1 次。

张荣江 副主任医师，天津市血液中心党委书记，长期从事临床医学、医院管理和血液管理等工作。中国输血协会常务理事、中国输血协会财务工作委员会主任委员、国家卫生健康标准委员会血液标准专业委员会委员、《中国输血杂志》副主编。发表有多篇医学影像学专业论文，曾获全国 R&D 调研先进个人、天津市科技进步奖二等奖、天津市卫生局科技成果推广二等奖。

序

《中国输血行业发展报告（2025）》是“输血服务蓝皮书”系列的第十部，接续了自2016年开启的记录中国输血事业发展的工作。在中国传统文化里，“十”代表了圆满、完整，象征了一个周期的完成和新的开始。回首过往的十个年头，“输血服务蓝皮书”从无到有、从有到强，成为输血行业不可或缺的重要参考。

2024年11月举办启动会后，2025版“输血服务蓝皮书”的编委会在王学锋主编的领导下，起草和通过了书稿大纲和编写计划，明确了书稿目录，发出了作者邀请函，12月就开始组织编写人员培训会，各项工作有条不紊地规划和推进，为本书的顺利推进和按时完成奠定了坚实基础。

2025版“输血服务蓝皮书”分为总报告、省级采供血篇、地市采供血篇、临床输血篇、专题研究篇、典型案例篇、输血人物志以及2024年中国输血服务行业大事记，共收录了29篇文章，全面、系统、深入地分析了2024年我国输血行业的发展状况。

总报告由王学锋、蔡晓红、刘青宁、耿鸿武主笔，对2024年我国输血事业的全局发展进行了系统性研究，重点剖析了采供血事业、临床输血事业及学术交流等方面的演进态势，并对未来发展进行了展望。

2016~2019年，“输血服务蓝皮书”报告了全国31个省、自治区、直辖市的采供血事业发展情况。今年的省级采供血部分涵盖了辽宁省、吉林省、黑龙江省、云南省、新疆生产建设兵团以及港澳台地区，从2020年到2025年，“输血服务蓝皮书”完成了第二轮全国采供血事业发展情况报告，覆盖了所有省、自治区、直辖市（新疆除外），并且增加了新疆生产建设兵团、港澳台地区的采供血工作情况介绍，全景展现了我国各地采供血现状、机构设置和运行方式、各地特点和亮点，解析了存在的问题，提出了可能的解决方案。从 2026 年开始，“输血服务蓝皮书”将要开始新一轮的全景报告。

地市采供血部分聚焦江苏省淮安市、广东省韶关市、河北省邯郸市、内蒙古自治区赤峰市和湖北省黄冈市的采供血发展状况，提供了不同地域、不同层级的采供血工作典型分析。

临床输血部分重点关注了新疆维吾尔自治区、宁夏回族自治区、甘肃省、青海省的临床输血现状，深入探讨了临床输血技术的应用、输血质量管理以及临床输血与患者安全等方面的内容，并进行未来展望。

专题研究部分的主题是 2025 版“输血服务蓝皮书”的亮点，包括我国患者血液管理、采供血机构开展 HEV 筛查、输血医学领域中人工智能技术的应用、全血的临床应用、创伤患者输血治疗、输血指南和专家共识开发等，汇聚了这些领域的最新研究成果和实践经验，进行了深入研究和探讨。

典型案例部分的主题选取了医疗机构高质量输血医学中心建设实践、自体外周血 T 细胞凋亡回输治疗自身免疫性疾病、上海市无偿献血者抗体筛查检测的实践、浙江省无偿献血者 RhCcEe 血型检测与应用，以及临床输血学检验技术数字化教学的实践与思考等，生动展示了输血医学领域的创新实践和成功经验。

2025 版“输血服务蓝皮书”的输血人物志介绍了对我国输血医学伦理和 HLA 检测做出过主要贡献的陈仁彪教授。陈教授是原上海瑞金医院免疫学研究所所长，是我国开展 HLA 血清学研究的先驱和主要推动者之一。我进血站的第一个工作岗位就是在 HLA 实验室，不过因为那时血清学实验技术（淋巴细胞毒试验）已经基本定型，我的主要工作是做标本，所以跟陈教授接触不太多。跟陈教授直接接触是在 20 世纪 90 年代末，那时他和德国同行联合在上海举办医学伦理大会，他觉得我国输血伦理、造血干细胞捐赠和移植伦理等方面的研究还少有人涉及，通过当时血站领导的推荐，他把这个题目交给我，并指导我如何研究和撰写论文，这对我是医学伦理的启蒙教育。后来文章被收录到《中国医学伦理进展：中国与国际视角》中，2003年在德国汉堡出版。陈教授曾被上海市血液中心聘为顾问，我后来曾数次登门看望，陈教授讲话风趣且带有一点口音，为人宽厚儒雅，平易近人。陈教授的研究领域与采供血业务直接联系不多，所以业内同行可能一般不太了解他，2025版“输血服务蓝皮书”将会补上这个遗憾。

2025版“输血服务蓝皮书”的最后仍然是对年度中国输血服务行业重大事件的梳理和总结，是对我国输血行业发展历史的重要记录。

我要代表协会及广大读者，向主编王学锋、执行主编耿鸿武、副主编胡晓玉和张荣江致以诚挚谢意，感谢他们在2025版“输血服务蓝皮书”的编撰过程中所展现的卓越规划、细致安排和高效执行。同时，衷心感谢所有参与本书创作的作者、专家及工作人员，正是由于大家的辛勤付出和严谨态度，才确保了本书如期高质量出版。

英国哲学家弗朗西斯·培根在《论读书》一文里写道，“读书使人充实，讨论使人机智，写作使人精确”（Reading maketh a full man; conference a ready man; and writing an exact man）。“输血服务蓝皮书”持续出版的十年，是不断写作和讨论的过程，也是不断精进和提高的过程，所有参与这项工作的人因参与了这一过程而不同于昨天。亲爱的读者朋友们，阅读“输血服务蓝皮书”，已经让你并且将不断让你充实和提高。

中国输血协会理事长

“输血服务蓝皮书”创始主委、项目组组长

朱永明

2025年3月22日

前　言

“输血服务蓝皮书”自2015年发起，历经多年发展，已成为输血行业具有重要影响力和被广泛认可的权威出版物。《中国输血行业发展报告（2025）》作为“输血服务蓝皮书”系列的最新一部，以中国社会发展现状为背景，聚焦输血行业的热点和关键问题，为行业发展提供有力支持和参考。

2024年，我受“输血服务蓝皮书”项目组委托，担任《中国输血行业发展报告（2025）》的主编，深感荣幸与责任重大，衷心感谢中国输血协会的信任。在总结历年工作经验的基础上，与理事长和执行主编深入沟通后，制定了2025版的编撰方案。2024年11月，编委会举办启动会，确定了书稿目录，发出了邀请函，并于12月组织了编者培训，以确保本书的顺利推进与如期完成。

在编撰过程中，我们始终秉持“皮书”的独特风格，立足于输血行业发展的全局，对行业发展进行年度分析、研究与预测，展示输血行业的发展成果。本书涵盖了总报告、省级采供血篇、地市采供血篇、临床输血篇、专题研究篇、典型案例篇、输血人物志以及2024年中国输血服务行业大事记，共计29篇文章，由80多位专家共同撰写，全面梳理和分析了2024年我国输血事业的发展状况。

总报告深入分析了2024年我国输血事业的发展态势，包括采供血事业、临床输血事业、学术交流等方面，并对未来的发展趋势进行了展望。省级采供血篇选取了辽宁省、吉林省、黑龙江省、云南省、新疆生产建设

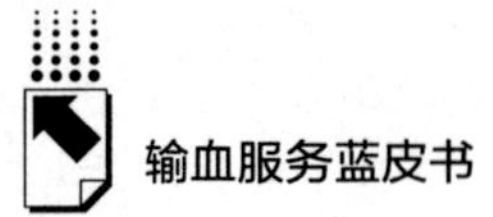

兵团及港澳台地区，每份报告均展示了当地采供血的基本情况、特色及应对策略。地市采供血篇涵盖了江苏省淮安市、广东省韶关市、河北省邯郸市、内蒙古自治区赤峰市和湖北省黄冈市，并对当地的采供血发展情况进行了详细阐述。临床输血篇聚焦于新疆维吾尔自治区、宁夏回族自治区、甘肃省、青海省的临床输血现状与展望，探讨了当地临床输血的现状与发展趋势。

专题研究篇是本书的一大亮点，涵盖了多个前沿和热点话题，深入地探讨了输血行业在管理、筛查、技术发展、临床应用和输血治疗等方面的最新进展和未来趋势，包括我国患者血液管理现状与展望、采供血机构开展HEV筛查的现状与展望、输血医学领域中人工智能技术的应用研究与展望、全血的临床应用现状与展望、创伤患者输血治疗的现状与未来展望、输血指南和专家共识开发现状与未来展望，以及自身免疫性疾病中血浆置换治疗模式的现状与展望，为行业发展提供了宝贵的参考和借鉴。

典型案例篇则对医疗机构高质量输血医学中心建设实践、自体外周血T细胞凋亡回输治疗自身免疫性疾病、上海市无偿献血者抗体筛查检测的实践、浙江省无偿献血者RhCcEe血型检测与应用，以及临床输血学检验技术数字化教学的实践与思考进行了详细解读，不仅展示了输血医学领域的创新实践和成功经验，也为同行提供了可借鉴的范例和启示。

输血人物志回顾了输血医学伦理与HLA检测的开拓者陈仁彪先生的重要贡献，最后梳理总结了2024年中国输血服务行业的大事件，为读者了解我国输血行业的发展历程和未来趋势提供了重要参考。

本书的编撰过程对我而言是一次宝贵的学习机会，在编撰过程中得到了众多专家、学者及行业同人的大力支持。在此，对所有参与编写的作者、提供指导和帮助的专家表示衷心的感谢。同时，也要感谢编委会各位成员的辛勤付出和细致工作，正是因为大家的共同努力，才使本书顺利出版。

本书所呈现的内容和观点完全出自专家学者的个人见解，不代表其所在机构或所担任职务的立场。我们在编撰过程中尽力确保内容翔实、观点精准以及分析透彻，但仍可能存在纰漏和不足之处，恳请广大读者批评指教。我们期望通过不断努力和改进，使“输血服务蓝皮书”日臻完善，为我国输血事业的发展做出更大贡献。

主编　王学锋

2025年3月20日

摘　要

本书邀请输血医学领域专业人士共同撰写，对我国2024年输血行业发展情况、采供血和临床输血状况等进行了论述，展现行业专家的经验、思路、研究内容及展望。总报告对2024年我国输血事业发展情况、采供血和临床输血现状及行业学术交流活动等进行了总结；省级采供血篇选取辽宁省、吉林省、黑龙江省、云南省、新疆生产建设兵团及港澳台地区六篇报告，介绍了当地采供血基本情况、特色、问题与对策等；地市采供血篇介绍了江苏省淮安市、广东省韶关市、河北省邯郸市、内蒙古自治区赤峰市和湖北省黄冈市五地的采供血情况；临床输血篇选取了新疆维吾尔自治区、宁夏回族自治区、甘肃省、青海省的报告，对当地的临床输血现状与存在的问题和未来发展进行了汇报；专题研究篇共七篇，包括我国患者血液管理现状与展望、采供血机构开展HEV筛查的现状与展望、输血医学领域中人工智能技术的应用研究与展望、全血的临床应用现状与展望、创伤患者输血治疗的现状与未来展望、输血指南和专家共识开发现状与未来展望以及自身免疫性疾病中血浆置换治疗模式的现状与展望等；典型案例篇分享了医疗机构高质量输血医学中心建设实践、自体外周血T细胞凋亡回输治疗自身免疫性疾病、上海市无偿献血者抗体筛查检测的实践、浙江省无偿献血者RhCcEe血型检测与应用以及临床输血学检验技术数字化教学的实践与思考等输血行业的先进做法和经验；输血人物志回顾了输血医学伦理与HLA检测的开拓者、被称为“中国HLA之父”的陈仁彪先生的从医经历和重要贡献。本书能够让读者全方位、深层次、多角度地对

2024 年输血行业的发展有更加直观的理解与认识，对促进输血行业的持续健康发展具有积极的指导意义。

关键词： 输血行业　输血医学　血液保障

目　录

Ⅰ　总报告

Ⅱ　省级采供血篇

Ⅲ 地市采供血篇

Ⅳ 临床输血篇

V 专题研究篇

VI 典型案例篇

Ⅶ　输血人物志

皮书数据库阅读使用指南

总报告

B.1
2024年我国输血事业发展状况分析及未来展望

王学锋　蔡晓红　刘青宁　耿鸿武*

摘　要： 2024年，我国输血行业紧扣“健康中国”战略主轴，实现了可持续发展，并在多个维度取得了显著成就。无偿献血工作稳步推进，全年无偿献血达到1582.2万人次，献血量达到2692.7万单位，千人口献血人次为11.2，为医学进步和公共卫生提供了坚实保障。在科技与管理方面，大数据、人工智能等前沿技术的应用，结合“互联网+无偿献血”服务模式的推广，显著提升了血液管理的效率与安全性，构建了“政府主导、部门协同、全社会参与”的良性生态；血站信息化、智慧化建设进程加快，技术与标准体系不断完善，依托新技术提升了血液管理的精细化水平，推动技术创新，保障血液质量安全。在科学创新方面，输血医学领域研究成果丰硕，涵

* 王学锋，博士，上海交通大学医学院附属瑞金医院检验科/临床输血科主任，博士研究生导师，教授（二级），主任医师；蔡晓红，博士，上海交通大学医学院附属瑞金医院临床输血科副主任，博士研究生导师，主任技师；刘青宁，中国输血协会副秘书长；耿鸿武，清华大学老科协医疗健康研究中心执行副主任。

盖多个前沿方向，为输血治疗提供了新的思路与方法；同时，通过学术交流、科普宣传、联合科研基金项目及国际合作等多种途径，推动了学术研究成果的转化与专业人才的培养，全方位推动了输血事业的高质量发展。

关键词： 输血医学　输血行业　无偿献血

2024 年是实现“十四五”规划目标任务的关键一年。全国卫生健康系统为顺利完成经济社会年度目标提供了健康保障、做出了积极贡献。我国输血事业紧紧围绕“健康中国”战略核心，采供血和临床输血工作保持良性发展的态势，为各类医学科学进步提供了有力支撑，为人民群众生命健康保驾护航。

一　2024年我国输血事业发展状况

（一）总体情况

自《中华人民共和国献血法》实施以来，在党中央、国务院的顶层设计，以及各级地方政府、国家卫生健康委员会及相关职能部门的高效协同与持续推进下，建立了“政府主导、部门协同、全社会参与”的工作模式，确保了临床用血 100%源自公众无偿献血。献血管理法规框架与采供血服务体系日趋完善，临床用血核酸检测实现全覆盖，并建立了全国血液联动保障机制，有效缓解了区域性、季节性及结构性血液短缺。

2024 年，血液管理的信息化水平显著提升，大数据分析和人工智能等新兴信息技术在血液管理中得到广泛应用。这些技术的引入不仅提升了数据处理效率，还增强了对献血者和临床需求的精准匹配能力，显著提高了血液使用的科学性和安全性。

“互联网+无偿献血”服务模式推广取得了显著进展，移动端应用程序和社交媒体平台使无偿献血的宣传和动员更加高效，吸引了更多年轻人参与献血。国家级的献血活动和公益宣传活动日益丰富，通过多种渠道提高公众对无偿献血的认知和参与度，形成了良好的社会氛围。

国家卫生健康委通过各级血站实时传输的业务数据，精准掌握全国采供血动态，进行实时监控管理和预警监测，进一步优化了全国性的应急血液资源调配管理。这种动态管理模式使各级血站在面对突发公共卫生事件时，能够迅速响应，确保血液供应的安全和稳定。

各级政府结合总体发展规划，积极推动无偿献血政策的落实，强化社区和基层组织的参与，促进了血液采集的区域均衡。此外，政府还加强了对献血者权益的保护，确保他们的健康并充分尊重其隐私，为献血者营造了一个温馨和安全的环境。

通过这些努力，2024 年我国输血事业在实现公共卫生目标的同时，在促进社会和谐与增强公众责任感方面发挥了积极作用。未来，随着科技的不断进步和社会对无偿献血认知的进一步提升，我国输血事业必将在更高层次上实现可持续发展。

（二）无偿献血面临的问题

2024 年，我国无偿献血工作虽取得显著进展，但仍面临诸多挑战。一方面，我国血液供应面临较为严峻的局面，处于“紧平衡”状态，且这种状态越来越明显，尤其在夏季高温、冬季寒冷等特殊时期，临床用血需求增加与献血人数减少的矛盾凸显，结构性、季节性缺血现象依然存在。另一方面，血液管理效率有待提升，血液保质期短，供应链环节多，供需对接不够精准，导致部分血液浪费。此外，公众对无偿献血的认知和参与度仍需提高，部分地区宣传动员不够深入，激励机制也需进一步优化。同时，血液安全和质量保障需持续加强，新一代检测技术尚未普及，信息化建设在跨区域血液调配和数据共享等方面仍需完善。未来，需在供需平衡、管理效率、公众参与、激励机制、安全质量及信息化建设等方面持续改进，以更好地满足临床用血需求，保障人民群众健康。

（三）持续推进血液保障工作高质量发展

2024 年 7 月，全国血液管理工作会议在深圳顺利召开①，国家卫生健康委医疗应急司、广东省卫生健康委、深圳市人民政府等的领导出席，全国 31 个省（区、市）及新疆生产建设兵团卫生健康委相关处室和省级血液中心的主要负责同志参会。会议通报了 2024 年上半年全国血液工作情况，深圳、北京、内蒙古、上海等地血液机构分享了无偿献血工作的创新举措和特色亮点。会议肯定了我国血液管理工作取得的成绩，指出我国无偿献血事业已构建起"政府主导、部门协同、全社会参与"的格局，建立了覆盖城乡的血站服务体系，实现了血液核酸检测全覆盖，并强调各地需增强责任感，加大无偿献血招募动员力度，利用新媒体营造氛围，做好特殊时期应急保障和区域调配，提升信息化水平，加强临床用血管理。

2024 年 5 月，国家药监局发布《血液制品生产智慧监管三年行动计划（2024—2026 年）》，该计划是根据《国务院办公厅关于全面加强药品监管能力建设的实施意见》和《药品监管网络安全与信息化建设"十四五"规划》的要求制定的，旨在通过三年行动，推动血液制品生产企业建立覆盖血液制品制备全过程（包括原料血浆入厂、生产及检验的过程）的信息化管理体系，实现全面信息化管理。

2024 年，我国无偿献血 1582. 2 万人次、献血量 2692. 7 万单位，均较 2023 年下降 6. 9%；全国千人口献血人次为 11. 2（不含军队血站采集血液），其中 14 个省（区、市）千人口献血人次高于全国平均水平，在全国 36 个主要城市中，33 个城市千人口献血人次高于全国平均水平。2024 年全国省际共调配血液 58. 3 万单位，同比增长 35. 1%，四川、河北、山西、安徽、山东等省份做出了较大贡献，有力地保障了首都等重要地区、重大活动、重要时间节点的血液供应。

① 《2024 年全国血液管理工作会议在深圳召开》，深圳市血液中心网站，2024 年 7 月 25 日，https：//wjw. sz. gov. cn/szsxyzx/xxgk/xwdt/content/post_ 11464747. html。

二　我国采供血事业发展状况

（一）血站智慧化建设发展迅速

我国血站信息化建设已基本覆盖采供血全过程，逐步向智慧化方向发展。依托省级血液管理信息化平台，推进血站与医疗机构临床用血数据共享，提升了血液管理精细化水平。此外，全国血站正逐步引入云计算、大数据、人工智能、物联网等新技术，以提高工作效率和生产力，提升服务质量。

1. RFID 技术的推广

基于无线射频识别（Radio Frequency Identification，RFID）技术构建的血液智能流转系统，可以实现血液采集、制备、存储和发放的全流程智能化管理。该系统通过 RFID 技术提高了工作效率，降低了人工操作错误率，保障了血液质量安全。此外，基于 RFID 技术的血液全过程安全监控管理系统在血液库存管理和安全监控方面表现出色，提升了用血安全性和临床用血服务能力。

2. 智慧血站建设的政策支持

在“健康中国”建设背景下，“加快智慧血站建设步伐，综合提升血液安全保障水平”已成为全国各级采供血机构的共识。各地血站通过引入智慧化项目，致力于打造更高水平、更有优势、更具活力的智慧血站。此外，国家卫生健康委也强调各地因地制宜加强信息化建设，通过智慧血站为献血者提供更贴心、更精准的服务，提高献血者的满意度，增强献血者的获得感。

3. 军地无偿献血信息互通

2024 年 10 月 31 日，国家卫生健康委办公厅、退役军人事务部办公厅、中央军委后勤保障部卫生局联合发文，为进一步贯彻落实《中华人民共和国献血法》，提升无偿献血服务质量和水平，保障无偿献血者权益，军地有关单位共同推进，实现无偿献血信息互联互通。无偿献血者可通过国家政务服务平台、中国政府网、国家卫生健康委官网，微信、支付宝、百度“全国电子无偿献血证”小程序等查询献血记录；可通过微信“全国电子无偿献血证”小程序在线办理无偿献血者血费跨省异地减免申请。军地无偿献血信息互联互通是巩固和发展新时代双拥工作、保障无偿献血奖励激励政策惠及军人献血者的具体措施。

（二）血站技术标准进一步健全

1. 卫生行业标准

2024 年 3 月 1 日，卫生行业标准《血站业务场所命名标准》（WS/T 825—2023）和《献血场所配置标准》（WS/T 401—2023）开始实施。《血站业务场所命名标准》提供了血站内业务场所的分类、命名和功能的指导，适用于一般血站；《献血场所配置标准》规定了献血场所配置的基本要求，适用于行政区划设置献血场所。

2024 年 9 月 1 日，卫生行业标准《血液储存标准》（WS 399—2023）和《血液运输标准》（WS 400—2023）开始实施，两者均为强制性标准。《血液储存标准》规定了血液储存设施、储存条件和保存期等要求，适用于一般血站和医疗机构的血液储存；《血液运输标准》规定了临床输注的血液运输要求，适用于血站和医疗机构之间、血站之间、医疗机构之间的血液运输，但不适用于造血干细胞等特殊血液成分的运输。

2. 团体标准

2024 年 11 月 11 日起中国输血协会团体标准《血站采供血过程质量监测指标 第 1 部分：献血服务》《全血及成分血外观检查和处置指南》两项团体标准正式发布实施。截至 2024 年底，中国输血协会共有 12 项团体标准正式发布实施。

根据国家标准化管理委员会的最新要求，中国输血协会血液质量专业委员会牵头修订《中国输血协会团体标准管理办法》，并经协会常务理事会会议审议通过。2024 年 12 月，中国输血协会通过了国标委组织的“团体标准组织综合绩效评价”。

2024 年 3 月 14 日，广东省医院协会发布团体标准《Rh 血型抗原检测应用标准》（T/GDPHA 004—2023）；8 月 22 日，中国标准化协会发布了团体标准《输血医学实验室生物安全防控技术规范》（T/CAS 887—2024）和《输血相容性检测设备检测性能验证技术规范》（T/CAS 886—2024）；12 月 31 日，中国医疗器械行业协会发布了团体标准《输液、输血器具用苯乙烯类热塑性弹性体（TPE-S）专用料》（T/CAMDI 003—2024）和《输液、输血器具用共聚聚酯（PCTG）专用料》（T/CAMDI 135—2024）。

采供血标准体系持续优化与完善，血站技术创新与升级步伐不断加快，不仅保障了血液制品（血液、血液成分、原料血浆、血浆衍生药品或血浆制品）的质量与安全，还为无偿献血事业的健康与高质量发展提供了坚实支持，推动了整个输血行业稳步前行。

（三）血站满意度在线调查平台

血站满意度在线调查平台于 2021 年 11 月完成建设，并于 2021 年 12 月投入使用。该平台是血站密切联系献血者和临床的重要纽带，实现了各地区血站间服务质量的科学评价，促进了行业可持续发展。2023 年，血站满意度在线调查平台运行日趋稳定，全国血站广泛参与、常态化铺开，调查例数大幅增加，调查结果更具一般性。2024 年，国家卫生健康委对 2023 年满意度调查情况进行了大数据分析和通报，全国 31 个省（区、市）和新疆生产建设兵团的 446 家血站 3565 个采血点参与了全国血站满意度调查工作，累计收集献血者满意度调查问卷 727650 份，平均得分 29. 14 分（满分 30 分），收集用血医疗机构满意度调查问卷 17068 份，平均得分 37. 55 分（满分 40 分）。

献血者与用血单位对血站服务总体较为满意，但调查结果显示，在献血者满意度评价的 6 个指标中，献血者对“献血等候时间”满意度最低（4. 49 分），虽较 2022 年有所提高，但仍需进一步优化相关制度或流程以提高献血者的献血体验；在用血医疗机构满意度评价的 8 个指标中，用血医疗机构对“血站发放血液满足临床需求的情况”、“血站为临床特殊血型鉴定、疑难配血及其他血液相关检测服务项目”以及“血站组织的临床输血技术

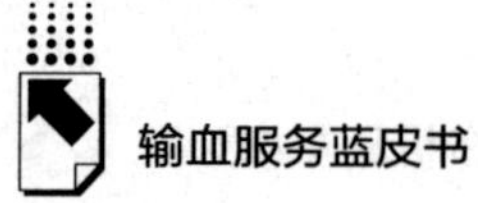

培训工作”满意度较低，各级卫生健康行政部门和血站应进一步梳理血站服务中的堵点、难点，集中精力研究整改，有针对性地完善相关服务，切实有效提升服务质量。

（四）世界献血者日活动

2024 年 6 月 14 日是世界献血者日设立 20 周年，活动口号为“二十年来庆祝给予生命礼物：感谢您，献血者!”，世界卫生组织专为我国提供了世界献血者日活动通告中文版。国家卫生健康委、中国红十字会总会等发布了《关于组织开展 2024 年世界献血者日宣传活动的通知》。

2024 年我国世界献血者日纪念活动的宣传海报由国家卫生健康委员会、中央军委后勤保障部卫生局、中国红十字会总会以及共青团中央联合发布。世界献血者日全国主会场设在山东省济南市。2024 年 6 月 12 日，由国家卫生健康委医疗应急司主办，广东省卫生健康委、浙江省卫生健康委、深圳市卫生健康委及中共腾讯公司委员会协办，深圳市血液中心和腾讯公益承办的 2024 年世界献血者日“献血点亮生命之光”主题活动在深圳启动，线上开展无偿献血科普知识答题挑战、微信领取小红花和点亮微信头像等活动，共吸引超 145 万人次在线参与。2024 年 6 月 12~20 日，累计 316792 名献血者“点亮微信昵称”，给微信昵称佩戴一朵小红花，410071 名献血者换上“献血点亮生命之光”专属头像。

2024 年 6 月 14 日夜晚，中国输血协会联合中央广播电视总台的旗舰新媒体平台——央视频，共同主办 2024 年“世界献血者日灯光秀”活动，深圳雪莲花网络有限公司协办，并在中国输血协会的央视频号及微信直播间同步直播。本次活动吸引了来自全国 56 个城市的 63 家机构参与。直播间回顾展示了世界卫生组织、国家卫生健康委开展的一系列宣传、庆祝活动。中国输血协会央视频号有 6.6 万人次观看，微信直播平台有 36.6 万人次观看、超 10 万人次点赞、近万次分享、4000 余人参与互动留言，极大地提升了公众对无偿献血的知晓率和参与度。这是中国输血协会连续第四年牵头主办“世界献血者日灯光秀”活动。

全国各地卫生健康部门、采供血机构也组织了形式多样的世界献血者日活动，感谢献血者，营造无偿献血光荣的氛围。

三　我国临床输血事业发展状况

（一）输血医学领域研究成果

2024 年，我国在输血医学领域取得了显著进展，涉及干细胞诱导人造血液成分的研究、红细胞同种免疫新机制研究、红细胞临床新应用的研究、富血小板血浆（Platelet-Rich Plasma，PRP）在创伤修复中的应用研究、血小板相关衍生物外泌体的临床研究等方面。

1. 干细胞诱导人造血液成分的研究

北京放射医学研究所①研究团队探索了 Vimentin 在红细胞生产过程中的作用，研究团队通过降解 Vimentin 成功提高了多能干细胞分化红细胞的去核率，这对于提高体外红细胞生成效率具有重要意义，有望为临床输血和细胞治疗提供更多的红细胞资源。

2. 红细胞同种免疫新机制研究

空军军医大学研究团队联合华东理工大学研究团队②，经多年潜心研究，发现红细胞内存在 miniNLRP3-ASC-caspase-8 复合体，补体活化产生膜攻击复合物在红细胞膜上打孔导致钾离子外流会诱导其组装，激活 caspase-8，进而引发 β-spectrin（β 血影蛋白）的蛋白水解，破坏红细胞膜骨架结构，最终导致溶血。该成果揭示了红细胞在补体激活后可能经历一种新的程序性死亡方式——血影性死亡（spectosis），并阐明了红细胞在补体攻击下细胞内精细的信号转导过程，为溶血性疾病的治疗提供新靶点和策略。

---

① Yan, H., Zang, R., Cui, T., et al., "PROTAC-Mediated Vimentin Degradation Promotes Terminal Erythroid Differentiation of Pluripotent Stem Cells," *Stem Cell Res Ther*, 2024, 15 (1): 310.

② Chen, Y., Chen, S., Liu, Z., et al., "Red Blood Cells undergo Lytic Programmed Cell Death Involving NLRP3," *Cell*, 2025, 188 (11): 3013-3029.

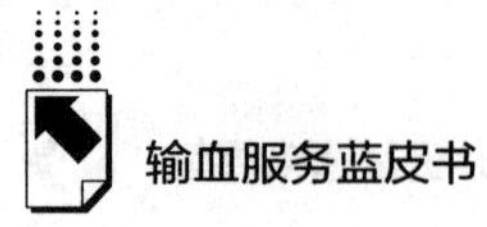

3. 红细胞临床新应用的研究

西湖大学、北京大学及浙江省人民医院团队①将人乳头瘤病毒（Human Papilloma Virus，HPV）16 型癌蛋白肽段与主要组织相容性复合体 I 类蛋白融合并连接到红细胞膜上，构建新型治疗性红细胞。该红细胞能够激活来自 HPV16 阳性宫颈癌患者抗原特异性 $CD8^+T$ 细胞，减少脾脏中的抑制性髓系细胞，产生全身性抗肿瘤活性，为癌症治疗提供新策略。香港中文大学和香港理工大学研究团队②开发免疫红细胞，通过位点选择性脂质共轭抗体后组装，靶向引入光敏剂。加载锌酞菁的免疫红细胞可选择性靶向人表皮生长因子受体 2 过表达细胞，光解后释放药物诱导光动力毒性，减少副作用并提高靶向效率。

4. 富血小板血浆在创伤修复中的应用研究

吉林大学第二医院研究团队③和中国人民解放军总医院第二医学中心研究团队④分别探索了 PRP-Exos 对脊髓损伤和周围神经损伤的作用机制，研究结果表明 PRP-Exos 在治疗神经损伤（包括周围神经损伤和脊髓损伤）的效果方面具有潜力。PRP-Exos 能够增强间充质干细胞（MSC）的再生能力、神经营养行为，并通过调节特定信号通路改善神经损伤后的修复和功能恢复。这些发现为开发基于 PRP-Exos 的新型神经损伤治疗策略提供了科学依据。

5. 血小板相关衍生物外泌体的临床研究

中国台湾的台中荣民总医院研究团队⑤探索了血小板衍生的细胞外囊泡

---

① Liu, Y., Nie, X., Yao, X., et al., "Developing an Erythrocyte-MHC-I Conjugate for Cancer Treatment," *Cell Discovery*, 2024, 10 (1): 99.

② Li, B., Yuan, D., Chen, H., et al., "Site-Selective Antibody-Lipid Conjugates for Surface Functionalization of Red Blood Cells and Targeted Drug Delivery," *J Control Release*, 2024 (370): 302-309.

③ Nie, X., Liu, Y., Yuan, T., et al., "Platelet-Rich Plasma-Derived Exosomes Promote Blood-spinal Cord Barrier Repair and Attenuate Neuroinflammation after Spinal Cord Injury," *J Nanobiotechnology*, 2024, 22 (1): 456.

④ Zhang, Y., Yi, D., Hong, Q., et al., "Platelet-Rich Plasma-Derived Exosomes Boost Mesenchymal Stem Cells to Promote Peripheral Nerve Regeneration," *J Control Release*, 2024 (367): 265-282.

⑤ Liao, T., Chen, D., Hsieh, S. L., et al., "Platelet-Derived Mitochondria Regulate Lipid Metabolism in Nonalcoholic Steatohepatitis through Extracellular Vesicles," *Hepatology*, Published online, November 7, 2024, doi: 10.1097/HEP.0000000000001149.

（Platelet Extracellular Vesicles，pEVs）在非酒精性脂肪性肝病（NAFLD）中的作用，特别是其对脂滴积累的影响。研究发现，在非酒精性脂肪性肝炎（NASH）患者、大鼠模型及经棕榈酸处理的细胞中，血小板激活增强并释放更多pEVs。携带功能失调线粒体的pEVs在转移至肝细胞后，干扰脂质代谢，促使脂滴异常积累、线粒体活性氧（ROS）升高及细胞凋亡发生。

（二）专家共识体系日益完善

2024年，全国输血医学领域产生了多项专家共识。

在输血技术方面，有《电子交叉配血应用中国专家共识》《婴儿期输血前红细胞血型血清学检测中国专家共识》《输血相容性检测自动化技术规范化应用中国专家共识》《临床实验室ABO血型检测技术规范深圳专家共识》《医疗机构临床用血技术规范深圳专家共识》《红细胞血型意外抗体筛查专家共识》等，进一步细化了输血前相容性检测策略，提高了输血前相容性检测的准确性。

在输血相关治疗方面，有《应对抗CD47抗体药物干扰输血相容性检测的中国专家共识》、《术前深度单采自体红细胞和/或血小板储血技术应用中国专家共识》、《靶向药物导致血液系统异常的输血与药物治疗中国专家共识》、《妇科围手术期患者血液管理专家共识》（2024版）和《红细胞血型抗原拓展匹配适用范围中国专家共识》等，为临床输血实践提供了指导和参考，有助于相关人员制定安全有效的输血策略。

在血液安全方面，有《临床输血科经血传播相关病原体分子生物学检测规范管理中国专家共识》，通过规范化临床输血科对经血传播相关病原体的分子生物学检测程序，降低经血传染性疾病发生率，提高输血安全性。

中国输血协会根据《中国输血协会团体标准管理办法》等规定，并结合我国输血医学领域的标准化现状及发展趋势，发布了《中国输血协会专家共识立项和发布程序》，规范了协会对专家共识的管理，确保专家共识研制过程的科学、公平、公正、公开，保证了专家共识质量，引领输血行业向规范化、科学化方向发展。

四　学术交流

（一）输血行业学术活动

2024 年 9 月 25~27 日，中国输血协会第十二届输血大会（国家级继续医学教育项目）在安徽合肥召开，近 3000 名参会代表共享盛会。本次会议收到投稿 2206 篇，大会来稿首次覆盖全国所有省、自治区、直辖市、新疆生产建设兵团，以及港澳台地区。大会设立 1 个主会场、43 个分会场和 7 个卫星会，包括 ISBT 亮点分会场、安徽日分会场、蓝皮书发布会会场；大会贡献了 308 篇精彩的学术报告、1033 篇墙报交流；首次邀请世界卫生组织及国际输血协会（ISBT）的权威专家现场报告，首次举办当地日学术活动，首次进行省级输血协会巡礼展示，首次设置了 ISBT 展台，首次举办了 ISBT 亮点分会场活动。在全国输血界同人的共同努力下，成功举办了一届充满活力、高质量、高水平的学术盛会，为推动新时代输血医学和输血事业发展做出了贡献。大会闭幕时宣布中国输血协会第十三届输血大会将于 2026 年在河南省郑州市举办。

2024 年 5 月 9~10 日，2024 年全国临床输血学术年会（国家级继续医学教育项目）在重庆召开。大会以规范医疗机构临床用血，加强患者血液管理，加快临床输血医学领域中新观念、新技术的推广应用，促进临床科学、合理、安全、有效输血为主题，不断提高我国临床输血水平，更好地促进我国临床输血学科的全面建设和高质量发展。2024 年 8 月 7~9 日，“持续推进血液安全监测培训班”（国家级继续医学教育项目）在辽宁沈阳举办。血液安全监测既是衡量血液安全水平的重要措施，也是不断改进和提高血液安全的必要途径；培训围绕血液安全管理、输血传播疾病风险、不良反应监测等内容授课，哨点单位进行了案例分享与经验交流。

2024 年 10 月 15 日~11 月 1 日，由中国输血协会、上海市血液中心等联合主办的第十五期“血站站长研修班”在上海开幕，结业学员 46 人（十五期累计结业学员 730 人）。本次培训班强化了学员领导能力和专业知识，提高了血站管理水平，推动了采供血事业持续发展。

2024 年 9 月 26 日，在中国输血协会第十二届输血大会期间，“输血服务蓝皮书”《中国输血行业发展报告（2024）》正式发布。蓝皮书既回顾了输血事业发展的面上情况，又展现了地方特色成功经验，点面结合、条块互动，反映了 2023 年全国输血行业发展总体面貌，为行业发展提供经验借鉴和参考。

2024 年 4 月 17～18 日，全国血小板管理与应用大会在浙江宁波举办。大会围绕血小板来源的新突破、新进展，血小板检测新技术、新方法，以及血小板应用的新范畴、新策略进行了深入讨论，展示了在血小板招募采集、基因库建设、数字赋能精准输血、基础研究和临床应用等方面取得的显著成果。2024 年 10 月 23～25 日，“血液库存智能化精细化管理与血液应急保障能力研讨班”在深圳举办，就血液储存供应智能化系统管理、血液库存精细化管理、血液成分制备新进展和突发事件下血液应急保障能力建设等内容进行了深入交流和探讨。2024 年 11 月 13～15 日，第五届全国血站后勤工作年会在湖北宜昌举办。会议为全国采供血机构搭建了经验共享平台，促进血站后勤管理规范化、科学化发展，助力提升血液安全保障水平。

2024 年 8 月 8～9 日，中华预防医学会血液安全专业委员会举办的 2024 年中国血液安全大会在江西南昌举办，会议主题为“聚焦新质生产力、保障血液安全、推动高质量发展”。2024 年 11 月 21～22 日，由中国医师协会、中国医师协会输血科医师分会主办的中国医师协会输血科医师分会 2024 年学术年会在上海召开，会议主题为“发展新质生产力，促进输血医学学科高质量发展”。

（二）无偿献血科普宣传工作

中国输血协会多角度推进公益宣传体系建设，取得显著成效。核心项目“伙伴计划”（2018 年启动）通过会员单位联动机制持续增强影响力，截至 2024 年 12 月，完成对福建省血液中心的考察指导，已形成覆盖 14 个省市的协作网络，配套建成 1 个主题公园、7 个科普馆及 6 个教育基地的实体宣传矩阵。该计划依托 2024 年 8 月 8 日在辽宁沈阳召开的科普协作组会议实现资源整合升级。

在宣传能力建设方面，第二届献血宣传培训班（2024 年 5 月 20 日，吉林长春）创新采用跨区域培训模式，吸引全国 31 个省级行政区的 300 余名无偿献血宣传招募从业人员参训。

2024 年 10 月，为进一步弘扬无偿献血精神，传播社会正能量，在国家卫生健康委医疗应急司的倡议和指导下，中国输血协会发起了名为“同声计划”的无偿献血公益短视频征集活动，天津市血液中心作为本次活动的副主委单位牵头推进。在中国输血协会公众号进行宣传，并在官网首页设立“中国输血协会推荐”专栏，提供高清视频资料供各地采供血机构下载。各地采供血机构将短视频广为转载、转发，充分展现无偿献血的重要意义，讲好无偿献血故事，激发更多人关心、参与无偿献血。截至 2024 年底，在不到两个月的时间里，中国输血协会官网和微信公众号已发布 26 部优秀作品。

2024 年，中国输血协会在全国开展“闪耀的红——全国无偿献血者优秀事迹巡讲”活动（10 月 17 日福州启动，11 月 12 日潍坊闭幕），构建了立体传播网络，4 个巡讲组历时 4 周跨越华北、华东、中南、西南、西北五大区域；东至烟台、南抵福州、西至西宁、北至包头，在 13 个省份的 22 个城市完成 24 场演讲，形成总里程 7702 公里的爱心传播链，现场听众累计超过 14200 人。相关省（自治区、直辖市）卫生健康委、教育厅、共青团委、红十字会和所在城市的卫生健康委、教育局、共青团委、红十字会、高校等，对巡讲活动给予了大力支持，作为主办单位、承办单位或指导单位积极参与。各级党委宣传部、人民政府和人社、人大、政协、公安、住建、交通、城管、文旅和自然资源等部门积极支持，参与活动的主办、承办，或派领导出席活动。一些城市的活动通过中央广播电视总台央视频和省市广播影视集团、广电融媒体新闻中心等进行了全网全程直播，还有部分城市的电视台、党报等对巡讲活动进行了现场报道。

中国输血协会通过构建宣传阵地、加强人才培训、传播感人事迹，形成三位一体的协同发展格局，推动输血科普网络、无偿献血宣传全覆盖。

（三）联合科研基金资助项目

2024 年，中国输血协会的威高科研基金收到符合招标要求的申请书 38 份，经评审专家组、基金学术委函审和答辩评审后，遴选出资助项目 9 项，经费共计 57 万元；获得资助的单位包括 3 家血液中心、1 家中心血站、4 家医院、1 家研究所。圣湘输血医学发展基金收到符合招标要求的申请书 22 份，经专家函评和答辩评议后资助项目 7 项，经费共计 60 万元；获得资助的单位包括 4 家血液中心、2 家医院、1 家研究所。

2024 年，我国输血行业在血小板储存损伤、DEL 血型相关研究、血小板同种异体免疫机制研究方面获得了国家自然科学基金面上项目的支撑，将共同推动我国精准输血、免疫输血反应诊疗以及血液制品质量控制体系升级。

（四）国际交流与合作

2024 年 6 月 23~27 日，国际输血协会（ISBT）第 38 届国际大会在西班牙巴塞罗那召开，中国输血协会在大会中设置了专属展区，宣传我国的无偿献血和输血事业。当地时间 2024 年 6 月 24 日下午，中国输血协会（CSBT）与国际输血协会（ISBT）在西班牙巴塞罗那召开年度工作会议，并签署了新一期（五年）的合作协议。我国数位输血领域专家受大会邀请在会上做口头学术发言，介绍了我国在 DEL 血型、血小板冷藏保存、血小板抗真菌感染机制等方面的研究进展。

五 我国输血行业现存问题及对策建议

我国输血行业近年来取得了显著的发展，但依然面临着诸多挑战。在血液供应方面，尽管我国血液供应总量有所增加，但部分地区仍存在血液短缺

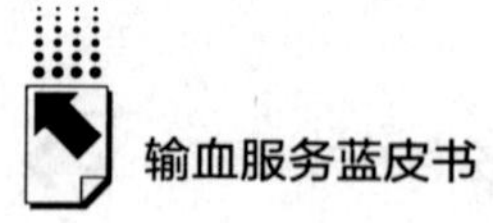

的问题，尤其在一些医疗资源相对匮乏的地区，血液供应的稳定性亟待加强。在血液安全方面，尽管筛查技术水平不断提升，但血液传播疾病的风险依然存在，输血反应在临床实践中仍有发生。临床输血管理方面也存在一些问题，影响输血质量和患者安全。专业人才不足制约了行业发展，同时献血输血相关法律法规需进一步完善。以下是针对这些问题的详细分析以及相应的对策建议。

（一）现存问题

1. 血液供应方面

我国目前血液供应形势严峻，供应“紧平衡”状态日益凸显。无偿献血宣传不足、公众存在误解恐惧，季节性因素影响血液采集量。

2. 血液安全方面

血液筛查技术不断发展，但艾滋病、乙型肝炎、丙型肝炎等病毒性传染病仍是输血后常见并发症，严重威胁患者健康。输血反应时有发生，增加患者痛苦甚至危及生命。

3. 临床输血管理方面

部分医疗机构输血前检测设备陈旧、人员技术水平不一，导致检测误差，可能引发患者免疫反应等并发症。从血液采集到输血的各个环节存在操作不规范，易引发输血意外。医生对输血适应证掌握不准，缺乏替代疗法知识，导致过度输血和不当输血频发，浪费血液资源且增加患者负担。输血后患者跟踪监控机制不完善，难以及时发现和处理并发症。

4. 专业人才培养方面

输血医学领域人才短缺，制约行业发展。部分岗位人力资源不足，影响输血工作质量、效率和新技术研发推广。输血医师数量严重不足且占比低，从业人员在临床知识和输血指征把握上存在局限性。尚未建立独立的输血医师规范化培训和职称晋升体系，缺乏统一的教育模式，医学院校输血方向研究生招生名额有限，后备力量不足。

5. 献血输血相关法律法规方面

我国现行献血输血相关法律法规主要包括《中华人民共和国献血法》《医疗机构临床用血管理办法》《临床输血技术规范》等，多年来有力地推动了我国血液事业的健康发展。然而，随着社会的快速进步，现有法律法规唯有不断更新，才能更好地适应新时代需求。

（二）对策建议

1. 血液供应方面

推行“公益+科技”招募模式，利用大数据定位潜在献血者，结合虚拟现实（VR）技术开展科普宣传。构建智慧献血服务体系，引入 AI 导览与移动献血舱，提供便捷服务。构建跨区域智能调配与区块链溯源网络，推进人工血液研发。

2. 血液安全方面

搭建 AI 评估系统，融合生物识别与健康数据，用于筛查献血者。建立数字孪生平台，实时模拟血液储运风险。建立“政府+第三方”监测体系，利用物联网与算法优化血液质量管控。

3. 临床输血管理方面

推行精准输血，利用 AI 辅助决策定制输血方案。推动医院与血站数据共享，构建智能管理中枢，预测用血需求。建立“红黄绿”评价机制，规范不合理用血行为，实现数据化管理。

4. 专业人才培养方面

设立创新人才特区，与高校共建产教融合基地，开设前沿课程。搭建混合式学习平台，利用 VR 模拟场景教学。建立多元激励体系，设立创新基金，吸引专业人才。

5. 献血输血相关法律法规方面

发挥立法、标准、伦理的协同作用，组建跨学科委员会修订法规。建立动态标准体系，纳入 AI 筛查等新技术规范。设立伦理审查委员会，定期评估法规实施效果。

省级采供血篇

B.2
2024年辽宁省采供血发展报告

潘金霞　李　平　李剑平*

摘　要：　2024年，辽宁省采供血工作在稳固基础的同时，勇于创新，努力打造一个可持续的血液保障体系，确保了全省临床用血的供应与安全。在血液采集和供应方面，红细胞和血浆采集和供应同比略有下降，单采血小板采集和供应分别增长4.47%和5.69%，冷沉淀供应同比增长4.23%。面对多重不利因素叠加的严峻考验，全省各采供血机构积极争取政府、卫生行政部门及社会各界的支持与帮助。通过深入、全面的无偿献血宣传、动员和招募活动，以及政府主导的团体献血活动，基本上满足了临床用血需求。通过地方立法和政府文件，加强了献血奖励机制建设；并通过建立标准化工作站，制定地方标准，推动了采供血工作发展。但是，辽宁省采供血工作仍然面临临床用血供需矛盾凸显、采供血机构缺乏资源保障等问题。展望未来，辽宁省的采供血工作将通过加强政府在无偿献血工作中的主导作用，确保采供血机构与医院协调发展，开创采供血工作新局面，推

* 潘金霞，辽宁省血液中心党委书记，主任护师；李平，辽宁省血液中心护理部主任，主任技师；李剑平，博士，辽宁省血液中心输血医学研究所所长，主任医师。

进采供血工作可持续发展。

关键词： 辽宁省　采供血　无偿献血

辽宁省位于我国东北地区南部，地处环渤海和东北亚经济圈核心地带。全省陆地面积14.87万平方公里，海域面积15万平方公里，大陆海岸线全长2290公里。全省共有14个地级市，其中沈阳市和大连市为副省级城市，截至2023年末常住人口为4182万人①。

一　基本情况

（一）机构设置及人力资源情况

辽宁省共设置14家采供血机构，其中辽宁省血液中心设在省会城市沈阳市。截至2024年末，14家采供血机构共有在岗员工1393人，从编制构成来看，在编人员784人，占比56.28%；编外人员609人，占比43.72%。从在岗员工学历构成来看，硕士及以上学历的人员有126人，占比9.05%；本科学历的人员有866人，占比62.17%；大专及以下学历的人员有401人，占比28.79%。从在岗员工技术职称构成来看，初级职称455人，占比32.66%；中级职称345人，占比24.77%；高级职称232人，占比16.65%。

（二）基础设施情况

截至2024年底，全省14家采供血机构建筑面积共84840.42平方米，拥有固定献血屋57座，移动献血房车32辆，流动采血车32辆（见表1）。

① 《辽宁省2023年国民经济和社会发展统计公报》，辽宁省统计局网站，https：//tjj.ln.gov.cn/uiFramework/js/pdfjs/web/viewer.html？file=/tjj/attachDir/2024/03/2024032815431143514.pdf。

表 1　2024 年辽宁省 14 家采供血机构基础设施情况

采供血机构名称	建筑面积（平方米）	固定献血屋（座）	移动献血房车（辆）	流动采血车（辆）
辽宁省血液中心	27209.4	5	11	6
大连市血液中心	6703.75	12	0	3
鞍山市中心血站	5185	5	5	4
抚顺市中心血站	4710.54	1	0	1
本溪市中心血站	4200	3	0	1
丹东市中心血站	5739.51	5	2	2
锦州市中心血站	4800	2	3	3
营口市中心血站	4988	6	0	1
阜新市中心血站	5579	2	2	2
辽阳市中心血站	2872.18	3	1	1
盘锦市中心血站	4146.4	3	0	1
铁岭市中心血站	2805.64	2	0	2
朝阳市中心血站	3620	2	5	3
葫芦岛市中心血站	2281	6	3	2
总计	84840.42	57	32	32

资料来源：根据各地上报数据和全国血液管理信息系统数据整理，下同。

二　无偿献血和血液采供情况

（一）血液采供情况

1. 血液采集

2024 年，全省无偿献血共采集 426016 人次，采集量为 725162.64U，同比分别下降 7.12%、8.75%，千人口献血人次为 10.2。其中，全血采集人次和采集量同比分别下降 7.93%、9.89%，单采血小板采集人次和采集量同比分别增长 2.21%、4.47%。2022~2024 年，全省单采血小板采集人次和采集量呈逐年增长趋势（见表 2）。

表 2 2022~2024 年辽宁省采供血机构血液采集情况

单位：人次，U

年份	全血		单采血小板		合计	
	人数	采集量	人数	采集量	人数	采集量
2022	377213	672277.01	34316	57417.4	411529	729694.41
2023	421968	731720.48	36688	62980.6	458656	794701.08
2024	388516	659364.24	37500	65798.4	426016	725162.64

2. 血液供应

2024 年，全省红细胞供应量同比下降 8.73%；单采血小板供应量同比增长 5.69%；血浆供应量同比下降 2.54%；冷沉淀供应量同比增长 4.23%（见表 3）。

表 3 2022~2024 年辽宁省采供血机构血液供应情况

单位：U

年份	红细胞	单采血小板	血浆	冷沉淀
2022	674685.50	56546.10	487558.10	131283.00
2023	705281.00	61683.30	527461.90	143438.50
2024	643718.25	65192.00	514044.50	149500.00

（二）无偿献血者人群构成情况

1. 年龄构成

2024 年，辽宁省无偿献血者人群中占比居前三位的年龄段人群累计占比 77.63%，其中 35~54 岁中年人群成为献血主力人群（见表 4）。

表 4　2022~2024 年辽宁省无偿献血者年龄构成情况

单位：人次，%

	18~24 岁		25~34 岁		35~44 岁		45~54 岁		55~65 岁	
	人数	占比	人数	占比	人数	占比	人数	占比	人数	占比
2022	33111	8.05	88051	21.4	130348	31.67	114893	27.92	45126	10.96
2023	79346	17.3	89763	19.58	136333	29.72	115631	25.21	37583	8.19
2024	76182	17.88	87613	20.57	134509	31.57	108604	25.49	19108	4.48

2. 学历构成

2024 年，辽宁省无偿献血者人群中占比居前三位的依次为本科学历人员（30.33%）、高中学历人员（20.13%）、专科学历人员（18.42%），累计占比 68.88%，如图 1 所示。

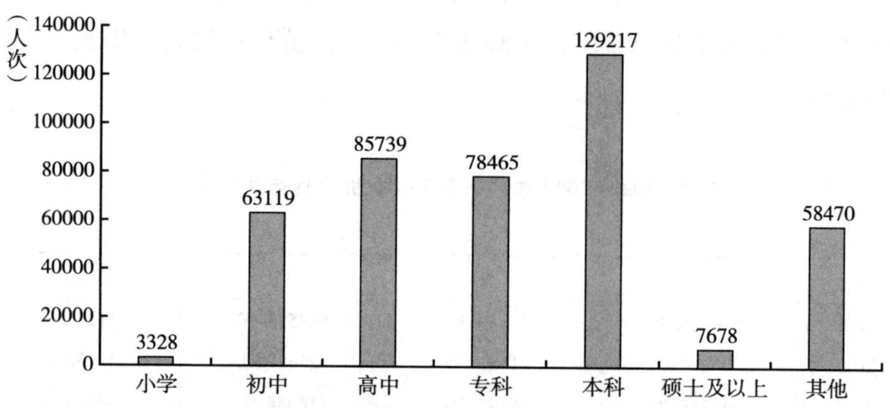

图 1　2024 年辽宁省无偿献血者学历构成情况

3. 职业构成

2024 年，辽宁省无偿献血者人群中占比居前三位的职业群体累计占比 80.7%，依次为其他（56.22%）、职员（14.09%）、学生（10.39%），2022~2024 年，在无偿献血者人群中，职员、公务员群体占比呈递增趋势，其他群体占比呈现下降趋势（见表 5）。

表 5　2024 年辽宁省无偿献血者职业构成情况

单位：人次，%

		工人	农民	学生	职员	教师	医务人员	公务员	其他	军人
2022 年	人数	32903	12437	21460	50878	7167	8765	16451	258304	3164
	占比	8	3. 02	5. 21	12. 36	1. 74	2. 13	4	62. 77	0. 77
2023 年	人数	31054	11247	58500	56037	6383	6919	17048	268220	3248
	占比	6. 77	2. 45	12. 75	12. 22	1. 39	1. 51	3. 72	58. 48	0. 71
2024 年	人数	30464	6459	44260	60029	7642	11496	22268	239519	3879
	占比	7. 15	1. 52	10. 39	14. 09	1. 79	2. 7	5. 23	56. 22	0. 91

4. 全血捐献形式

2024 年辽宁省街头个人捐献全血人数同比下降 10. 97%，团体捐献全血人数同比增加 3. 16%，2022～2024 年辽宁省街头个人捐献全血人数呈现波动下降趋势（见表 6）。

表 6　2022～2024 年辽宁省全血捐献形式情况

单位：人次

年份	个人献血	团体献血	总数
2022	291820	85311	377213
2023	305331	116637	421968
2024	269289	119309	388516

三　血液成分制备情况

2024 年，辽宁省制备红细胞同比下降 1. 35%、血浆同比下降 9. 48%、冷沉淀同比增长 1. 51%。2022～2024 年，全省血液成分制备量呈增长趋势，血液成分制备能力不断提升（见表 7）。

表 7　2022~2024 年辽宁省采供血机构血液成分制备情况

单位：U

年份	红细胞	血浆	冷沉淀
2022	844185.19	490750.91	133908.50
2023	986779.75	545252.52	149527
2024	973428.25	493577.53	151783

四　血液检测情况

2024 年，辽宁省检测血液标本共计 42.78 万份，血清学检测不合格率为 1.35%，核酸检测不合格率为 0.09%。在血清学检测项目中抗-HCV 的不合格率同比无变化，HBsAg、抗-HIV 的不合格率同比分别下降 0.02%、0.12%；ALT、抗-TP 的不合格率同比分别上升 0.08%、0.04%；核酸检测的不合格率同比下降 0.01%。

2022~2024 年，全省血液检测不合格率持续下降。各项目检测不合格率由高到低依次为 ALT、抗-TP、抗-HIV、抗-HCV、HBsAg、核酸。其中，ALT、抗-TP 呈现上升趋势，抗-HIV、HBsAg 呈下降趋势，其余项目不合格率变化不明显。

五　输血研究情况

辽宁省不断加强输血医学学科建设和科技创新工作，近几年科研工作持续发展。辽宁省血液中心及大连市血液中心分别建有省级、市级重点实验室、重点科室，隶属于辽宁省血液中心的辽宁省输血医学研究所是省、市两级血液安全研究重点实验室和沈阳市公共卫生重点专科，并且是沈阳市人民政府命名的“沈阳市专家工作站”。2024 年辽宁省输血医学科研工作取得丰硕成果，获得省级、市级科研立项 4 项，参与制定行业标准和地方标准 3

项，参与编写专著2部，在国内外核心期刊发表学术论文36篇，其中SCI论文19篇，在全国性学术会议共交流科研论文228篇。

六　特色做法

（一）积极推进政府主导的团体献血工作

在辽宁省各采供血机构支持和协调下，辽宁省团体献血工作稳步推进，形成了由省、市主管领导亲自部署，多部门联合下发文件，全省各级政府部门、企事业单位积极配合参与的运行机制。2024年，辽宁省及各市都下发了推进无偿献血进机关、进高校、进企业、进医院工作的通知及相关文件，全省大多数城市团体献血人次都明显增加。营口市中心血站安排专人负责团体献血工作，团体献血人次显著增加，成为全省唯一采血人次增加的血站。辽宁省在街头个人献血呈现颓势之际，推进团体献血工作，有效提高了临床用血保障能力。

（二）通过地方性法规或政府文件强化献血者激励措施

在辽宁省血液中心积极推动和协调下，《沈阳市献血条例》已于2024年12月13日颁布。该条例增加了优待献血者措施，如对符合条件的献血者实行公共交通免费、公园景区免费、门诊挂号免费和体检免费“四免”政策。

沈阳市在省内率先颁布的无偿献血地方性法规成为沈阳市无偿献血工作可持续发展的有力保证。省内还有一些城市，如鞍山市、丹东市等以政府文件的形式增加了献血者激励措施。上述法规和文件将为辽宁省无偿献血立法工作提供经验和借鉴。

（三）推进辽宁省采供血服务标准化建设

辽宁省血液中心积极推进辽宁省采供血服务标准化建设，力求实现辽宁省采供血全过程服务标准化。2024年，经过申报和评审，辽宁省血液中心作为承担单位的辽宁省血液行业标准化工作站获批成立，这是全国首家血液行业省级标准化工作站。辽宁省血液行业标准化工作站通过研究掌握血液领域标准化工作发展规划、发展趋势和工作动态，提出血液领域标准化工作建议、地方标准建议并开展相关工作。2024年，依托标准化工作站，辽宁省血液中心作为第一起草单位，制定地方标准2项。此外，辽宁省将成立血液标准化委员会，进一步推进辽宁省采供血服务标准化建设。

（四）应对挑战，多措并举保障临床用血需求

2024年是辽宁省采供血工作极为困难的一年。公众献血意愿普遍下降，街头献血人数大幅减少，血液供需矛盾凸显。面对挑战，全省采供血工作者直面困难、勠力同心、多措并举，保障临床用血需求。

1. 开展多种形式、多种途径的无偿献血宣传

辽宁省血液中心通过户外大屏、公共场所室内屏、公共交通（公交车、地铁和轻轨）车载电视、出租车后排显示屏、临街电子门楣开展无偿献血宣传活动。在公共场所和公共交通设置各种屏幕共31368块。辽宁省血液中心全年累计刊发采供血工作和采供血活动相关媒体报道802篇（其中国家级和省级媒体报道250篇、市级和新媒体报道552篇）。盘锦市中心血站全年在《盘锦日报》刊载无偿献血宣传稿37篇，在市电视台和广播电台进行公益宣传3160余次。

大连市血液中心在全国率先成立了无偿献血小宣传员队伍，与学校联合开展无偿献血教育，让更多青少年了解献血的意义和重要性。

丹东市中心血站通过网络有奖征集，确立吉祥物“丹丹”为丹东市无偿献血卡通形象。“丹丹”现已被广泛应用于丹东市采血车、宣传海报以及各类宣传产品中。

2. 开展各种大型献血活动应对采血困难

2024年沈阳市开展了“无偿献血百日攻坚行动”“献我热血 情暖沈阳”“热血铸沈城”“热血军魂，守护生命”“好事成双”等10余次大型献血活

动。丹东市、盘锦市开展了“614 抢好礼”“我为群众办实事，无偿献血我先行”等大型献血活动。通过大型活动，激发了公众的献血热情，解决了一过性血液短缺问题。

七　存在的主要问题和对策建议

（一）存在问题

1. 临床用血供需矛盾凸显

医疗技术的进步、医疗保障水平的提高、公立医院的扩建和民营医院的增加、肿瘤发病率不断提高、老龄化等因素导致临床用血量快速增加，而辽宁省人口流失及老龄化使适龄献血人群减少，导致采血量增加低于临床用血量增加，进而导致血液供需处于紧平衡状态，一过性、季节性血液短缺经常发生。沈阳作为医疗资源集中的中心城市，承担着辽宁省以及周边省份重症患者救治的责任，血液供需矛盾尤为突出。

2. 采供血机构缺乏资源保障

辽宁省内大多数血站编制数量不足，人力资源无法满足工作需求。血站员工薪酬偏低（一些血站没有奖金和绩效工资），难以吸引高学历优秀人才，专业人才流失，影响血站可持续发展。

地方财政保障不足，献血互助金取消后，辽宁省大多数血站资金满足不了日常运营需求。特别是自筹自支或差额拨款的血站，运营经费严重不足。血站经费不足限制了无偿献血宣传、招募等各项工作的有效开展，也影响了全省血站信息系统升级改造、献血屋和采血车的配置以及设备更新。

（二）对策建议

1. 强化政府在无偿献血工作中的主导作用

各级政府应主导无偿献血工作，明确政府各部门职责，将无偿献血工作纳入政府绩效考核。省、市政府应建立无偿献血工作委员会，领导省、市无

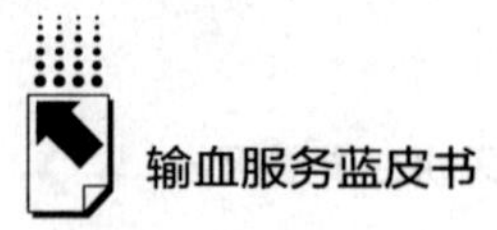

偿献血工作。各级政府应建立协调机制，协调政府有关部门、区县做好无偿献血工作。发挥制度优势，组建团体固定献血者队伍，在自愿前提下组织健康适龄公众定期献血。

各级政府应将血液应急保障纳入各地应急体系建设范畴，制定血液应急保障预案，组建应急献血队伍，保证紧急情况下的血液供应。

各级政府应主导无偿献血宣传工作，引导各类媒体宣传无偿献血，营造无偿献血良好社会氛围。在报纸、广电传媒定期免费开展无偿献血公益宣传。

2. 确保采供血机构与医院协调发展

各级政府应合理规划医院建设，在本地区医院新建、扩建的同时，发展采供血机构。政府应当将血站发展和固定献血屋建设纳入城市整体发展规划和公共卫生规划，加强采供血机构经费保障以及人员和设备保障。固定献血屋应在采供血机构参与下科学选址，城管、公安、街道应积极协助采供血工作，不得随意变更固定献血屋位置，不得干扰流动献血车合理停放。

八　总结

2024 年，辽宁省采供血工作虽然面临诸多困难和挑战，但全省采供血机构克服困难，积极争取政府、卫生行政主管部门以及社会各界的支持与帮助，开展多角度、多层次、全方位的无偿献血宣传、动员和招募，推动政府主导下的团体献血工作，基本保证了临床用血。通过地方立法和政府文件强化了献血奖励机制建设；通过建立标准化工作站及地方标准的制定，推动了采供血服务标准化建设。全省采供血机构将进一步加强自身建设和质量管理，创新采供血工作模式，推动采供血工作不断发展。

B.3

2024年吉林省采供血发展报告

王鹏里　焦立新　鞠瑞青*

摘　要：　2024年，吉林省以“高质量发展年”为载体，扎实推进采供血工作。在血液采集和供应方面，2022~2024年全血采集量总体上升，略有波动；2024年吉林省千人口献血人次为12.12；血小板供应量持续增长。在血液成分制备方面，制备的病毒灭活冰冻血浆占全部血浆制品的76.22%。在血液检测方面，除了对传染性标志物进行常规血液筛查，部分血站还开展了HTLV检测。在输血研究方面，血小板供者库在册登记总数达1260人，稀有血型库储备包含Fy（a-b+）、（S+s-）等稀有血型。2024年投稿国内输血相关会议论文142篇。此外，吉林省通过构建宣传媒体矩阵，多途径宣传无偿献血，包括借赶集、庙会、拍微电影传播理念，打造献血品牌，编写中学生教材普及献血常识。同时，重视献血者权益保障，优化归队流程、完善优先用血机制、推动“三免”政策落实、提供餐饮优惠与大病保险。尽管如此，吉林省血液供应形势依然很严峻。解决对策为完善献血激励机制，加强用血监管，加大公益广告投放和科普，增加财政投入以合理高效利用血液资源。

关键词：　吉林省　采供血　无偿献血

吉林省地处我国东北地区中心地带，截至2023年末，总人口约2339.41万人。吉林省是朝鲜族、满族、蒙古族、回族等多民族聚居的省份。

---

* 王鹏里，吉林省血液中心主任，研究员；焦立新，博士，吉林省血液中心副主任，主任医师；鞠瑞青，吉林省血液中心业务科副科长，副主任技师。

吉林省采供血机构作为医疗卫生工作重要的组成部分，承担着全省 283 家临床医院的血液供应任务，在保障医疗救治中起着重要作用。本文旨在全面总结 2024 年吉林省采供血工作成果，分析当前存在的主要问题，并提出相应的改进措施，以期为未来的采供血工作提供指导。

一　基本情况

（一）机构设置情况

吉林省行政区域内共设置 10 家采供血机构，包含 1 家省级血液中心和 9 家中心血站。其中，位于省会长春市的吉林省血液中心（亦称长春市中心血站），承担着长春市辖区内医疗机构的采供血工作和全省采供血机构的业务指导、技术培训、科学研究、质量控制和评价等职责。9 个地市（州）各设置 1 家中心血站，分别承担本行政区域内无偿献血者招募和血液采集制备、供应、质量控制等任务。目前，吉林省共有固定献血场所 58 个、移动献血场所 35 个、送血车 61 辆（见表 1）。

表 1　吉林省采供血机构基础设施情况

	固定献血场所(个)	移动献血场所(个)	送血车(辆)
吉林省血液中心	14	7	17
吉林市中心血站	11	4	10
四平市中心血站	3	5	6
辽源市中心血站	3	1	3
通化市中心血站	2	2	3
白山市中心血站	2	2	2
松原市中心血站	3	2	2
白城市中心血站	5	2	4
梅河口市中心血站	3	2	2
延边州中心血站	12	8	12
合计	58	35	61

资料来源：吉林省血液中心根据各地市（州）上报数据整理。

（二）人员编制情况

2024年吉林省采供血机构在岗人员共有1140人，其中在编人员占比为55.3%，编外人员占比44.7%；卫生专业技术人员共926人，占在岗人员总人数的81.2%；在岗人员中，拥有职称的人员共843人，其中初级职称、中级职称、高级职称的人员占拥有职称人员的比分别为50.5%、21.6%、27.9%；从学历构成看，拥有大专、本科和硕士及以上学历的人员分别为275人、579人和54人（见表2）。

表2　吉林省采供血机构人员构成情况

单位：人

	在岗人员		卫生专业技术人员				职称			学历		
	在编	编外	医师	护士	检验	其他	初级	中级	高级	大专	本科	硕士及以上
吉林省血液中心	122	129	31	95	34	50	102	55	44	41	140	48
吉林市中心血站	87	76	13	62	30	58	61	31	33	23	126	4
四平市中心血站	90	56	20	45	26	8	61	12	26	48	40	0
辽源市中心血站	46	19	9	29	8	3	22	12	19	20	30	0
通化市中心血站	39	59	8	30	18	8	50	5	9	20	41	0
白山市中心血站	46	17	8	24	12	0	15	4	25	27	15	0
松原市中心血站	30	54	5	36	11	7	30	7	18	32	40	0
白城市中心血站	26	37	12	27	9	15	33	5	14	14	44	0
梅河口市中心血站	48	13	8	17	1	8	9	15	13	17	19	1

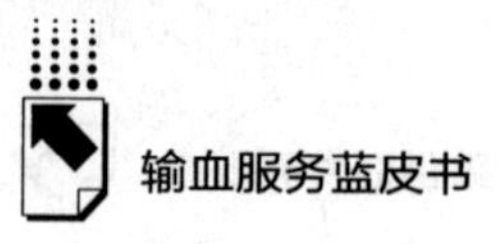

续表

	在岗人员		卫生专业技术人员				职称			学历		
	在编	编外	医师	护士	检验	其他	初级	中级	高级	大专	本科	硕士及以上
延边州中心血站	96	50	18	67	27	29	43	36	34	33	84	1
总计	630	510	132	432	176	186	426	182	235	275	579	54

资料来源：吉林省血液中心根据各地市（州）上报数据整理。

二　无偿献血和血液采集供应情况

（一）血液采集情况

2024 年，吉林省千人口献血人次为 12. 12。团体献血者和街头个人献血者分别占全血总献血人数的 41. 91%、58. 09%，其中 200 毫升、300 毫升、400 毫升全血献血者人数的占比分别为 12. 98%、31. 98%、55. 04%。2024 年吉林省采供血机构血液采集情况如表 3 所示，2022~2024 年吉林省采供血机构血液采集情况如表 4 所示。

表 3　2024 年吉林省采供血机构血液采集情况

单位：人次，U

	人数	全血		单采血小板	
		人数	采集量	人数	采集量
吉林省血液中心	131027	115824	197020. 0	15203	27064. 0
吉林市中心血站	36542	34240	58082. 5	2302	4285. 0
四平市中心血站	21484	20700	38255. 8	784	1457. 0
辽源市中心血站	10163	9807	16911. 2	356	509. 0
通化市中心血站	14085	13261	23011. 0	824	1521. 0
白山市中心血站	8693	8427	12978. 5	266	431. 0

续表

	人数	全血		单采血小板	
		人数	采集量	人数	采集量
松原市中心血站	17323	16740	25919.5	583	1009.0
白城市中心血站	19418	18577	32311.5	841	1606.5
梅河口市中心血站	11479	8143	15732.5	3336	6670.0
延边州中心血站	14064	13339	22063.5	725	1121.0

资料来源：吉林省血液中心根据各地市（州）上报数据整理。

表 4　2022~2024 年吉林省采供血机构血液采集情况

单位：人次，U

年度	人数	全血		单采血小板	
		人数	采集量	人数	采集量
2022	255067	230221	401781.4	24846	45111.5
2023	296453	271092	464664.1	25361	45949.5
2024	284278	259058	442286.0	25220	45673.5

资料来源：吉林省血液中心根据各地市（州）上报数据整理。

（二）血液供应情况

吉林省采供血机构提供的血液成分主要有去白细胞悬浮红细胞、病毒灭活冰冻血浆、冰冻血浆、血小板、冷沉淀等十几个品种。2022~2024 年吉林省采供血机构血液供应情况如表 5 所示。

表 5　2022~2024 年吉林省采供血机构血液供应情况

单位：U

年份	红细胞	血浆	血小板	冷沉淀
2022	431284.0	374475.3	37493.0	98845.0
2023	454099.5	405221.8	41286.0	128537.5
2024	431573.5	393717.2	43006.0	114126.8

资料来源：吉林省血液中心根据各地市（州）上报数据整理。

三　血液成分制备情况

（一）血液成分种类

吉林省采供血机构制备的血液成分主要有红细胞、血浆、血小板和冷沉淀（见表6），满足临床多样化需求。其中，红细胞加工技术有去除白细胞、洗涤、冰冻解冻及辐照等；血浆加工技术有病毒灭活等；血小板加工技术有去除白细胞、混合浓缩及辐照等。

表6　2022~2024年吉林省采供血机构血液成分制备情况

单位：U

年份	红细胞	血浆	冷沉淀
2022	406122.5	422032.1	97950.5
2023	461738.0	467086.3	128006.5
2024	436142.5	438944.8	115244.0

资料来源：吉林省血液中心根据各地市（州）上报数据整理。

（二）血液成分制备

2024年，吉林省血站不断加强血液成分制备过程的信息化建设，逐步实现关键控制点的信息可追溯，并优化制备流程，提升工作效率。2024年吉林省采供血机构制备的病毒灭活冰冻血浆占全部血浆制品的76.22%；冷沉淀制备占全血总采集量的26.06%。

四　血液检测情况

吉林省采供血机构在血液检测环节，遵照《血站技术操作规程》的检测策略，对全部血液开展输血相关传染病标志物和常规项目检测，部分血站进行了人类嗜T淋巴细胞病毒（HTLV）检测（见表7）。2024年，吉林省采供血机构实验室血液样本检测总不合格率为1.35%。

表7 2022~2024年吉林省采供血机构血液样本检测情况

单位：份

年份	不合格总数	血清学检测不合格数						核酸检测不合格数
		ALT	HBsAg	抗-HCV	抗-HIV	抗-TP	抗-HTLV	
2022	3104	772	481	303	278	1018	10	262
2023	3543	862	534	386	308	1209	6	283
2024	3838	1037	566	317	289	1340	13	325

资料来源：吉林省血液中心根据各地市（州）上报数据整理。

五 输血研究情况

（一）供者库建设

截至2024年底，血小板供者库在册登记总数达1260人，2024年新增入库200人。累计完成53例患者基因检测，实施血小板配型检索百余次，成功实现23例HLA基因匹配输注。

在稀有血型库储备方面取得新进展。通过筛选近3000名无偿献血志愿者，掌握了汉族、朝鲜族、满族和蒙古族群体Rh、MNS、Duffy、Kidd、Colton、Dombrock、Kell、Yt等稀有血型系统的抗原基因分布情况。目前，稀有血型实体库已保存11单位冰冻红细胞，其中包括Fy（a-b+）10单位、（S+s-）1单位。

（二）科研进展情况

2024年吉林省血液中心成功申报7项科技项目，其中省级科技项目2项，市级科技项目5项；申报专利2项。2项省级科技项目结题；在研项目

9 项，重点开展 KIR-HLA 复合体与血小板输注无效相关性研究，完成吉林省血小板抗体分布特征分析，参与优化手工血小板制备工艺和血小板激活方法等研究。新发现 HLA 等位基因 2 个，相关基因序列已向 NCBI 申报。

2024 年吉林省采供血机构在国家级期刊发表论文 23 篇；投稿国内输血相关会议论文 142 篇；其中 10 篇优秀论文在中国输血大会、中国血液安全大会、东北三省采供血机构学术年会进行交流。

六　特色做法

（一）无偿献血宣传

搭建宣传媒体矩阵。吉林省无偿献血宣传工作现已形成以省会为中心，以吉林省级媒体为主要载体，辐射各地市（州）、覆盖全省的宣传联动协作媒体传播网。

创新献血宣传模式。针对不同人群开展不同方式的献血宣传招募活动，让献血宣传有广度、有深度、有力度。利用赶集、庙会等人员集中的场景开展无偿献血宣传、招募工作；吉林省血液中心的微电影作品《血·缘》获 2024 年中共吉林省委宣传部主办的社会主义核心价值观主题微电影（微视频）征集展示活动微电影一等奖；成立无偿献血青年宣讲团，累计开展 8 场无偿献血宣讲活动，听众达到 4500 人次；参与中学生健康教材的编写和修改，在 9 年级教材中加入“倡导无偿献血”专栏，将献血常识融入健康教育中。

打造团体献血品牌，如一年一度的全省卫健系统“无偿献血活动月”；每年 3 月 5 日“吉行军”全省退役军人献血活动，已连续举办十届的国健医院的“国健院庆日，公益献血日”活动，连续举办九届的中国狮子联会吉林代表处的“红色行动”。

做好献血者日、节庆日和纪念日的宣传活动。通过举办主题晚会，开展“线上+线下”抽奖活动，点亮长春灯光秀，邀请微博大 V 助力，让每一位献血者都能感受到节日氛围。

（二）无偿献血者关爱

优化无偿献血者归队流程。2024 年，吉林省血液中心建立了适合吉林省的无偿献血者归队标准操作规程，解决了无偿献血者归队难题，并将归队经验推广至延边、松原、通化、梅河口等省内地区。

建立并完善优先用血机制。吉林省血液中心开发了无偿献血者及其亲属优先用血小程序，2024 年共提供优先用血服务 1922 人次，累计向医疗机构定向发血 4366.5 单位，优先用血机制的推广增强了无偿献血者的荣誉感和获得感。

多措并举保证无偿献血者切身利益，推动“三免”政策落实。吉林、松原、白山、通化、梅河口等地相继推进“三免”政策落地；长春市时隔 13 年重新修订《长春市献血管理办法》，明确了各级政府和有关部门职能职责；完成吉林省首例血费跨省异地减免；联合 146 个餐饮品牌的 500 家门店共同推出无偿献血者专属优惠政策，无偿献血者凭电子献血证即可享受优惠；为自愿参加无偿献血应急队伍的献血者提供大病保险。

（三）组织高水平学术会议

2024 年 5 月，中国输血协会第二届献血宣传培训班在长春开班，来自全国 31 个省（区、市）的 330 余名从业人员参训；7 月底，2024 年东北三省采供血机构学术年会在长春举行，3 省 42 家采供血机构的 270 余人参加会议，成立了东北三省采供血机构协作组，学术年会成为促进学术交流、深化合作的重要契机，参会代表为共同应对各种挑战建言献策。

七　存在的主要问题和对策建议

（一）无偿献血的激励机制尚需完善

尽管无偿献血者“三免”政策以及优先用血等激励措施正被越来越多

的地区所采纳，但不同区域在政策落地执行的力度、时间、措施上仍存在一定的差异。这种差异难免会引发献血者的对比与考量，滋生不满情绪，从而影响献血者的参与热情。无偿献血激励机制未能充分发挥对献血者的激励作用，建议在法律层面确立各级政府和相关部门在无偿献血工作中的具体职责，将“三免”等优惠政策的具体实施列入目标责任制评估体系，以确保责任落实到位，促进各层级政府高效履行职能。

（二）医疗机构扩张引发全年性血液供需紧平衡挑战

随着医疗技术进步和患者数量增加，临床用血需求快速增加，血液季节性短缺演变为全年性供需紧平衡。建议省级卫生行政部门出台措施，加强用血监管，推广自身输血技术，减轻血液供应压力；定期组织专家检查医疗机构输血病例，建立考核制度，纳入医院绩效评估，对不合理输血和技术水平差的机构重点督促整改。

（三）采血增长乏力的现象持续存在

随着人们生活水平提升和人口老龄化日益加深，当前医疗用血需求快速增长，但适龄献血人群相对减少，尤其是高校采血量大幅下降，街头献血人数日益萎缩。因此，如何有效应对这一矛盾成为亟待解决的问题。建议政府部门加大公益广告投放和无偿献血科普，提高公众对无偿献血的认识和支持度，鼓励更多人参与到这项社会公益活动中来；争取教育行政部门支持，制定相应政策和激励表彰措施，加强校园内宣传教育工作，提高学生对无偿献血的认知。

（四）部分血站存在资金和人才短缺

经济欠发达地区血站的基础设施建设、设备配备和服务能力难以跟上用血需求增长，血液供应面临严峻挑战。受经济下行压力等因素影响，采血增长乏力。血站面临人力资源不足、成本增加、设施陈旧、设备更新需求迫切等问题，且资金短缺严重，尤其是中小血站在基础设施、设备购置和人员培训方面投入不足，专业技术人员匮乏且流失严重。建议增加财政投入，确保在血站设施建设、血液检测设备购置、人才引进和信息化建设等关键领域有足够的资金支持。

八 总结

综上所述，2024 年吉林省在无偿献血宣传、献血者关爱、组织高水平学术会议等方面取得了显著成效，采供血事业稳定发展。然而，面对不断增长的临床用血需求，无偿献血的激励机制尚需完善，血站运营成本持续攀升，财务压力不断增大。医疗机构的快速扩张更是加剧了全年性血液供需紧平衡状态。为此，我们强调应进一步加大各级政府和社会各界对无偿献血工作的支持力度，同时通过创新服务模式和内容来吸引更多公众参与无偿献血。唯有如此，才能确保吉林省乃至全国范围内采供血工作的可持续发展，为公共健康提供坚实的保障。

B.4
2024年黑龙江省采供血发展报告

刘 颖　卢长春　赵国庆*

摘　要： 2024年，黑龙江省采供血机构在质量管理和无偿献血宣传方面取得了长足进步。在血液采集方面，全血及单采血小板采集量均有所下降；在血液供应方面，全省采供血机构全力保障临床用血需求，但是受采集量下降的影响，红细胞、血浆和单采血小板供应量同比均有所下降，红细胞供应量同比下降13.99%，单采血小板供应量同比下降7.40%，血浆供应量同比下降11.24%；在血液成分制备和检测方面，全省各血站严格按照一个办法、两个规范和《血站技术操作规程》的要求。此外，黑龙江省采供血机构多措并举积极推动团体献血工作，创建团体献血品牌。本文结合黑龙江省采供血机构的现状在无偿献血者"三免"政策的实施、团体单位无偿献血工作落实、人才引进和信息化建设等方面提出了有待改进的问题，并给出了改进意见，推动了全省采供血事业快速发展。

关键词： 黑龙江省　采供血　无偿献血

黑龙江省是中国位置最北、纬度最高的省份，东部、北部与俄罗斯隔江相望，南部与吉林省接壤，西部与内蒙古自治区相邻。全省土地总面积47.3万平方公里（含加格达奇和松岭区），共辖12个地级市、1个地区行署，有67个县（市）。2023年全省共有医疗卫生机构21425个，其中，卫生院和医院2223个，专科疾病防治院（包括所和站）22个，妇幼保健院

* 刘颖，黑龙江省血液中心党总支书记兼主任，副主任技师；卢长春，黑龙江省血液中心业务科科长，副主任技师；赵国庆，黑龙江省血液中心顾问，主任医师。

（包括所和站）117个。医疗卫生机构卫生技术人员26.63万人，床位数27.66万张。①

一　基本情况

（一）机构设置情况

2024年黑龙江省共有采供血机构28家（见表1），其中血液中心1家（包含2家分站），中心血站12家、中心血库15家。

（二）人力资源情况

2024年黑龙江省采供血机构共有在岗职工1404人，其中在编职工742人，聘任职工662人。卫生专业技术人员1077人，占所有人员的77%，卫生专业技术人员有高级职称192人，中级职称275人，初级职称566人，其他43人（见表1）。

表1　2024年黑龙江省采供血机构人员情况

单位：人，%

单位名称	在岗职工	在编职工	聘任职工	卫生专业技术人员				卫生专业技术人员占比
				高级职称	中级职称	初级职称	其他	
黑龙江省血液中心	309	125	184	16	51	167	0	76
齐齐哈尔市中心血站	136	54	82	16	24	58	4	75
牡丹江市中心血站	82	40	42	14	27	21	0	76
佳木斯市中心血站	102	61	41	11	21	41	4	75
大庆市中心血站	91	39	52	11	13	43	0	74
绥化市中心血站	80	64	16	8	16	36	0	75
鹤岗市中心血站	54	28	26	15	7	14	5	76
双鸭山市中心血站	42	24	18	3	10	6	12	74
鸡西市中心血站	57	31	26	8	16	19	0	75
伊春市中心血站	54	31	23	12	7	17	0	67
七台河市中心血站	45	15	30	8	11	16	10	100

① 资料来源：黑龙江省人民政府网站。

续表

单位名称	在岗职工	在编职工	聘任职工	卫生专业技术人员数				卫生专业技术人员占比
				高级职称	中级职称	初级职称	其他	
大兴安岭行署中心血站	22	22	0	10	3	5	0	82
黑河市中心血站	32	23	9	9	4	10	0	72
塔河县中心血库	14	11	3	3	2	8	1	100
漠河市中心血库	5	5	0	2	2	1	0	100
大同中心血库	15	6	9	5	0	7	1	87
绥芬河市中心血库	17	11	6	8	2	6	1	100
密山市中心血库	27	15	12	3	6	11	6	96
虎林市中心血库	16	11	5	3	3	5	0	69
嫩江市中心血库	26	14	12	3	7	8	0	69
北安市中心血库	28	20	8	2	10	10	0	79
安达市中心血库	13	6	7	2	4	7	0	100
同江市中心血库	6	3	3	1	1	4	0	100
富锦市中心血库	6	5	1	1	3	2	0	100
抚远市中心血库	7	2	5	1	1	5	0	100
绥滨县中心血库	8	5	3	4	1	3	0	100
宝清县中心血库	21	10	11	3	4	9	0	76
饶河县中心血库	10	10	0	4	6	0	0	100
哈尔滨双城分站	19	8	11	1	7	4	0	63
哈尔滨呼兰分站	60	43	17	5	6	23	0	57
合计	1404	742	662	192	275	566	44	77

资料来源：黑龙江省各采供血机构上报的数据，下同。

二　无偿献血和血液采集情况

（一）血液采供情况

1. 血液采集

2024 年黑龙江省共采集无偿献血者 331161 人次，其中全血 309491 人次，单采血小板 21670 人次，全年采集全血 550881.49 单位，采集单采血小板 35245 单位，合计采血人数同比下降 12.06%，其中全血采集人数同比下降 12.54%，单采血小板采集人数同比下降 4.61%（见表 2）。

表 2　2022~2024 年黑龙江省采供血机构血液采集情况

单位：人次，U

年份	全血人数	全血采集量	单采血小板人数	单采血小板采集量	合计采血人数
2022	316370	568156.49	20764	33875.5	337134
2023	353879	626430.2	22718	37080	376597
2024	309491	550881.49	21670	35245	331161

2. 血液供应

2024 年黑龙江省采供血机构供应红细胞 526624U，同比下降 13.99%，供应单采血小板 36350U，同比下降 7.40%，供应血浆 398962U，同比下降 11.24%，供应冷沉淀 42160U，同比增长 12.03%（见表 3）。

表 3　2022~2024 年黑龙江省采供血机构血液供应情况

单位：U

年份	红细胞	单采血小板	血浆	冷沉淀
2022	567641	40222	490670	41654
2023	612309	39256	449480	37634
2024	526624	36350	398962	42160

（二）无偿献血者年龄构成情况

从 2022~2024 年三年数据看，无偿献血者年龄主要集中 35~44 岁和 45~54 岁，这两个年龄段的无偿献血者占献血人群的约 60%（见表 4）。

表 4　2022~2024 年黑龙江省采供血机构献血者年龄构成情况

单位：人次，%

年份	18~24 岁		25~34 岁		35~44 岁		45~54 岁		55~65 岁		合计
	人次	占比	人次	占比	人次	占比	人次	占比	人次	占比	
2022	38521	11.43	56309	16.70	103158	30.60	107915	32.01	31231	9.26	337134
2023	61140	16.23	68428	18.17	115575	30.69	110651	29.38	20803	5.52	376597
2024	47415	14.32	57674	17.42	105252	31.78	102779	31.04	18041	5.45	331161

三　血液成分制备情况

2024 年黑龙江省采供血机构制备红细胞 556936U，同比下降 11.88%，制备血浆 337941U，同比下降 9.81%，制备冷沉淀 46026U，同比增长 19.47%（见表 5）。

表 5　2022~2024 年黑龙江省采供血机构血液成分制备情况

单位：U

年份	红细胞	血浆	冷沉淀
2022	590829	344361	44662
2023	632052	374693	38526
2024	556936	337941	46026

四　血液检测情况

2024 年黑龙江省采供血机构检测血液标本共计 344140 份，血清学检测不合格率为 1.54%，核酸检测不合格率为 0.06%。2022~2024 年，血液检测不合格率总体呈下降趋势（见表 6）。

表 6　2022~2024 年黑龙江省血液检测不合格情况统计

单位：份，%

年份	检测总数	不合格总数	不合格率	各检测项目不合格数					
				ALT	HBsAg	抗-HCV	抗-HIV	抗-TP	核酸检测
2022	348714	6256	1.8	2910	1090	224	594	1293	183
2023	388124	6924	1.8	2808	1200	406	802	1538	246
2024	344140	5335	1.6	2361	937	291	322	1566	195

五　输血研究情况

黑龙江省持续推进输血医学学科建设和科研管理工作，形成以黑龙江省血液中心为引领，其他中心血站和临床用血机构为支撑的输血医学研究和管理体系，2024 年黑龙江省血液中心成功获批哈尔滨市重点领军人才梯队，标志着输血医学正式成为区域重点发展学科。黑龙江省血液中心以患者和献血者安全为中心，促进输血医学技术创新及转化应用，培养输血医学人才，推动输血医学研究。黑龙江省血液中心连续 14 年成为中华骨髓库合作 HLA 高分辨分型确认实验室，累计完成实验近千例，分型准确率达 99.99%。作为首批中国血小板基因数据库协作组成员单位之一，黑龙江省血液中心已建立涵盖 HPA、HLA 等 13 个基因的千人级血小板捐献者资料库，有效降低血小板输注无效发生率，推进血小板精准输注。

六　特色做法

（一）积极推动团体单位无偿献血工作，创建团体献血品牌

黑龙江省的团体单位无偿献血工作稳步推进，各级党政机关、企事业单位、医疗机构、高校等积极响应，组织无偿献血活动，为保障全省临床救治用血做出了重要贡献。为进一步推动团体单位无偿献血工作，各采供血机构加大力度、广泛宣传，积极创建独具特色的团体献血品牌。

（二）加强宣传推广，提高公众意识

采供血机构利用各种媒体渠道，广泛宣传无偿献血，以团体单位品牌推广和个人献血英雄事迹为宣传重点，大力宣扬“白衣天使、医者仁心”“团体献血、企业担当”“致敬献血英雄”等品牌案例；通过“线上+线下”多种模式向社会推广，以进一步激发社会公众的爱心和责任感。

（三）建立应急机制，确保血液供应

结合 2025 年 2 月哈尔滨亚洲冬季运动会的血液保障方案，在省内血站之间、东北三省血液中心之间建立了采供血应急联动机制，针对可能出现的突发事件，如自然灾害、重大事故等，制定完善的应急预案。加强与医疗机构的沟通协调，及时了解血液需求情况，合理调配血液资源，加强对血液采集、检测、储存、运输等各个环节的质量控制，确保血液符合国家标准。

（四）保障无偿献血者权益，提升献血服务质量

黑龙江省树立“以献血者为中心”的服务理念，进一步加强献血后服务工作。一是优先保障无偿献血者及直系亲属用血权益，提高无偿献血者满意度；二是优化纪念品兑换平台，增加纪念品样式，让无偿献血者能够更便捷地兑换满足自己需求的纪念品；三是优化报销手续，减少非必要证明材料；四是优化直系关系证明程序，对于无偿献血者无法直接证明直系亲属关系的，可通过填写直系亲属关系证明承诺书办理报销业务；五是黑龙江省部分采供血机构开通了无偿献血者省外用血费用报销微信平台，无偿献血者可通过手机微信端上传材料办理，无须本人到现场办理。

七　存在的主要问题与对策建议

（一）无偿献血者“三免”政策实施效果不理想

目前，黑龙江省各地市的无偿献血者对于“三免”政策越来越关注，且对政策的落实诉求越来越强烈。各地市采供血机构也正在积极推进“三免”政策实施，但效果不甚理想。如能全面实施无偿献血者“三免”政策，将激发公众的积极性，可进一步推进全省无偿献血工作高质量发展。建议由政府主导，制定切实可行的“三免”政策，保障无偿献血者权益，推动全省无偿献血工作更好开展。

（二）团体单位无偿献血无法有效保障

团体单位献血已成为血液采集的主要方式。单位组织献血活动非常积极，但献血人数下降趋势明显。为保障团体单位无偿献血工作长效健康发展，建议将团体单位无偿献血工作纳入省、市文明单位评比考核，建立团体单位无偿献血奖励制度。通过制度建设，强化团体单位献血工作，对于在献血工作中突出的单位和个人，由省、市有关部门给予精神和物质上的奖励，对于不组织或组织不力的给予通报批评。

（三）人员流动性大，高层次人才引进难

由于黑龙江省人才外流较多，加之财政保障水平不高，很难引进和留住高层次人才，全省采供血机构的科研水平不高，新技术研发和应用滞后。建议省级编制部门出台增加核定高层次人才编制政策，保证能引进、留住高层次人才，促进全省无偿献血事业高质量发展。

（四）全省采供血机构信息化建设有待加强

黑龙江省各采供血机构之间、采供血机构与用血医疗机构之间信息未全部联通，献血者信息尚未实现共享，未实现全省范围内献血者屏蔽，不能实时查询全省血液库存数据，全省血站信息化建设相对滞后，信息化建设离不开财政的支持，争取财政支持至关重要。建议加大财政对全省采供血机构信息化建设的投入力度。

八　总结

2024 年，黑龙江省无偿献血工作在质量管理体系建设、无偿献血宣传动员招募、血液检测和成分制备等方面取得了长足的进步，但是无偿献血者“三免”政策实施、团体单位无偿献血工作落实、高层次人才引

进、信息化建设等方面有待进一步加强。结合当前全国无偿献血新形势，黑龙江省将持续加大无偿献血工作力度，进一步完善工作机制，提升全省千人口献血人次，优化采供血服务流程，提高血液质量，保障输血安全，不断推动黑龙江省无偿献血事业高质量发展，为保障人民生命健康做出更大贡献。

B.5
2024年云南省采供血发展报告

李小天　成　钢　汤　戎*

摘　要： 2024年，云南省采供血工作稳步高质量发展，取得显著成效。在血液采集方面，2024年全血采集量略有下降，单采血小板采集量显著上升；在血液供应方面，除红细胞供应量有所下降，血浆、血小板和冷沉淀临床供应量同比均有所上升，供血量总体呈上升趋势；在血液制备和检测方面，血站严格按照质量管理要求操作，血液质量得到有效保证。此外，云南省通过联合多个政府部门出台无偿献血者激励奖励措施，一次性拨付1.2亿元财政资金支持血站建设，推动建立保障与激励相结合的血站运行新机制，全省多个州市开展公务员和医务人员献血月活动、献血先进事迹系列报道等特色做法，多层级、多角度推动无偿献血工作取得新成效。云南省采供血工作仍面临血液采集能力有待进一步提升，政府主导、部门协同机制有待进一步健全，无偿献血社会氛围营造有待加强等问题。针对这些问题，本文提出加强采供血相关政策制度保障、持续提升血液供应保障能力、强化无偿献血宣传成效等对策，推动云南省采供血工作高质量发展。

关键词： 云南省　无偿献血　采供血

云南省位于中国西南边陲，土地面积39.41万平方公里，占全国总面积的4.1%，面积居全国第8位。下辖8个地级市、8个少数民族自治州，省内有8个州市的25个边境县分别与缅甸、老挝和越南交界，是全国边境线

---

* 李小天，云南昆明血液中心党委书记；成钢，云南昆明血液中心主任；汤戎，云南昆明血液中心业务管理科科长，主管技师。

最长的省份之一。2023 年末，云南省总人口 4673 万人。本文将对 2024 年云南省采供血工作进行数据统计和分析，为推动云南省采供血事业高质量发展提供参考。

一　基本情况

（一）采供血机构设置情况

云南省共设有 16 家采供血机构，包括 1 家血液中心、15 家中心血站，均为公益一类事业单位。省会昆明市设有云南昆明血液中心，隶属昆明市卫生健康委。全省各州市采供血机构分别承担行政区域内无偿献血动员招募，血液采集、检测、制备、供血，临床用血业务指导和血液质量控制等任务。

（二）基础设施情况

截至 2024 年，云南省采供血机构共设有固定献血屋 66 座、采血车 48 辆、送血车 63 辆。昆明、文山、丽江、怒江等州市的采供血机构完成改扩建，全省采供血机构服务能力不断提升（见表 1）。

表 1　云南省各采供血机构基础设施情况

单位：座，辆

	云南昆明血液中心	曲靖市中心血站	玉溪市中心血站	保山市中心血站	昭通市中心血站	丽江市中心血站	普洱市中心血站	临沧市中心血站	楚雄州中心血站	红河州中心血站	文山州中心血站	西双版纳州中心血站	大理州中心血站	德宏州中心血站	怒江州中心血站	迪庆州中心血站	合计
固定献血屋	10	5	1	5	7	1	5	8	4	5	3	3	2	5	0	2	66
采血车	7	2	3	3	4	2	4	2	2	4	5	2	4	2	1	1	48
送血车	12	5	4	4	6	3	2	4	1	5	6	2	4	1	3	1	63

资料来源：根据各州市中心血站上报数据整理，下同。

（三）人力资源情况

2024 年全省采供血机构在岗人员 1206 人，在编人员和非编人员分别为 682 人和 524 人，占比为 56. 55%和 43. 45%。卫生专业技术人员共计 876 人，占在岗人员总数的 72. 6%。在职称方面，拥有初级职称、中级职称、高级职称的人员分别为 506 人、317 人和 112 人。从学历结构来看，博士、硕士、本科和大专及以下学历的人员分别为 2 人、28 人、828 人和 78 人（见表 2）。

表 2　云南省采供血机构人力资源情况

单位：人

机构	在岗人员			卫生专业技术人员				职称			学历			
	在编	聘用	核定编制数	执业医师	注册护士	检验人员	其他卫生技术人员	初级	中级	高级	博士	硕士	本科	大专及以下
云南昆明血液中心	132	83	141	14	72	17	45	54	96	19	2	19	152	0
曲靖市中心血站	39	49	42	4	39	26	2	50	16	13	0	0	62	26
玉溪市中心血站	40	73	44	5	23	21	0	26	21	6	0	2	46	0
保山市中心血站	37	28	39	10	28	15	0	12	15	8	0	0	54	0
昭通市中心血站	62	27	66	9	29	24	1	45	23	7	0	1	70	0
丽江市中心血站	16	13	17	3	11	5	3	24	3	2	0	0	13	0
普洱市中心血站	33	30	34	7	22	12	3	30	13	4	0	0	43	0
临沧市中心血站	39	26	40	9	26	13	3	37	12	7	0	0	41	0
楚雄州中心血站	28	30	30	5	19	24	0	29	11	8	0	2	46	0
红河州中心血站	44	51	41	6	38	27	2	45	25	7	0	0	66	29
文山州中心血站	71	30	61	7	38	31	7	52	29	9	0	3	67	0
西双版纳州中心血站	23	20	24	3	16	6	0	22	7	2	0	0	31	0
大理州中心血站	45	35	48	10	34	18	3	39	20	6	0	1	64	0
德宏州中心血站	40	20	41	8	20	19	0	20	21	8	0	0	44	16
怒江州中心血站	22	5	24	2	7	8	5	15	3	3	0	0	20	7
迪庆州中心血站	11	4	14	0	4	6	2	6	2	3	0	0	9	0

二　血液采供情况

（一）血液采集情况

2024 年云南省无偿献血采集 554208 人次，较 2023 年降低 3.61%。其中，全血采集 518129 人次，单采血小板采集 36079 人次。2024 年云南省采集血液总量 868708.91U，较 2023 年降低 2.99%。其中，全血采集量 805121.91U，同比下降 3.82%；单采血小板采集量 63587U，同比增长 8.82%（见表 3）。

（二）千人口献血人次

2024 年云南省千人口献血人次为 11.9，较 2023 年的 12.2 有所降低（见表 3）。

表 3　2022~2024 年云南省血液采集情况

单位：人次，U

年份	全血		单采血小板		千人口献血人次
	人数	采集量	人数	采集量	
2022	504834	799212.62	31458	54653.80	11.4
2023	541353	837079.21	33584	58431.15	12.2
2024	518129	805121.91	36079	63587.00	11.9

资料来源：全国血液管理信息系统。

（三）血液供应情况

云南省 16 家采供血机构承担全省临床各类血液成分供应任务。2024 年云南省供血总量 1690769.6U。其中，供应全血 5.5U，同比下降 21.42%；红细胞 769950.25U，同比下降 2.38%；血浆 645715.65U，同比增加

0.86%；血小板 62978.2U，同比增加 9.06%；冷沉淀 212120U，同比增加 5.9%（见表4）。

表 4　2022~2024 年云南省血液供应情况

单位：U

年度	供血总量	全血	红细胞	血浆	血小板	冷沉淀
2022	1628911.54	1	763571.75	630504.74	53492.3	181341.75
2023	1686981.5	7	788714.25	640218.3	57745.95	200296
2024	1690769.6	5.5	769950.25	645715.65	62978.2	212120

资料来源：全国血液管理信息系统。

三　血液成分制备情况

云南省血液成分制备品种主要包括悬浮红细胞、洗涤红细胞、去白细胞悬浮红细胞、病毒灭活血浆、冷沉淀，制备规格主要为2U、1.5U 和 1U（见表5）。

表 5　2022~2024 年云南省血液成分制备情况

单位：U

年度	红细胞	血浆	血小板	冷沉淀
2022	811854	697725.15	479	184903
2023	869805	742157.11	463	196554
2024	842990.5	710763.03	612.5	223086.25

资料来源：全国血液管理信息系统。

四　血液检测情况

2024 年云南省检测血液样本 468893 份，血清学检测不合格率为 1.6%，核酸检测不合格率为 0.09%，各项目检测不合格率由高到低依次为 ALT、抗-TP、HBsAg、抗-HIV、核酸、抗-HCV。2022~2024 年云南省血液检测情况如表 6 所示。

表 6　2022~2024 年云南省血液检测情况

单位：份

年份	不合格总数	各检测项目不合格数					
		ALT	HBsAg	抗-HCV	抗-HIV	抗-TP	核酸
2022	8846	4510	1245	477	682	1612	320
2023	8311	4520	824	439	1066	1249	213
2024	7988	4584	744	381	471	1404	404

资料来源：全国血液管理信息系统。

五　输血研究情况

云南省各州市充分利用自身资源开展输血研究，输血研究能力持续提升。云南昆明血液中心设有输血研究室，为临床提供输血疑难标本检测和技术咨询服务，利用云南大学输血研究中心、中国医学科学院输血研究所联合实验室等技术平台，开展输血医学科学研究和人才培养，不断加强对临床用血医疗机构和州市血站的技术支持。文山、曲靖、红河等州市中心血站设有独立的血型参比实验室，开展疑难血型鉴定工作。部分州市利用区位资源优势和省外先进采供血机构联合开展输血研究。全省各州市组织开展多个省级、市级继续教育项目及学术讲座，为全省输血医学及采供血相关卫生技术人员建立学习及沟通交流的平台。

六　特色做法

（一）以制度建设为抓手，不断巩固无偿献血长效工作机制

云南省卫生健康委联合中共云南省委宣传部、中共云南省委精神文明建

设办公室、云南省文化和旅游厅、云南省教育厅、云南省交通运输厅、云南省国资委、云南省总工会、共青团云南省委、云南省红十字会联合印发《关于加强无偿献血者激励奖励工作的通知》（云卫应急发〔2024〕2 号），从加大无偿献血者表彰奖励、完善无偿献血者权益保障、加大宣传引导、常态开展献血月主题活动等方面，明确各部门职责职能，切实把强化部门协作、完善保障政策、加强采供血服务体系建设作为政府重要职责，营造鼓励社会公众关心、参与无偿献血，弘扬奉献精神的无偿献血良好社会氛围。

（二）加大政府资金投入，提升血站服务能力

按照《云南省卫生健康事业高质量发展三年行动计划（2023—2025 年）》实施“固支撑”工程，云南省财政厅和云南省卫生健康委联合制定印发《血液保障能力提升项目实施方案》，2024 年一次性投入 1.24 亿元用于支持云南省 16 个州市血站服务保障能力提升，对血站实验室检测检验设备和采血车、送血车等进行更新、补充，同时支持血站信息化建设，大力推动云南省血站服务保障能力提升。昆明、文山、丽江、怒江等州市迁扩建采供血业务大楼。

（三）深化基层运行机制改革，推进血站服务体系创新

云南省卫生健康委联合云南省人力资源和社会保障厅以及云南省财政厅印发《关于进一步完善全省公共卫生事业单位绩效工资管理的通知》（云人社发〔2020〕19 号），要求全省建立保障与激励相结合的血站运行新机制。文山、红河、楚雄、普洱等 11 个州市积极推进血站运行新机制建设工作，完善血站绩效工资管理相关制度，云南省无偿献血长效工作机制建设成效明显。

（四）以创新为驱动，多角度宣传无偿献血

云南省各州市通过开展形式多样的主题献血活动、利用媒体宣传扩大社会影响力、表彰先进弘扬无偿献血社会正能量等多种方式，多角度、全方位

强化无偿献血宣传效应。昆明、大理、文山、普洱、临沧等州市每年定期组织开展地区公务员、医务人员献血月活动，通过示范带动，缓解冬春季季节性血液短缺。昆明点亮地标建筑“灯光秀”、举办献血者答谢音乐会并隆重举行庆祝“6·14”世界献血者日系列活动，营造了良好的无偿献血节日氛围。昆明、楚雄等地坚持“典型引路法”，契合各类主题日活动，通过电视、报刊、社交媒体、短视频等平台及与州市融媒体中心联合对无偿献血先进典型人物开展培树和宣传，组织开展“红色使命，致敬身边的热血英雄”“与爱同行·我和我的献血故事”献血先进事迹系列报道及无偿献血短视频大赛等活动，展示各行各业献血者风采，宣传献血权益政策，进一步提升无偿献血社会效应。在昆明、文山建立无偿献血科普教育基地，向公众科普无偿献血的意义和相关知识，提升无偿献血参与度。

七　存在的主要问题

（一）血液采集能力有待进一步提升

随着云南省优质医疗资源提质扩容，多个国家级区域医疗中心逐步落地，临床血液需求持续增长，无偿献血工作不仅面临献血人群年龄老化导致的献血人群规模缩小的压力，还面临老年人群用血需求增加的压力。同时，危急重症患者集中、优质医疗资源密集的省会城市的采供血工作也将面临巨大挑战。

（二）政府主导、部门协同机制有待进一步健全

无偿献血工作领导机制有待进一步健全，无偿献血的多级协调联动机制未能发挥最大的作用。受编制所限，加之血站卫生技术人员薪酬与医疗机构存在差距，血站引进卫生技术高层次人才困难、人员流失严重，全省血站人员结构仍未达到卫生技术人员占职工总数75%以上的要求。

（三）无偿献血社会氛围营造有待加强

无偿献血工作是一项社会性公益事业，也是一项精神活动，蕴含着丰富的精神内涵。通过开展深入、持久且丰富的无偿献血宣传，在全社会逐步形成人人参与、利他利己的无偿献血社会氛围，是无偿献血工作高质量发展的基础。目前，无偿献血宣传成效不明显，无偿献血宣传深度和广度有待进一步拓展，无偿献血宣传社会正能量的影响力还未形成，公众对无偿献血工作的认识和支持不足。

八　对策建议

（一）加强采供血相关政策制度保障

持续巩固“政府主导、部门协同、全社会参与”的无偿献血工作格局，营造良好无偿献血工作氛围。积极推进《云南省献血条例》立法进程，在《关于加强无偿献血者激励奖励工作的通知》的基础上，推进云南省各州市无偿献血者激励奖励政策细化实施方案落地见效，优化完善献血者血费异地报销一步也不跑的报销流程。

（二）持续提升血液供应保障能力

切实落实《“十四五”国民健康规划》，将提升血液供应保障能力作为加快补齐医疗服务短板的抓手，持续加大对血站运行机制创新、血液应急联动保障、血站人才培养和信息化建设的政策支持和资金投入力度，推动采供血工作持续健康发展。进一步健全完善全省采供血应急保障机制，规范全省血液调配管理，充分发挥全省血液应急联动保障机制作用，有力保障重点区域、关键时段、特殊事件的应急用血保障。

（三）强化无偿献血宣传成效

加强协同合作，联合各级政府、红十字会和血站，统筹各方资源，有计划、系统性地组织开展各项宣传活动，把日常宣传与集中宣传相结合，紧密围绕世界献血者日等主题宣传日将无偿献血宣传工作做深、做广，转变方式，丰富手段，加大力度，注重宣传实效；开展针对无偿献血特定人群的宣传招募，持续巩固扩大固定无偿献血者队伍，确保临床医疗用血供应充足、安全有效。

九　总结

云南省在认真贯彻落实《中华人民共和国献血法》《血站管理办法》等相关法律法规的同时，结合地方工作实际和特色，形成了“政府主导、部门协同、全社会参与”的无偿献血工作格局。按照《全国血站服务体系建设发展规划（2021—2025 年）》要求，不断完善覆盖城乡、运行高效、全力保障临床用血安全的血站服务体系。始终坚持以血液安全为核心，以质量管理为抓手，依法开展采供血和临床用血工作，对采供血全链条质量实施严格监督管理，全省采供血各项工作健康、稳定、持续发展。

B.6

2024年新疆生产建设兵团采供血发展报告

李 莉　赵 磊　吴文慧*

摘　要： 2024年新疆生产建设兵团（以下简称“兵团”）下设8家中心血站，在保障区域医疗用血需求方面发挥了重要作用。在血液采集和供应方面，全血采集量有所下降，单采血小板采集量同比增长1.4%，血液供应基本满足临床需求，但红细胞供应有所减少，血小板和血浆供应增加。在血液成分制备方面，成分分离率和白细胞去除率均达到100%。在血液检测方面，合格率提升至98.3%。兵团采供血体系形成了党政联合、共促保障，融合发展、协同共进，因地制宜、创新模式等特色做法。推动兵团与地方血液中心及军队血站签订合作协议，实现资源共享；推广团采和流动献血车应用，提高采血效率；加强科研合作，提升采供血技术水平。然而，兵团采供血体系仍存在无偿献血工作长效机制有待完善、激励机制有待完善等问题。兵团提出强化血源管理、优化采供血机制，加强人才队伍建设，提升基础设施和技术能力建设水平等对策建议。通过政府主导、融合发展等措施，兵团采供血体系将进一步提升血液供应保障能力，为边疆地区医疗卫生事业高质量发展提供坚实支撑。

关键词： 新疆生产建设兵团　采供血　无偿献血

* 李莉，新疆生产建设兵团中心血站副站长，副主任护师；赵磊，新疆生产建设兵团中心血站办公室主任，副主任医师；吴文慧，新疆生产建设兵团中心血站质管科科员，主管检验师。

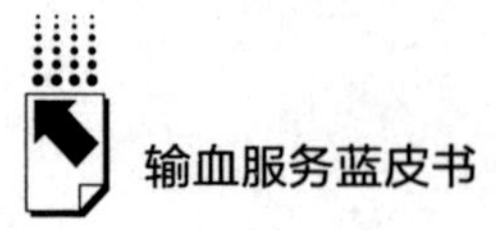

新疆生产建设兵团分布于新疆维吾尔自治区区域内，辖区总面积约7.06万平方公里。兵团下辖14个师（市），其中实行师市合一管理模式的兵团城市共计12个。截至2024年，常住人口约371.63万人，人口构成多元，以汉族为主，同时有维吾尔族、哈萨克族等多个少数民族。

一 基本情况

（一）机构设置情况

兵团辖区现有8家采供血机构，分别为兵团中心血站、第一师阿拉尔血站、第二师中心血站、第三师中心血站、第七师奎屯中心血站、第八师石河子中心血站、第九师额敏血站、第十师北屯中心血站，承担区域内无偿献血者招募、血液采集制备、临床用血供应、临床用血业务指导和血液质量控制等业务。

（二）人力资源情况

截至2024年末，兵团辖区采供血机构在岗职工115人。从编制结构来看，在编人员100人，占比87%，编外人员15人，占比13%；从专业构成看，卫生专业技术人员96人，占比83.5%，非卫生专业技术人员19人，占比16.5%。

（三）基础设施情况

截至2024年末，兵团辖区采供血机构共有固定献血点11个、流动献血点25个，拥有献血屋4座、采血车10辆、献血房车1辆、送血车8辆。

二 无偿献血和血液采集情况

（一）血液采集情况

2024年，兵团辖区全血采集量35200.025U，同比减少2.6%，单采血小板采集量 1274.00U，同比增长 1.4%；全血采集人数达 21141 人次，同比降低 4.1%；单采血小板采集人数则为 823 人次，同比增长 3.9%。2022~2024 年全血采集量波动较大，2024 年采集量有所下降（见表 1）。

表 1　2022~2024 年兵团辖区血液采集情况

单位：人次，U

年份	全血采集人数	全血采集量	单采血小板采集人数	单采血小板采集量
2022	18181	30435.050	578	923.80
2023	22055	36147.500	792	1256.55
2024	21141	35200.025	823	1274.00

资料来源：根据兵团辖区各采供血机构报送的数据统计，下同。

（二）血液供应情况

2024 年，兵团辖区供血医院总数为 58 家，从临床供应数据来看，红细胞供应量为 30920.5U，同比下降 4.6%；血小板供应量达到 1302.0U，同比增长了 11.1%；血浆供应量是 31841.8U，同比增长 2.9%。2022~2024 年，红细胞供应有所减少，血小板和血浆供应增大，保证了医疗机构用血需求（见表 2）。

表 2　2022~2024 年兵团辖区血液供应情况

单位：U

年份	红细胞	血小板	血浆	冷沉淀
2022	28987	925.8	28507.65	1125.25
2023	32406	1171.5	30936.1	1405.75
2024	30920.5	1302.0	31841.8	1280.75

（三）千人口献血人次

2022~2024 年，兵团辖区千人口献血人次分别 5.05、6.15、5.91，千人口献血人次低于全国水平。

（四）无偿献血者构成情况

1. 性别和年龄构成

2022~2024 年，兵团辖区无偿献血者从性别构成来看，男性献血者较多，2024 年男性献血者占比 74.44%；从年龄构成来看，以 26~35 岁年龄段为主，2024 年 26~35 岁年龄段献血者占比 29.18%（见表 3）。

表 3　2022~2024 年兵团辖区无偿献血者年龄和性别构成情况

单位：人次，%

		2022 年		2023 年		2024 年	
		人员数量	占比	人员数量	占比	人员数量	占比
年龄段	18~25 岁	4295	22.90	6799	29.76	5922	26.96
	26~35 岁	5702	30.40	6383	27.94	6409	29.18
	36~45 岁	3894	20.76	4656	20.38	4955	22.56
	46~55 岁	4157	22.16	4426	19.37	4245	19.33
	55 岁以上	711	3.79	583	2.55	433	1.97
性别	男性	12634	67.35	16159	70.73	16349	74.44
	女性	6125	32.65	6688	29.27	5615	25.56

2. 学历构成

2022~2024 年，兵团辖区无偿献血者以专科为主，占比分别为 32.19%、36.75%、32.72%（见表 4）。

表 4　2022~2024 年兵团辖区无偿献血者学历构成情况

单位：人次，%

		2022 年		2023 年		2024 年	
		人员数量	占比	人员数量	占比	人员数量	占比
学历	初中及以下	4592	24.48	5147	22.53	6147	27.99
	高中	3296	17.57	3277	14.34	3107	14.15
	专科	6039	32.19	8397	36.75	7187	32.72
	本科	4592	24.48	5792	25.35	5330	24.27
	硕士及以上	240	1.28	234	1.02	193	0.88

3. 职业构成

2022~2024 年兵团辖区无偿献血者主要以其他为主（见表 5）。

表 5　2022~2024 年兵团辖区无偿献血者职业构成情况

单位：人次，%

		2022 年		2023 年		2024 年	
		人员数量	占比	人员数量	占比	人员数量	占比
职业	工人	1934	10.31	1698	7.43	1888	8.60
	农民	1335	7.12	1475	6.46	1590	7.24
	学生	2136	11.39	3769	16.50	2738	12.47
	军人	1252	6.67	724	3.17	435	1.98
	公务员	758	4.04	734	3.21	744	3.39
	教师	218	1.16	164	0.72	180	0.82
	医务人员	382	2.04	389	1.70	552	2.51
	职员	1931	10.29	1611	7.05	1747	7.95
	其他	8813	46.98	12283	53.76	12090	55.04

三　血液成分制备情况

兵团辖区采供血机构主要制备红细胞、血浆、冷沉淀、血小板，满足临床需要，成分分离率为 100%，白细胞去除率 100%，开展病毒灭活工作，制备方法以手工分离为主，成分分离机为辅。

2024 年兵团辖区采供血机构制备红细胞 35753.0U，同比减少 1.87%，制备血浆 40635.72U，同比减少 11.18%，制备冷沉淀 1647.5U，同比增长 0.95%（见表 6）。

表 6　2022~2024 年兵团辖区血液成分制备情况

单位：U

年份	红细胞	血浆	冷沉淀	手工血小板	其他
2022	30587.5	36935.83	1336.25	5	82.2
2023	36436.0	45750.70	1632.00	0	305.1
2024	35753.0	40635.72	1647.50	0	337.0

四　血液检测情况

兵团辖区所有标本采取两遍酶免检测加一遍核酸检测。2022~2024 年，兵团辖区血液检测项目合格率有所提升，2024 年，血液检测样本总计 21948 份，血液检测合格率 98%（见表 7）。

表 7　2022~2024 年兵团辖区血液酶免和核酸检测情况

单位：份

年份	酶免检测总数	酶免检测合格数	核酸检测总数	核酸检测合格数
2022	18892	18369	18742	18704
2023	22827	22274	22407	22348
2024	21948	21509	21643	21590

五　特色做法

（一）党政联合，共促保障

兵团辖区部分血站与多家单位签订党建合作框架协议、应急献血协议和优先用血协议。以党建为引领，主题党日为契机，开展户外拓展、联合党课、献血科普、健康义诊等活动，使广大党员积极加入无偿献血队伍。通过志愿活动增强党员的政治觉悟和服务意识，展现党员的奉献精神和责任担当，赢得群众的信任和支持，实现党建业务融合发展。

（二）融合发展，协同共进

兵团中心血站与省内外血液中心、新疆军区总医院中心血站签订合作协议。实现全疆军地献血者血液信息共享和继续教育培训、参观交流、人才培养等合作，搭建人才团队，提升人员素质，为新疆采供血事业发展做出贡献。血液紧缺时启动应急联动机制，实现血液资源共享，保障临床用血需求。

（三）因地制宜，创新模式

鉴于兵团地广人稀的特点，大力推广团采和应用流动献血车。组织团场、企业等集体单位开展集中献血活动，提高采血效率，降低采血成本。流动献血车深入偏远团场、社区，将采血服务送到群众家门口，极大方便了群众参与献血。

（四）队伍建设，专业保障

通过多渠道招募人员，建立稀有血型保障队伍和血小板队伍，搭建专属血液信息数据库，为特殊用血需求提供专业支持。2024 年，兵团中心血站志愿者服务队获批全国卫生健康行业青年志愿服务联盟第三批团体会员（无偿献血类）。

（五）强化宣传，扩大影响

高度重视宣传工作，加强与各类媒体的协同合作。充分发挥新媒体平台的传播优势，定期发布献血知识、用血政策、血站工作动态等内容，提高无偿献血知晓率。拍摄首部无偿献血者宣传片，以真实感人的献血故事展现献血者的奉献精神，吸引更多人加入无偿献血队伍。

（六）产学研一体，科研赋能

积极推进产学研一体化发展，2024 年兵团中心血站联合石河子大学、第八师石河子中心血站申报兵团重点领域科技攻关项目“牛血源制备血小板裂解液关键技术研发应用”。借助该项目搭建产学研团队，目前成功申报三项专利技术，与兵团国企、其他地区企业达成科研成果转化共识，科研成果有望实现产品商业化。

六　存在的主要问题和对策建议

（一）主要问题

1. 无偿献血工作长效机制有待完善

兵团尚未建立有效的采供血保障长效机制，血液供应的稳定性和可持续性面临挑战。同时，临床合理化用血监督机制精细化程度不足，临床用血的规范性和合理性有待提升。为切实保障临床危急重症用血需求，需要进一步强化指导，从制度建设、执行监督等多个方面入手，进行全方位的规范和完善。

2. 无偿献血工作激励机制有待完善

缺乏无偿献血者权益保障机制。针对无偿献血者的“三免”政策落实力度不足。兵团仅第八师石河子中心血站、第三师中心血站落实了无偿献血者免费乘坐公共交通工具的政策，第三师中心血站向满足条件的献血者赠送政府投资公园免费游览的福利，目前已发放 55 张专属优待卡。

3. 无偿献血工作发展受阻

血站建设受限，兵团辖区的采供血机构中，5 家业务用房老旧，2 家信息化系统老旧，面对增长的临床用血需求，血站基础设施和设备落后，限制了采供血工作发展。在人力资源方面，兵团辖区采供血机构编制少，员工一人多岗、负荷重，学习交流机会少与人才培养渠道缺乏，部分管理人员知识技术落后，难以适应采供血业务发展，急需优化。

（二）对策建议

1. 强化血源管理、优化采供血机制

加大无偿献血宣传力度，创新宣传方式，提高公众对无偿献血的认知度和参与度。建立采供血长效机制，制定采供血应急预案，加强与政府部门、社会组织协作，建立血源保障体系，确保临床用血的安全和充足供应。

2. 加强人才队伍建设

加强与高校、科研机构合作，建立人才培养基地，为血站发展储备人才。加大人才培养经费投入，建立健全培训体系，为工作人员提供更多的学习和交流机会。鼓励工作人员参加学术研究和技术创新，提高业务水平和综合素质。

3. 提升基础设施和技术能力建设水平

在能力建设上，加大对血站基础设施投入，改善用房条件，更新老旧设备，引入先进技术，健全质量管理体系，优化服务流程。在信息化建设上，加大投入更新系统，推进血费直免系统建设，加强兵地血站信息互通，实现资源共享。

七　总结

新疆生产建设兵团采供血事业在发展过程中面临着诸多挑战，在各级部门的关心支持下，兵团各采供血机构将进一步做好无偿献血者激励奖励工作，积极落实无偿献血者“三免”政策，尽早实现献血者“血费减免一次都不跑”，落实无偿献血者及其亲属优先用血；采取有效应对措施，加强血源管理、改善献血环境、提高人员素质、有效推进信息化建设，实现采供血事业的可持续发展，为兵团医疗卫生事业高质量发展提供坚实保障。

B.7
2024年港澳台采供血发展报告

李卓广　许　萍　陈锦雄　尹智聪　欧淑芳　林景清*

摘　要：　香港红十字会输血服务中心、医疗财团法人台湾血液基金会以及澳门卫生局捐血中心是三地的采供血组织，开展捐血招募、采供血、造血干细胞服务、血液检测及血液制品质量监测等工作。2024年，香港采集血液21.3万单位，在捐血者群体中，男性捐血量占53.7%，41~60岁年龄段捐血者捐血量占比超半数（52.7%），通过ISO 15189及AABB认证保障检测质量，应用病原体灭活技术降低风险，并首创“快闪捐血站”及短信答谢机制提升公众参与度；澳门首次捐血者比例降至21.1%，常规捐血者升至29%，引入DEL血型检验和冷藏单采血小板，优化血型匹配与库存管理。2023年，台湾采集全血255万单位，41~50岁的捐血者占26.04%，凭借病毒核酸检测（NAT）保持十年输血零感染，出版科普书《小大人的血液课》应对少子化，应用全自动设备缩短血液处理时间。三地均以质量管理为核心。面对少子化与人口老龄化挑战，三地需持续优化捐血者结构、吸引青年参与，并通过数据共享与技术协同探索可持续发展路径，为亚太地区输血服务提供多元范本。

关键词：　香港　澳门　台湾　采供血

无偿献血是医疗用血安全的核心保障。香港、澳门及台湾基于不同社会

---

* 李卓广，香港红十字会输血服务中心行政及医务总监；许萍，澳门卫生局捐血中心主任，血液/免疫血液治疗学顾问医生；陈锦雄，香港红十字会输血服务中心质量管理部经理，首席审核员；尹智聪，澳门卫生局捐血中心化验室及血液成分部主管，化验职务范畴高级卫生技术员；欧淑芳，澳门卫生局捐血中心质量管理经理，质量管理范畴高级技术员；林景清，澳门卫生局捐血中心文书部负责人，行政范畴高级技术员。

背景，形成了各具特色的采供血服务体系。本文以2023~2024年数据为基础，对比分析三地机构设置、血液采集与制备、安全管理及社会推广策略。香港采供血事业由香港红十字会输血服务中心主导，覆盖全港血液需求，注重国际化质量认证与社区渗透；澳门采供血事业则由澳门卫生局捐血中心负责，引入DEL血型检验和冷藏单采血小板，优化血型匹配与库存管理；台湾采供血事业由医疗财团法人台湾血液基金会统筹，通过技术创新（如NAT）和教育项目（如青少年血液科普）应对少子化挑战。通过总结三地经验，为优化捐血体系提供参考；并通过共享经验与资源，推动三地捐血事业可持续发展。

一　香港采供血发展状况

香港红十字会输血服务中心自1952年起开始推动香港自愿无偿献血活动，致力于为全港医院提供充足、安全的血液供病人使用。香港红十字会输血服务中心是香港唯一负责采集血液的机构，为需要接受输血治疗或无血缘骨髓移植的病人提供血液制品及造血干细胞，并持续招募捐血者及骨髓捐赠者。

（一）血液采集

1. 血液采集情况

香港红十字会输血服务中心共设置9个捐血站、3个流动捐血队和1辆流动捐血车（见表1）。

表1　2024年香港红十字会输血服务中心采血情况

单位：U，%

血液采集点	采血量	占比
捐血站	179231	84.1
流动捐血队	26768	12.6
流动捐血车	6986	3.3
合计	212985	100.0

资料来源：香港红十字会输血服务中心血液管理信息系统。

2. 捐血者性别分布

2024 年，男性捐血者捐血量占比较高，占捐血者捐血总量的 53.7%（见表 2）。

表 2　2024 年香港捐血者性别及捐血量

单位：U，%

性别	捐血量	占比
男性	114335	53.7
女性	98650	46.3

资料来源：香港红十字会输血服务中心血液管理信息系统。

3. 捐血者年龄分布

2024 年，41~60 岁的捐血者捐血量占捐血总量的 52.7%，是香港无偿献血的主力（见表 3）。

表 3　2024 年香港捐血者年龄及捐血量

单位：U，%

年龄	捐血量	占比
16~20 岁	10438	4.9
21~30 岁	27932	13.1
31~40 岁	45885	21.5
41~50 岁	62021	29.1
51~60 岁	50248	23.6
60 岁以上	16461	7.7

资料来源：香港红十字会输血服务中心血液管理信息系统。

（二）血液制品制备情况

2024 年香港红十字会输血服务中心共制备血液制品 360902 单位（见表 4）。

表 4　2024 年血液制品制备情况

单位：U

血液制品	数量
全血	337
红细胞	190565
由全血提取的浓缩血小板	95483
除白血小板（机采血小板或混合血小板）	22064
冷冻血浆	39211
除低温沉淀物血浆	2261
低温沉淀物	7535
白细胞	3446
合计	360902

资料来源：香港红十字会输血服务中心血液管理信息系统。

2024 年，香港红十字会输血服务中心制备血浆制品共 144178 单位（见表 5）。

表 5　2024 年血浆制品制备情况

单位：U

血浆制品	数量
5%白蛋白	16874
20%白蛋白	48857
人类球蛋白静脉注射剂	63547
浓缩第八号凝血因子	8204
浓缩第九号凝血因子	6696
合计	144178

资料来源：香港红十字会输血服务中心血液管理信息系统。

（三）造血干细胞服务

香港红十字会输血服务中心致力于招募市民登记成为无血缘骨髓捐赠者，为需要接受移植的血科病人提供更多造血干细胞配对机会。2024 年，香港红十字会输血服务中心为32名病人成功配对造血干细胞，使这些病人获得移植治疗机会（见表6）。

表6 2024年造血干细胞移植分布

单位：人

	骨髓干细胞	周边血干细胞	脐带血干细胞
香港捐赠者捐予香港病人	0	15	3
境外捐赠者捐予香港病人	1	12	0
香港捐赠者捐予境外病人	0	1	0
合计	1	28	3

资料来源：香港红十字会输血服务中心血液管理信息系统。

2024年，共有8064名市民新登记成为无血缘骨髓捐赠者，香港骨髓捐赠者资料库累计登记人数逾175200人。本地配对骨髓案例共有205宗，国际配对骨髓案例共有495宗。骨髓或周边血干细胞捐赠为现有的两种提取造血干细胞的方法，骨髓捐赠是从人的骨髓中抽取健康的造血干细胞；周边血干细胞捐赠则是通过血液分离机从人的周边血中抽取造血干细胞，过程与一般捐血类似。

（四）血液检测情况

香港红十字会输血服务中心采集血液后，在制作成不同血液制品送往医院临床使用之前，都会进行一系列化验检测，以确保血液安全及质量。目前进行的血液化验检测包括血型检测，艾滋病、乙型肝炎和丙型肝炎病毒血清学及核酸检测，戊型肝炎病毒核酸检测，人类嗜T-淋巴球病毒和梅毒抗体检测。

香港红十字会输血服务中心的血液采集、检测、成分制备、储存及分发流程等均符合国际质量管理标准；在医学实验室管理及技术方面，亦符合相关质量管理及技术能力的国际认证标准。香港红十字会输血服务中心十分注重保障捐血者和受血者的安全及血液制品的质量和疗效，致力于成为全球领先的输血服务中心，实践血液零风险，并为捐血者提供满意的捐血体验。

（五）获嘉许的捐血者再创新高

香港红十字会输血服务中心衷心感谢每位热心捐血者与中心同行，恒常参与捐血活动，协助维持中心血库的稳定供应。2024 年，累计捐血达 25 次及以上的捐血者达到 3908 人，再一次创历史新高，成绩令人鼓舞。血液是医疗系统的必需品，捐血者的无私奉献是病人痊愈的希望，中心乐见更多热心市民加入捐血救人团队，将恒常捐血变成生活日常。

为加强与捐血者的沟通、进一步推广无偿献血，香港红十字会输血服务中心于 2023 年 10 月推出了感谢捐血者短信计划，当捐出的血液经处理及检测并分发至各医院时，捐血者便会收到由中心发送的感谢短信，告知捐血者其血液已被送往医院供病人使用，让捐血者实时知悉。

（六）深入社区传播捐血文化

落实社区捐血推广工作也是香港红十字会输血服务中心的一项重要职责。中心积极联同商界企业、社区团体、大型商场、屋苑和学界等不同单位组织流动捐血活动，为捐血者提供便捷的捐血服务，同时在企业、社区、校园传播捐血文化，使捐血救人的理念渗透全港。为进一步鼓励不同单位参与捐血活动，香港红十字会输血服务中心设有“卓越伙伴大奖”及“给血联盟”计划奖项，嘉许热心捐血活动的团体或机构。

为提供更便利的捐血服务，香港红十字会输血服务中心积极在各区物色合适的捐血点方便市民捐血。2024 年初，中心首试“快闪捐血站”，在人流畅旺的商场设置短期捐血站。2024 年 3 月，中心在上水正式试行“快闪捐血站”，服务区内居民近四个月，成效显著，收到不少居民正面反馈。

（七）走入校园撒播热血种子

为扩大年轻捐血者群体规模、培养恒常捐血新一代，香港红十字会输血服务中心积极到访中学及大专院校开展捐血活动。2024 年，中心举行了逾 200 场校园捐血活动，采集了超过 9000 单位血液，共招募超过 5000 名首次捐血者。除此之外，中心亦持续与各大学学生事务处及相关学系如医学、护理及公共卫生等联系，在校园、社交媒体以及学生网络中加强捐血活动宣传、教育等工作。近年推出的“捐血见学团”广邀学生参观中心实验室及血库，了解血库及捐血站的运作。2024 年，中心共举办 18 次参观活动，接待逾 350 名学生。

（八）提高输血服务的质量与安全性

香港红十字会输血服务中心致力于提高血液制品的质量和安全性，实现香港输血零风险；为此，必须建立有效的质量管理体系。在过去二十多年里，中心获得多个国际标准认证，包括美国血液与生物治疗促进协会（AABB）、ISO 9001、ISO 14001、ISO 45001、ISO 15189 和 ISO/IEC 17043 等。

在管理层的支持下，香港红十字会输血服务中心质量管理部在质量管理体系的实施、维护和改进中扮演了重要角色。通过广泛的内部和外部审核，中心质量管理部识别潜在风险，在血液采集、成分制备、血液储存和运输以及实验室检测等活动中防止偏差，同时致力于寻找改进空间，提高质量管理体系的有效性。此外，中心质量管理部还监控医院血库技术人员在临床输血交叉配血中的实践能力。中心通过实施 AABB、ISO 9001、ISO 14001、ISO 45001、ISO 15189 和 ISO/IEC 17043 等标准，确保质量管理体系的有效性及血液供应安全。

（九）新兴血液成分质量监测

血液安全是临床输血的关键目标，可通过多种措施实现，包括供血者资格审查及传染病筛查。然而，未知的传染病仍对血液供应构成威胁。病原体灭活技术自 2020 年 12 月起在香港红十字会输血服务中心应用于血小板制品，自 2023 年 6 月起应用于血浆制品。病原体灭活技术采用化学试剂阿莫托沙林（amotosalen）和紫外线 A 处理血小板及血浆制品，不可逆转地改变病原体的核酸，从而灭活病毒、细菌、寄生虫及白细胞，降低输血传播病原体的风险，灭活病原体及白细胞能预防输血相关的移植物抗宿主病。中心质量管理部在监测血液制品质量方面发挥着重要的作用。质量管理部通过已验证的采样方法和统计分析，监测灭活血小板及血浆制品，以确保所有血液制品符合 AABB 的要求。质量管理部积极监测各类血液制品的质量，以确保血液制品安全。

（十）特色做法

1. 通过 ISO 15189认证提高质量与安全性

香港红十字会输血服务中心通过 ISO 15189 认证来保证医疗实验室的质量与能力，在捐血者血型鉴定和传染病检测方面，通过满足 ISO 15189 的要求，确保血型鉴定和传染病检测结果的准确性。此外，确保员工在检测流程中展现实力，提供高质量检测服务。香港医院血库也陆续获得了 ISO 15189 或类似的认证。

2. 通过 ISO/IEC 17043认证进一步提高医院血库实践质量与安全性

香港红十字会输血服务中心进一步通过 ISO/IEC 17043 认证，与香港病理学专科学院合作，在全港范围内提供能力测试，推动医院血库提高实践质量与安全性。中心定期向医院血库发送测试样本，以评估医院血库红细胞交叉配血和抗体鉴定等检测技术能力。通过监控医院血库的表现，提高输血安全性。

3. 综合管理体系

香港红十字会输血服务中心完善并落实综合管理体系，以确保产品质量、检测及能力验证计划符合规定要求，同时减少污染，并在所有营运及活动中对职业健康与安全进行监管。中心承诺遵守 ISO 9001、ISO 14001、ISO 45001、AABB、NetCord-FACT、ISO 15189、ISO/IEC 17043、FACT-JACIE 和世界骨髓捐赠者协会（WMDA）的规范及要求，如出现规范冲突，应符合最严格的标准。通过建立及维护综合管理体系，中心正式确立并引入适当的流程，推动中心的血液管理、制备及检测流程持续改进，同时开展评审及审核，以提升中心应对变化及满足未来需求的能力。

综合管理体系适用于产品质量、检验检测、能力验证、职业健康与安全、服务及环境的所有流程及活动。高层管理者通过识别及规划所需的活动及资源，确保中心实现管理及营运、产品质量与安全、检测及相关服务、能力验证计划、环境保护、职业健康与安全、风险管理及控制等方面的目标。综合管理体系的流程包括产品实现及检测、系统验证、资源管理、数据分析及备份、报告、能力验证计划、职业健康与安全、风险与机遇评估等。

4. 质量管理

香港红十字会输血服务中心致力于提供安全有效的治疗性血液制品及优质服务，通过质量管理确保符合相关法律法规及 ISO 9001、ISO 15189、AABB、NetCord-FACT、FACT-JACIE、WMDA 及 ISO/IEC 17043 的要求。同时，中心以具成本效益的方式运用所有资源，并持续改进质量。

5. 环境保护

香港红十字会输血服务中心致力于在所有业务中发挥环境事务领导作用，长期以来坚持提供安全健康的工作场所，重视保护环境、防止污染、节约能源，并确保符合所有适用的环境法规及 ISO 14001 标准要求。中心承诺持续改进环境管理，并监督合作伙伴，提升环境保护绩效。

香港红十字会输血服务中心建立相应流程以识别、评估活动及服务的环境因素及影响，采用 4R 原则（减少、替代、再利用、回收），建立文件化程序，以确定及监控相关环境指标，确保符合中心的环境方针，并控制重要的环境因素。中心设定切实可行的环境目标及指标，使其符合中心的业务目标，并制订可行的行动计划，监控目标完成进度，持续改进环境绩效。此外，中心建立相应流程以使自身活动符合环境保护相关法律要求。

6. 职业健康与安全

香港红十字会输血服务中心建立相应流程以识别风险、评估及管理职业健康与安全风险，进而提升职业健康与安全绩效。中心设定职业健康与安全目标。高层管理者制定职业健康与安全方针，并确保其符合法律法规及其他相关要求。

香港红十字会输血服务中心致力于提供安全健康的工作环境，消除危害，降低职业健康与安全风险，帮助员工、承包商、访客及其他可能受中心业务活动影响的人员预防职业病及工伤，以符合法律法规及 ISO 45001 标准要求。

7. 文件化体系

香港红十字会输血服务中心制定了完善的文件体系，以确保综合管理体系有效运行。文件体系依据 ISO 9001、ISO 14001、ISO 45001、AABB、NetCord-FACT、ISO 15189、ISO/IEC 17043、FACT-JACIE 及 WMDA 的要求建立，并确保相关人员能理解并遵循流程。中心提供综合管理手册，作为质量管理、环境保护、职业健康与安全的参考。此外，中心确保所有必要的信息及标准为员工所知悉，便于员工遵循，并供各方人士参考。中心亦设定客观基准，以确保规划、运行及控制流程的有效性，并进行评估、审核及持续改进。中心建立了相关流程，以综合管理体系及血液制品生产相关文件为依据，保证质量管理文件的适用性及有效性，严格规范文件变更及在员工之间的传递，同时确保文件得到适当使用。

二　澳门采供血发展状况

2024 年，澳门卫生局捐血中心在履行保障澳门血液供应充足安全的使命过程中，积极应对各种挑战，全方位优化工作流程、持续完善质量管制体系，以 ISO 9001、ISO 15189 和 AABB 标准要求为基础，致力于建设稳定、可持续发展的采供血系统。另外，澳门卫生局捐血中心强化宣传推广以及深化合作交流，致力于令澳门居民了解和体会捐血的重要性，从而共同为澳门特区居民的健康福祉贡献力量。

（一）工作概况

澳门卫生局捐血中心目前只有 1 个固定血液收集点，1 辆捐血车定期到 4 个固定捐血车停泊点为市民提供捐血服务。另外，学校、团体等社会机构也定期与中心预约，到相关场所进行集体捐血。

2024 年，73.4%的血液是市民自行到捐血中心或捐血车捐献的，较2023 年下降了 3 个百分点，但是，社会机构集体捐血收集到的血液则增加了 3.1 个百分点（见表 7）。

表 7　2020~2024 年澳门各血液收集点血液收集量占比情况

单位：%

收集点	2020 年	2021 年	2022 年	2023 年	2024 年
捐血中心	79.7	75.1	78.0	72.6	69.2
社会机构	16.0	19.4	18.1	23.6	26.7
捐血车	4.3	5.5	3.9	3.8	4.2

资料来源：澳门卫生局捐血中心血液管理信息系统。

1. 血液收集量

2024 年，澳门卫生局捐血中心的血液收集量较 2023 年减少了 3.9%，主要是由于各医院的用血量稍减，相应地中心减少了与各机构、学校、团体等预约捐血。另外，周末到捐血中心捐血的人数减少，也是全年血液收集量减少的原因之一。

2024 年，澳门捐血者人数占澳门 17~69 岁可捐血人口的 2.57%，较上年的 2.69%减少了 0.12 个百分点。

2. 捐血者

（1）首次捐血者

首次捐血者人数减少，在所有捐血者中的占比逐年下降，已由 2018 年的 30%降至 2024 年的 21%，主要是由于大学生和中学生捐血者人数减少。2024 年，大学生捐血人数较 2023 年明显减少，在首次捐血者中的占比下降了 3.58 个百分点，而中学生捐血者人数自 2019 年开始减少，2022 年以来，在首次捐血者中的占比一直维持在小于 3%的低水平，2024 年这一占比较 2015 年的 9.00%下降了 6.88 个百分点（见表 8）。

表 8　2015~2024 年澳门不同职业首次捐血者占比情况

单位：%

年份	商业及服务性行业	大学生	中学生	公务员	博彩从业者	其他
2015	21.60	19.30	9.00	16.80	13.20	20.10
2016	23.30	19.20	7.30	15.40	13.60	21.20
2017	23.60	22.00	7.90	14.70	12.00	19.80
2018	18.50	17.40	6.90	16.00	13.10	28.10
2019	19.70	17.20	6.50	15.60	13.50	27.50
2020	21.50	13.00	2.30	17.60	16.90	28.70
2021	21.78	11.99	4.01	16.11	15.11	31.00
2022	24.04	9.40	2.84	16.93	14.70	32.09
2023	23.35	10.38	2.82	18.44	12.51	32.50
2024	23.22	6.80	2.12	19.96	13.89	34.01

资料来源：澳门卫生局捐血中心血液管理信息系统。

（2）常规捐血者

虽然首次捐血者不断减少，但是常规捐血者人数不断增加，在所有捐血者中的占比逐渐上升，非常规捐血者人数保持稳定，说明澳门卫生局捐血中心提供的服务吸引了捐血者重复捐血。

表 9　2015~2024 年澳门首次捐血者、常规捐血者和非常规捐血者占比

单位：%

年份	首次捐血者	常规捐血者	非常规捐血者
2015	33	21	46
2016	34	19	47
2017	33	20	47
2018	30	22	48
2019	30	23	47
2020	27	23	50
2021	27	22	51
2022	23	26	51
2023	24	26	50
2024	21	29	50

资料来源：澳门卫生局捐血中心血液管理信息系统。

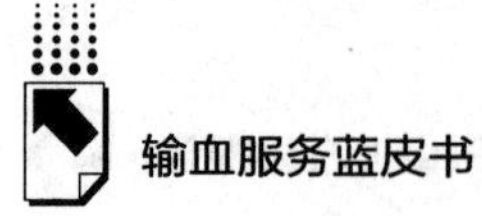

（3）捐血者性别结构

在澳门，男性捐血者每 3 个月可捐全血 1 次，女性捐血者每 4 个月可捐全血 1 次。

2024 年，澳门男性与女性捐血者登记人数相近，但男性捐血者捐血量较女性捐血者多。

表 10　2024 年澳门不同性别捐血者登记人数占比和捐血量占比

单位：%

性别	登记人数占比	捐血量占比
男性	50. 7	59. 3
女性	49. 3	40. 7

资料来源：澳门卫生局捐血中心血液管理信息系统。

（4）捐血者年龄分布和变化趋势

在澳门，17~69 岁的市民均可参与捐血。

2024 年，17~19 岁和 20~29 岁组别捐血者人数占比分别较上年减少了 1. 6 个和 3. 3 个百分点，30~39 岁组别捐血人数占比与上年相若，40~49 岁和 50~59 岁组别捐血者人数占比分别较上年增加了 2 个和 1. 6 个百分点。

表 11　2015~2024 年澳门不同年龄组别的捐血者占比情况（登记人数）

单位：%

年份	17~19 岁	20~29 岁	30~39 岁	40~49 岁	50~59 岁	60~69 岁
2015	12. 1	45. 1	20. 6	12. 6	7. 8	1. 8
2016	9. 9	43. 5	23. 0	13. 4	8. 3	2. 0
2017	12. 2	39. 2	24. 1	13. 8	8. 3	2. 4
2018	10. 5	37. 1	26. 4	14. 1	9. 0	2. 9
2019	10. 0	35. 6	27. 8	14. 3	9. 1	3. 1
2020	4. 9	32. 4	33. 3	16. 4	9. 9	3. 1
2021	6. 0	27. 6	35. 1	17. 0	10. 8	3. 4
2022	4. 5	22. 8	37. 2	19. 4	12. 1	4. 0
2023	4. 8	22. 3	36. 2	20. 1	12. 0	4. 6
2024	3. 2	19. 0	36. 6	22. 1	13. 6	5. 5

资料来源：澳门卫生局捐血中心血液管理信息系统。

（5）捐血者医疗筛检

在澳门，所有不获接纳捐血的捐血者（不合格捐血者），特别是因医疗筛检相关原因不被接纳捐血的，澳门卫生局捐血中心的医生均会持续跟进，包括为其提供咨询、检查、治疗和转介等服务。

2024 年，暂不获接纳捐血的捐血者人数占登记捐血总人数的 13.12%，较 2023 年的 11.31%上升了 1.81 个百分点。

表 12　2015~2024 年澳门不获接纳捐血的捐血者具体情况

单位：%

年份	暂不获接纳捐血的捐血者人数占登记捐血总人数的比	永久不获接纳捐血的捐血者人数占登记捐血总人数的比	因化验室结果不合格而永久不获接纳捐血的捐血者人数占登记捐血总人数的比	因医疗筛检不合格而永久不获接纳捐血的捐血者人数占登记捐血总人数的比
2015	22.61	0.63	0.45	0.17
2016	22.20	0.57	0.31	0.26
2017	21.25	0.56	0.34	0.22
2018	17.75	0.62	0.32	0.30
2019	15.97	0.57	0.29	0.28
2020	15.20	0.67	0.31	0.36
2021	13.27	0.60	0.33	0.28
2022	10.84	0.47	0.28	0.20
2023	11.31	0.32	0.21	0.11
2024	13.12	0.44	0.23	0.22

资料来源：澳门卫生局捐血中心血液管理信息系统。

血色素不合格是暂不获接纳捐血的主要原因。在澳门，男性血色素≥13.5g/dL，女性血色素≥12.5g/dL，才允许捐血。

2024 年，因血色素不合格而暂不获接纳捐血的发生率为 9.62%，较 2023 年的 7.34%增加了 2.28 个百分点。其中，首次捐血者因血色素不合格而暂不获接纳捐血的发生率最高，其次是非常规捐血者，常规捐血者因血色素不合格而暂不获接纳捐血的发生率最低。这一现象可能与市民近年来血色素水平整体普遍降低有关，而常规捐血者在保持良好血色素方面比一般市民做得更好。

澳门卫生局捐血中心每年为捐血次数较多（过去 1 年捐血 3 次或以上）的常规捐血者检验血清铁蛋白，对铁蛋白低的捐血者，医生会对其跟进，评估铁蛋白低的潜在原因，如为疾病所致，会给予治疗建议并在必要时转介到医院或卫生中心进一步治疗，如为食物摄取不足或失衡所致，医生会为捐血者提供饮食教育和建议，并视情况给予口服铁剂治疗。所有铁蛋白低的捐血者，都会建议暂缓捐血半年，待体内铁蛋白水平回升后再捐血，降低捐血者未来出现贫血的可能性。

微生物检验结果阳性的捐血者暂不获接纳捐血。澳门卫生局捐血中心根据国际先进输血组织的标准对所有收集的血液进行全面检测，包括 ABO/RhD 血型、红细胞异体抗体筛检、高滴度抗-A/抗-B、乙型肝炎病毒表面抗原、乙型肝炎病毒脱氧核糖核酸、丙型肝炎病毒抗体、丙型肝炎病毒脱氧核糖核酸、艾滋病病毒抗原/抗体、艾滋病病毒脱氧核糖核酸、梅毒抗体及人类嗜 T-淋巴细胞病毒抗体，另外，对所有血小板成分进行细菌培养监测，以降低输血感染传染病的风险。

所有医疗筛检不合格或微生物检验阳性的捐血者，捐血中心的医生均会跟进，进一步转介治疗。

（二）宣传推广

1. 多元化宣传活动

澳门卫生局捐血中心开展了形式多样的捐血宣传活动，包括在线广告投放、社交媒体互动、举办捐血宣传活动、世界捐血者日活动等，提高了公众对捐血重要性的认知度和参与积极性。

2. 社区与校园推广

与教青局深度合作，“入校宣传捐血计划”和“教师捐血教育培训计划”，通过和剧社合作，用话剧形式把捐血救人的真人真事呈现给中学生。推出供教师使用的捐血教学素材、深入学校举办教师捐血讲座，让教学人员认识捐血的重要性及捐血相关流程，并将信息传达给学生。另外，为大学和企业等举办捐血知识讲座、捐血中心参观活动等，举办企业捐血活动，增强不同群体对捐血的了解和信任。

3. 表彰与激励机制

（1）嘉奖典礼

举办“五次捐血者嘉奖典礼”，为捐血五次的捐血者举办下午茶活动，并邀请卫生局领导颁发嘉奖证书，表达对捐血者的感谢与敬意，激励更多居民定期参与捐血。

举办“年度常规捐血者嘉奖典礼”，邀请政府各部门领导、议员、社企精英等为已捐血 10 次或 10 的倍数次的捐血者以及企业捐血活动获奖者颁发奖杯或奖牌，向政府部门、团体、机构、学校分别颁发“捐血最高人数奖”“捐血人数最高百分比奖”“杰出捐血推动奖”等多个奖项，并设晚宴招待受邀者。

（2）格兰披治大赛车入场券

派发格兰披治大赛车入场券予每年捐血 3~4 次的高次数捐血者。鼓励高次数常规捐血者和年轻捐血者持续捐血。向捐血满 100 次的男性捐血者和捐血满 70 次的女性捐血者赠送捐血车模型。同时，赠予 17 岁生日当天捐血或在 21 岁前捐血 5 次的年轻捐血者捐血车模型，以吸引更多年轻人关注和参与捐血，推动他们成为长期捐血者。此礼物计划广受捐血者欢迎。

（3）学生重复捐血奖励计划

为鼓励青少年参与捐血，推行学生重复捐血奖励计划，首次捐血且于 12 个月内到捐血中心再次捐血的学生将获赠电影票一张。

（三）血液供应稳定

2024 年的红细胞输用量较上年减少了 0. 7%，其他血液成分的用量则有所增加，其中，浓缩血小板（治疗量）增加了 14. 9%，新鲜冰冻血浆增加了 20. 9%，低温沉淀物增加了 29. 3%。

2024年，澳门卫生局捐血中心在大家的支持和帮助下，确保了澳门各医院的血液供应，全年未出现任何因血液短缺导致的医疗延误。

（四）提升输血服务质量

澳门卫生局捐血中心始终将提升输血服务的质量及安全性视为工作的核心，全力守护澳门居民的健康，力求最大限度降低输血风险。

为实现这一目标，澳门卫生局捐血中心积极构建并不断完善质量管理体系。早在2003年，澳门卫生局捐血中心就成功取得了ISO 9001国际质量管理体系认证，标志着中心以国际认可的标准提供各项服务，在服务管理、流程优化等方面有了坚实的基础保障。为持续追求卓越，于2016年起，中心引入学术界公认输血医学的最高技术要求AABB标准（AABB Standards for Blood Banks and Transfusion Service），该标准的覆盖面广，贯穿捐血及输血服务全过程，这一举措使中心在血液相关操作规范和质量把控上更加严格和精准，进一步提升了输血服务的质量与安全性。

2024年9月，澳门卫生局捐血中心化验室正式通过中国合格评定国家认可委员会（CNAS）的ISO 15189认证。此项认证标志着中心化验室的检测技术能力与质量管理体系均达到国际先进水平，为临床用血安全提供了强有力的保障。

澳门卫生局捐血中心的质量管理覆盖捐血及供血服务的各个环节，从捐血者登记开始，到血液采集、检验、制备、储存，直至发放，工作人员均按照标准化流程操作，严格把控每一个细节，运用先进的技术和设备，保证每一袋用于临床的血液都符合高质量标准。另外，通过定期的内部和外部审核，对各个工作环节进行全面细致的检查，及时发现潜在风险和问题，并迅速采取措施加以解决，持续改进，增强质量管理体系的有效性。此外，还积极参与交流活动，学习其他先进输血服务机构的经验，不断优化自身管理体系。为确保临床输血的安全性和准确性，澳门卫生局捐血中心还密切关注医院血库技术人员输血前检验的操作规范和能力水平，定期组织专业培训和技能考核，以提升他们的业务能力。

（五）特色做法

1. 通过 ISO 9001、ISO 15189认证提高质量与安全性

澳门卫生局捐血中心以 ISO 9001 及 ISO 15189 认证来维持运作管理，提升化验室在捐血者血型鉴定和传染病检验方面的质量与能力。按照 ISO 15189 标准要求，确保血型鉴定和传染病检验结果的准确性。此外，确保员工在检验流程中的胜任能力和检验结果的准确性，提供高质量的检验服务。

2. 检验捐血者和受血者 DEL 血型

澳门卫生局捐血中心于 2020 年引入 DEL 血型检验，以分子学方法准确鉴定病人及捐血者的 RhD 血型，把部分 RhD 假阴性的捐血样本准确判读为 RhD 阳性，避免相关红细胞输注至 RhD 阴性病人致敏产生抗-D。

同时，要求各医院将申请 RhD 阴性血病人的血液样本送中心确认。若最终鉴定病人为 RhD 假阴性，怀孕病人不用注射抗-D 免疫球蛋白，受血病人可输注 RhD 阳性红细胞，减轻了捐血中心 RhD 阴性红细胞库存负担，可以精准为真正需要 RhD 阴性血的病人提供服务。截至 2024 年底，在捐血样本中共发现 42 例 DEL 血型，占亚洲人阴性血捐血者（180 位）的 23.3%，而在病人样本中共发现 48 例 DEL 血型，占亚洲人阴性血病人（173 位）的 27.7%。而整体的 DEL 血型发现率为 25.5%，与国内文献资料报道的相若。

3. 红细胞血型基因分型检验

澳门卫生局捐血中心化验室采用传统血清学方法检验病人的红细胞表现型，但当病人正使用药物 Daratumumab 治疗多发性骨髓瘤、发现为 DAT 阳性或近期有输血时，以血清学方法检验红细胞表现型的结果会受影响。因此，自 2021 年起，中心采用流式微粒荧光分析仪检验上述病人的红细胞基因分型和预测 37 种①红细胞表现型。当澳门卫生局捐血中心收到上述病人的疑难配血个案时，会采用红细胞基因分型检验准确掌握病人的红细胞表现

① 37 种红细胞表现型包括 C、E、c、e、Cw、V、hrS、VS、hrB、K、k、Kp^a、Kp^b、Js^a、Js^b、Jk^a、Jk^b、Fy^a、Fy^b、M、N、S、s、U、Mi^a、Di^a、Di^b、Do^a、Do^b、Hy、Jo^a、Co^a、Co^b、Yt^a、Yt^b、Lu^a、Lu^b。

型，使该类病人在需要输血时，可找到红细胞表现型匹配的红细胞，以降低产生红细胞异体抗体及输血不良反应的风险，优化病人输血管理。

4. 自动化红细胞表现型检验及建立稀有血型数据库

澳门卫生局捐血中心自 2020 年开始逐步实现自动化红细胞表现型检验，已自动化的检验项目包括 Rh、Kell、Kidd、Duffy、Ss、Miltenburger 及 Diego，在 2024 年的捐血样本中，92%的样本已做 Rh 表现型，22%已做 Duffy 表现型、21%已做 Kidd 表现型、17%已做 Mi^a 及 Di^a 表现型。中心随时可为长期输血或已有红细胞抗体的病人及时提供表现型匹配的红细胞。

另外，中心特别针对特殊人种做全面红细胞表现型检验，当筛检出稀有血型时，血液成分部会对该红细胞进行冰冻处理及保存，并在相关捐血者档案中加入标识。

5. 跟进隐匿性乙型肝炎感染的捐血者

澳门卫生局捐血中心使用的病毒核酸检验仪的乙型肝炎病毒脱氧核糖核酸（HBV DNA）检测下限（limit of detection）为 1.4 IU/mL，较过去使用的检验仪更灵敏，故此 2024 年在捐血样本中检出更多新的乙型肝炎病毒表面抗原 HBsAg 阴性、HBV DNA 阳性个案。2024 年发现上述阳性个案占比为 0.30%，较以往提升约 5 倍。所有个案都是抗-HBc 阳性，为隐匿性乙型肝炎感染。澳门卫生局捐血中心的免疫血液学专科医生会对此类捐血者定期跟进，评估是否可再捐血，为捐血者提供专业医疗意见。

6. 引入冷藏单采血小板供应临床使用

为保障血小板供应，根据最新科学证据为相关病人提供适切及有效的血液成分，澳门卫生局捐血中心自 2024 年起新增冷藏单采血小板（Cold Stored Apheresis Platelets）作为新的血小板供应种类，其储存期长达 14 天，可增加血小板库存量和优化库存管理，避免因临床用量不断增加而导致血小板供应短缺，确保临床有充足的血小板供应，临床医生也可根据不同种类血小板的输注适用范围为病人选择更合适的血液成分。

冷藏单采血小板不仅可提高捐血中心和医院血库血小板库存调动的灵活性，且对活动性出血病人（如创伤、妊娠或手术并发出血的病人）具有显著的止血作用。冷藏储存可使血小板表面活化，令血小板的形态改变及代谢减慢，虽然输注后的血小板在人体内存活时间缩短至1~2日，但预活化的冷藏单采血小板对人体凝血机制有促进作用，对有实时止血需要的活动性出血病人，能更好地发挥止血功能。目前，捐血中心及医院血库都有冷藏单采血小板的备用库存，主要应用于心科手术及消化道出血病人的治疗。

三　台湾采供血发展状况

医疗财团法人台湾血液基金会（以下简称“基金会”）是台湾地区由中华捐血运动协会捐助设立的非营利性财团法人医疗机构，供应台湾地区99%以上的医疗用血，下设台北、新竹、台中、高雄4个捐血中心以及14个捐血站。

（一）血液采集情况

2023年，台湾地区捐血1901021人次，较上年增加约1.4%，捐血率由2022年的8.08%上升至8.13%。2023年，台湾地区全血采集量为2551543单位，单采血小板采集量为306740单位，共计2858283单位，各捐血中心采集情况见表13。

表13　2023年台湾地区各捐血中心采集量

单位：U，%

采血机构	采血量	占比
台北捐血中心	907568	31.75
台中捐血中心	683462	23.91
高雄捐血中心	839363	29.37
新竹捐血中心	427890	14.97
合计	2858283	100

资料来源：2023年医疗财团法人台湾血液基金会年报，下同。

注：全血250mL为1单位，500mL为2单位；单采血小板每成人剂量为1单位，2倍成人剂量为2单位。

2023 年，在捐血者性别分布方面，男性捐血者占比 58.05%，女性捐血者占比 41.95%；在年龄分布方面，41~50 岁年龄段的捐血者占比最高，达 26.04%，是无偿捐血的主力群体。

2023 年台湾地区捐血类型分析表明，500mL 全血捐献人数占全血捐献总人数的 47.92%，而 2U 单采血小板捐献人数占单采血小板捐献总人数的 74.24%（见表 14）。

表 14　2023 年台湾地区按捐血类型分的捐血者情况

单位：人次，%

采供血机构	全血					单采血小板					总计
	250mL	占比	500mL	占比	小计	1U	占比	2U	占比	小计	
台北捐血中心	284680	52.90	253512	47.10	538192	30478	41.65	42693	58.35	73171	611363
新竹捐血中心	142551	53.57	123568	46.43	266119	8041	34.78	15081	65.22	23122	289241
台中捐血中心	207372	50.41	204038	49.59	411410	4046	11.23	31984	88.77	36030	447440
高雄捐血中心	263812	51.80	245446	48.20	509258	2779	6.36	40940	93.64	43719	552977
小计	898415	52.08	826564	47.92	1724979	45344	25.76	130698	74.24	176042	1901021

（二）血液成分制备情况

2023 年，台湾地区血液成分制备总量为 4363625 单位，其中红细胞、血浆 4060222 单位，单采血小板 303403 单位，如表 15 所示。

表 15　2023 年台湾地区血液成分制备情况

单位：U

<table>
<tr><th colspan="2">血液成分</th><th>数量</th></tr>
<tr><td rowspan="4">红细胞</td><td>全血</td><td>15579</td></tr>
<tr><td>洗涤红细胞</td><td>21374</td></tr>
<tr><td>减除白细胞红细胞</td><td>2454390</td></tr>
<tr><td>冷冻去甘油红细胞</td><td>4</td></tr>
<tr><td rowspan="2">血浆</td><td>新鲜冷冻血浆</td><td>974802</td></tr>
<tr><td>冷冻血浆</td><td>170703</td></tr>
<tr><td colspan="2">冷沉淀</td><td>408668</td></tr>
<tr><td colspan="2">血小板浓缩物</td><td>4710</td></tr>
<tr><td colspan="2">白细胞浓缩物</td><td>9992</td></tr>
<tr><td rowspan="2">单采血小板</td><td>普通单采血小板</td><td>85167</td></tr>
<tr><td>去白单采血小板</td><td>218236</td></tr>
<tr><td colspan="2">总计</td><td>4363625</td></tr>
</table>

（三）血液安全管理升级

基金会在多个方面取得了显著成果。首先，2013 年，为缩短检验空窗期，降低输血感染的风险，基金会对捐血者血液增加艾滋病、C 型肝炎以及 B 型肝炎的病毒核酸检验（NAT），10 年来未曾发生病人输血感染事件，获得“2023 第三届 TSAA 台湾永续行动奖”铜奖。2023 年共执行 NAT 检验 1901021 人次，检出病毒阳性 551 例，确保了血液供应的安全性。

其次，在捐血者健康管理方面，基金会为 40 岁以上重复捐血者提供糖化血色素、总胆固醇、LDL 胆固醇等检查服务，帮助捐血者及时了解自身健康状况。此外，基金会还积极引入新的医疗技术和设备，如全自动血液分析仪、智能轨道系统等，提升了血液检测和制备的效率与准确性。同时，还与多家医院和研究机构合作，开展多项血液安全相关研究，如“减少 HIV 捐入专案”“捐血者健康管理措施”等，为保障血液安全提供了科学依据。

（四）血液检测情况

2023 年，基金会在血液采集和供应方面取得了显著成果。在血液采集方面，基金会通过优化捐血流程、提升服务质量，成功吸引了更多捐血者。全年共采集全血 2551543 单位，单采血小板 306740 单位，总捐血量为 2858283 单位，较 2022 年增加了约 1.3%。在血液成分制备方面，基金会引入了先进的自动化设备，如全自动核对贴标设备，提高了血液成分制备的效率和准确性。此外，基金会还加强了血液质量管理，通过严格的检验和控制，确保每一袋血液都符合高品质标准。另外，为简化病人配血程序，提升病人输血安全性与时效性，基金会还导入“捐血者广泛之血型抗原检测计划”，包含 10 种一线抗原及 9 种二线抗原，且这些抗原均已标识在血袋上，以提升输血疗效。

（五）捐血教育

在可预见的未来，血液捐献不会停止。为了应对少子化带来的医疗用血稳定供应挑战，年轻一代的捐血教育至关重要。基金会近年来持续推动“向下扎根”策略，提醒年轻人关注医疗用血短缺的潜在危机。2023 年，基金会与“亲子天下”合作，出版了台湾第一本为青少年量身打造的血液知识图文书《小大人的血液课》，以浅显易懂的方式帮助青少年了解捐血的重要性、血液的不可替代性以及捐血在社会运作中的必要性。2023 年《小大人的血液课》获得了“2023 Openbook 好书奖”，被列入学生推荐图书，有助于激发更多青少年的善念，培养下一代的捐血意识。

四　总结

香港红十字会输血服务中心为全港唯一负责无偿献血的公营机构，采集及供应血液给全港医院使用，承担社会责任，关注环境保护，致力于保障员工健康与安全，持续改善作业环境，并按照国际标准 ISO 9001、ISO 14001

和 ISO 45001 实施及维持一套保障质量、环境保护及职业健康与安全的管理体系，以优化源利用、持续改善及推动社区环境保护。中心致力于成为全球领先的采供血机构，实践血液零风险和提升捐血体验，致力于扩展及招募年轻捐血者，培养捐血者恒常捐血的习惯，推动恒常捐血成为社会文化，满足日常临床输血的需求。

澳门卫生局捐血中心面对年轻捐血者减少、用血需求增长及系统升级的挑战，通过推动非首次捐血者及团体捐血保障供血稳定，并获上级支持完成多项宣传计划。积极推进智慧化建设，完成前期调研与设备采购，未来将重点实施校园捐血教育、优化血液管理、推动智慧化服务升级，并配合器官移植开展组织配型检验，以科技与服务创新应对更高医疗需求。

医疗财团法人台湾血液基金会是一家非营利性组织，致力于推动无偿献血、保障医疗用血供应与安全。其理念是“捐血快乐、用血安全”，通过在台北、新竹、台中、高雄等地设立捐血中心，构建台湾血液供应网络，满足台湾 99%以上的医疗用血需求。回首过去，展望未来，基金会将努力维持医疗用血供应无忧，并致力于血液质量及安全性的提升，持续为捐血者服务，为用血者把关，在医疗用血供应充足且安全无忧的前提下，逐步推动永续作为，打造友善环境，营造幸福职场，继续为社会贡献力量。

地市采供血篇

B.8
2024年江苏省淮安市采供血发展报告

谈 庆　王永梅　吕萌萌*

摘　要： 2024年，淮安市中心血站全面推动采供血事业高质量发展，各项工作取得了可观可感的成效。团体献血人次、献血量快速增长，血小板和冷沉淀等血液成分供应量均有所增长，有力有效保障临床用血需求。淮安市通过坚持政府主导、健全无偿献血管理机制，构建动员矩阵、持续提升宣传广度深度频度，改善献血体验、持续提升采供血服务能力水平，注重夯实基础、事业高质量发展成效日益彰显等特色做法，全力保障临床用血需求。对标高质量发展要求，淮安市采供血工作仍面临血液长期处于紧平衡状态、人才队伍建设相对滞后、智慧血站建设水平有待提升等问题，制约采供血事业发展。对此，应加快采供血工作地方立法与宣贯、创新无偿献血宣传招募方式方法、落实临床合理用血精细化管理措施、加快智慧血站建设进度、打造血站高素质专业人才队伍，全面提升无偿献血服务能力水平，为建设长三角北部现代化中心血站奠定坚实基础。

* 谈庆，淮安市中心血站党支部书记，站长；王永梅，淮安市中心血站办公室主任；吕萌萌，淮安市中心血站办公室科员。

关键词： 淮安市　采供血　无偿献血

淮安市地处江苏省北部中心地域，位于中国地理分界线“秦岭—淮河”线上，是一代伟人周恩来总理的故乡。淮安市下辖4区3县，分别为清江浦区、淮阴区、淮安区、洪泽区、涟水县、盱眙县、金湖县，设有95个镇街、1584个村居。截至2023年底，全市常住人口455.31万人。

近年来，淮安市认真贯彻落实《中华人民共和国献血法》《江苏省献血条例》等法律法规，不断健全无偿献血组织领导机制，构建了以血站本部为龙头、县区献血部和储血点为枢纽、街头献血屋为支撑、流动献血车为补充的血液采供服务体系，引入卓越绩效管理理念，有力有效保障了临床用血需求。

一　基本情况

（一）机构设置情况

淮安市中心血站于1983年成立，现为副处级全额拨款事业单位，是淮安市唯一的采供血机构，主要承担献血者宣传招募、血液采集、血液检测、血液成分制备供应、血液质量管理、临床输血指导、血液应急调度等职能。2021年9月，淮安市中心血站整体搬迁至淮安市公共卫生中心，新址占地12.3亩，总建筑面积1.99万平方米。目前，血站核定内设机构11个，分别为血源管理科、采血科、检验科、制备供应科、质量管理科、综合业务科、输血研究室、信息科、办公室、总务科、财务科；设置淮安区、洪泽区、金湖县、盱眙县、涟水县5个县区献血部，在二级以上医院设储血点8个，能够较好地满足采供血工作需要。

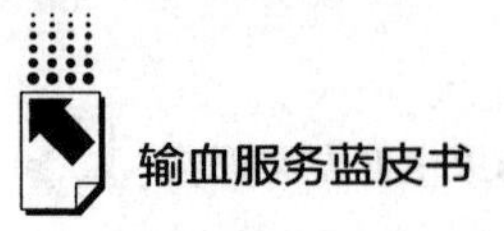

（二）人员配备情况

截至2024年底，淮安市中心血站核定事业编制48名，在岗职工162人，其中在编41人、编外121人。卫生专业技术人员136人，占在岗职工的83.95%；卫生专业技术人员高级职称、中级职称、初级职称结构为1.5∶2.5∶6。硕士及以上8人，入选省级、市级人才项目8人。

（三）献血点设置情况

淮安市设置街头献血屋13座，医疗机构内固定献血点2个，流动献血点2个，配备采血车5辆，为团体献血单位提供上门服务。

二 血液采供情况

（一）血液采集情况

2024年，淮安市中心血站采集全血50639人次、88160.5U，同比分别下降6.79%、6.52%（见表1）。其中，团体献血29451人次、48644.5U，占全血采集人数和采血量的比分别为58.16%、55.18%；市本级采集全血23233人次、39462.75U，占全血采集人数和采血量的比分别为45.88%、44.76%；采集RhD阴性血292人次、517U，占全血采集人数和采血量的比分别为0.58%、0.59%。发生献血反应11人次，未发生重度献血反应。

表1 2021~2024年淮安市中心血站血液采集情况

单位：人次，U

年份	全血		单采血小板	
	采集人数	采集量	采集人数	采集量
2021	61117	103406	4629	8275
2022	59504	102599	4998	9050
2023	54326	94307	5517	10090
2024	50639	88160.5	5832	10809

资料来源：穿越安全输血标准化系统，下同。

（二）血液供应情况

淮安市中心血站为全市 125 家医疗机构提供四大类 20 个品种的血液制品，2024 年，供应红细胞 89030.5U、血小板 11111U、冷沉淀 26132.75U、血浆 81981.5U、全血 3U（见表2）。输血不良反应报告 156 例，无重度不良反应案例。

2024 年，淮安市中心血站为 19 家医疗机构提供直接供血服务，其中有 12 家三级医院、7 家二级医院，通过 8 个储血点为其他 106 家一级医疗机构提供供血服务。

表 2　2021～2024 年淮安市中心血站血液供应情况

单位：U

年份	红细胞	血浆	血小板	冷沉淀	全血
2021	101115.5	93714	8186	20192	0
2022	104151	91975.75	8998	24298.75	0
2023	93348.5	81248.75	10115	24103.25	6
2024	89030.5	81981.5	11111	26132.75	3

三　血液成分制备情况

2024 年，淮安市中心血站共制备各类血液成分 265614.25U，其中红细胞 90714.5U、血浆 152252U、冷沉淀 22548.75U、血小板 99U（见表 3），鲜浆分离率（血量）为 58.86%。

表 3　2021～2024 年淮安市中心血站血液成分制备情况

单位：U

品种	2021 年	2022 年	2023 年	2024 年
冰冻红细胞	351.5	330	369	329
洗涤红细胞	1417.5	1633.5	1553	1593.5
悬浮少白红细胞	103783	103435	94286	88373.5
冰冻解冻去甘油红细胞	292	277	200.5	243.5

续表

品种	2021 年	2022 年	2023 年	2024 年
辐照去白红悬液	108	226	118	175
冰冻血浆	45024.25	39067.75	38229.25	31543
病毒灭活冰冻血浆	86816.25	86805	76948	75573
新鲜冰冻血浆	45557.5	48225	42279	45136
冷沉淀	22281.5	24004	20812	22548.75
辐照单采血小板	71	44	28	99

四 血液检测情况

2024 年，淮安市中心血站共检测血液标本 56681 份，检出不合格样本 477 份，总合格率为 99.2%。检测项目包括 ABO 血型鉴定、RhD 血型鉴定、不规则抗体筛查、ALT、HBsAg、抗-HCV、抗-HIV、抗-TP、核酸等（见表 4）。

表 4 2021~2024 年淮安市中心血站血液检测情况

单位：份，%

项目	2021 年		2022 年		2023 年		2024 年	
	不合格数	不合格率	不合格数	不合格率	不合格数	不合格率	不合格数	不合格率
HBsAg	254	0.39	190	0.29	108	0.18	54	0.10
抗-HCV	49	0.07	61	0.09	62	0.10	101	0.18
抗-HIV	60	0.09	65	0.10	50	0.08	38	0.07
抗-TP	148	0.23	148	0.23	122	0.20	104	0.18
ALT	222	0.34	164	0.25	230	0.38	144	0.25
核酸	49	0.07	48	0.07	31	0.05	40	0.07

五 特色做法

（一）坚持政府主导，健全无偿献血管理机制

一是高层支持推动。2024 年上半年，调整优化无偿献血联席会议机

制，由市、县人民政府分管领导担任总召集人、卫生健康行政部门负责人担任副总召集人，联席会议办公室设在市、县（区）卫生健康委，定期召开无偿献血联席会议，通报交流工作情况，研究解决难点堵点问题，形成关心支持无偿献血的鲜明导向。二是计划安排有序。每年 12 月印发无偿献血团体献血计划，结合千人口献血人次等实际情况明确市直部门单位和县区无偿献血人数，规定党政机关、驻淮部队、驻淮高校、医疗卫生机构作为应急献血单位，没有突发事件时按计划献血，发生突发事件时，紧急动员启动应急献血。三是资金保障托底。2024 年淮安市财政总共投入 5852.02 万元支持采供血事业发展，包括人才经费 887.25 万元、设备经费 345.04 万元、耗材经费 1722.79 万元、宣传经费 208.52 万元、信息化经费 89.37 万元等，启动智能红细胞库建设，建成市无偿献血科普馆，硬件条件大幅提升。

（二）构建动员矩阵，持续提升宣传广度深度频度

一是拓展宣传广度。成立“热血先锋”志愿者服务队，定期开展无偿献血“五进”巡讲，与顺丰快递开展合作，通过快递服务将无偿献血送入“寻常百姓家”。以“6·14”世界献血者日为依托，组织开展系列宣传活动，与医疗机构开展联动宣传，在各医院门诊、病区等病人家属聚集场所利用宣传大屏滚动播放无偿献血健康知识；世界献血者日当天，在标志性建筑金融中心举行“用爱点亮中国”活动，营造献血光荣的社会氛围。二是挖掘宣传深度。面向大学生先后开展两次问卷调查，围绕关注度高的问题精准开展政策解答，定期开展无偿献血进高校巡讲活动，受众超 5000 人次。与高校开展校地共建，举行无偿献血宣传月高校团体献血启动仪式，面向大学生开展“闪耀的红——全国无偿献血者优秀事迹巡讲”活动，聘请 68 名辅导员担任校内无偿献血义务宣传员，呼吁更多青年大学生加入无偿献血队伍。三是增强宣传频度。依托市无偿献血科普馆实施“种子计划”，利用寒暑假重点面向中小学生组织开展血站开放日活动。每天在广播电视台固定时段推送无偿献血健康知识和献血者关爱政策，在

“淮安献血服务”微信公众号每周发布血液库存信息、每月公布血费报销数据，开通“淮安献血服务”视频号，推送无偿献血公益视频37期，在市级以上媒体平台推送献血宣传稿件340篇，其中《人民日报》8篇，“今日头条”3篇，“学习强国”1篇，中国输血协会82篇。

（三）改善献血体验，持续提升采供血服务能力水平

将2024年确立为内涵提升年，强化以献血者为中心的理念，持续提升无偿献血能力水平。一是优化团体献血“三上门”服务，团体献血前，上门讲授献血健康知识和献血前注意事项，对接落实采血场地；团体献血期间，提供优质采血服务；团体献血完成后，做好上门回访，送达献血感谢信。全年对接845家单位。二是落实街头献血“五统一”管理，即岗位职责、服务规范、工作流程、信息公示、便民服务统一。在全市19个献血点开展预约献血服务，全市1204人参加预约献血，减少献血等候时间。结合献血者满意度调查结果，为各街头献血屋配备8种便民服务用品，新增宣传品15种，改善献血者献血体验。三是优化血费报销流程。2024年累计为1376名献血者审核报销临床用血费用，共计178万元，直免比例达到90%，实现数据多跑路、群众少跑腿。淮安市共有4家单位获评无偿献血促进奖，12575人次获评无偿献血奉献奖，其中终身荣誉奖171人。淮安市连续14年荣获“全国无偿献血先进市”荣誉称号。临床用血单位满意度和献血者服务满意度分别达到98.54%、99.49%。

（四）注重夯实基础，事业高质量发展成效日益彰显

一是搭建交流合作平台。积极主动融入长三角一体化和南京都市圈建设，先后与上海市血液中心和南京都市圈10家采供血机构签署友好协作协议，就人才培养、业务指导、党建合作等方面开展区域共建。工作经验多次在行业内交流推广，质量管理做法入选苏浙皖赣沪质量提升优秀成果，在85个获奖项目中名列第7。二是搭建业务联动平台。发挥市临床输血专业质控中心牵头单位作用，完善“四个一”工作机制（即每年召开一次会议、

举办一期业务培训、开展一次业务督导、印发一期业务通报)，建立健全临床用血质控组织体系和指标体系，推动临床合理用血规范化管理。三是搭建人才成长平台。建设“五大员”队伍，在各科室选配质管员、安全员、宣传员、信息员、资产管理员，参与科室质量管理、安全生产、宣传报道、信息管理等工作，通过定期培训、管理实践和优胜劣汰，支持“五大员”综合素质全面提升。2024 年，派出 135 人次参加国家、省级培训班，4 人次参与授课交流，2 人入选长三角地区采供血机构联合内审专家组成员，选送 2 名青年干部到上级单位跟班学习。

六 存在的主要问题和对策建议

（一）存在问题

1. 血液长期处于紧平衡状态

近年来，受多重因素影响，公众献血意愿普遍下降，淮安市无偿献血人数、献血量逐年下降，2021~2024 年献血量平均下降幅度达 3.9%，而临床用血需求持续增加，血液供需矛盾突出。

2. 人才队伍建设相对滞后

血站长期存在核定编制不足、人才结构不合理、高层次专业人才少等问题，编外人员学历、职称不高，难以适应采供血事业高质量发展的要求。

3. 智慧血站建设水平有待提升

大数据应用能力不高，对血液采集、分离制备、检测发放、质量管理等环节产生的数据缺少有效整理分析，运用信息化手段的能力水平有待提升。

（二）对策建议

1. 加快采供血工作地方立法与宣贯

以《中华人民共和国献血法》修订为契机，加快推动淮安市地方立法进程，探索具有淮安地方特色的无偿献血组织领导机制、部门单位协同机制，细化献血者奖励激励措施。依托《江苏省献血条例》颁布实施 25 周年，推动开展人大专项督查，为无偿献血工作营造浓厚的法治氛围。

2. 创新无偿献血宣传招募方式方法

努力构建无偿献血社会动员矩阵，深化与媒体联动，组织开展“新闻媒体面对面”活动，每季度召开新闻媒体见面会，围绕重点工作安排，研究策划组团式宣传活动，助力提升无偿献血关注度。深化与县区联动，组织开展无偿献血“志愿服务县区行”活动，选择无偿献血工作氛围相对较好的 1~2 个县区先行先试，研究策划“五进”宣讲，助力提升县区无偿献血参与度。

3. 落实临床合理用血精细化管理措施

认真履行临床输血质控中心职能，组织开展输血病历评价，指导各医院输血科建立健全血液库存预警机制，根据库存预警分级，细化明确临床输血指标。科学分析制订年度供血计划，及时跟进了解临床用血需求。严格落实供血协议，强化临床用血预警管理，守好保障突发事件应急供血责任底线。

4. 加快智慧血站建设进度

建立血站与医疗机构之间血液信息共享机制，推动实现血液预订、血液库存、用血数据、输血反应等数据互联互通，做到临床输血全流程信息跟踪。用好应急指挥平台，每月组织一次血液大数据分析会，提升信息化管理水平。

5. 打造血站高素质专业人才队伍

坚持引进与培养并重，加大硕士及以上高层次人才引进力度，鼓励在职职工参加继续教育和专业培训，提高学历和职称层次。借力长三角一体化和南京都市圈建设，选送业务骨干进修学习，以更大力度托举人才成长。

七　总结

淮安市中心血站将推动卓越绩效管理与 ISO 9000 质量管理体系深度融

合，锚定“让献血成为一种文明风尚”的使命追求，持续加大无偿献血宣传力度，创新无偿献血宣传方式和献血者激励措施，动员更多适龄公民参与无偿献血；加快推进 ISO 15189 医学实验室质量与能力认可，全面提升采供血工作能力与水平，当好服务献血者的“服务员”和保障血液安全的“守门人”。

B.9
2024年广东省韶关市采供血发展报告

张天弼　霍宝锋　肖梦迪*

摘　要： 2024年，韶关市中心血站围绕采供血工作高质量发展取得了显著成效。在血液采集方面，全血采集量略有波动，单采血小板采集量持续上升；在血液供应方面，血站全力保障临床用血需求，受全血采集量波动影响，红细胞和血浆供应量同比略有下降，血小板供应量同比增长0.18%；在血液成分制备和检测方面，血站严格按照质量管理体系操作，配备先进设备。此外，韶关市中心血站通过发挥党员先锋模范作用、多形式宣传联动、谱写志愿服务高质量发展篇章、完善献血者用血费用报销制度、加强徽章文化建设等特色做法，有效提升了无偿献血工作的质量和影响。然而，韶关市采供血工作仍面临血液供应常年保持紧平衡状态、高校学生献血积极性降低、专业人才流失严重等问题。韶关市中心血站提出争取政府支持、创新宣传手段、加强内部文化建设等对策，通过强化采供血长效机制建设，以高质量发展为引领，进一步提升血液质量，保障输血安全，持续推进韶关市采供血事业。

关键词： 韶关市　无偿献血　采供血

韶关市位于广东省北部，北界湖南郴州，东邻江西赣州，是广东的"北大门"。韶关为马坝人故乡、石峡文化的发祥地，且为国家规划发展的一级铁路枢纽和公路运输枢纽城市，素有"中国有色金属之乡""中国锌

---

* 张天弼，韶关市中心血站站长，主任医师；霍宝锋，韶关市中心血站副站长，主任技师；肖梦迪，韶关市中心血站宣教科科长。

都”之称。截至2024年末，全市常住人口285.49万人。

近年来，韶关市中心血站牢固树立以人民为中心的工作和服务理念，紧紧围绕卫生事业发展大局，不断强化全市采供血长效机制建设，提高血液质量，保证输血安全。韶关市已17次获得全国及广东省无偿献血先进市称号。

一　基本概况

（一）组织架构

韶关市中心血站前身为广东省血液中心，始建于1966年，于2002年划归地方管理，是经韶关市机构编制委员会批准，隶属于韶关市卫生健康局领导的全额核拨的一类公益事业单位（副处级），是全市唯一从事采供血工作的机构。韶关市中心血站建筑总面积8902平方米，内设办公室、财务科、宣教科、成分科、检验科、献血服务科、供血服务科、质量管理科8个科室。

（二）人员结构

韶关市中心血站现有107名工作人员，其中62名编制内人员，占比57.94%；45名合同制人员，占比42.06%；卫生专业技术人员83名，占全部工作人员的77.57%；全站中级职称、高级职称人员共有52人，占全部工作人员的48.6%。

（三）献血点分布

韶关市中心血站在市区范围内设立了2座固定献血屋，2座移动献血屋，2个流动献血点，拥有献血车3辆；在翁源、仁化、始兴、曲江、乐昌、乳源、南雄、新丰等县（市、区）建立了8个采血站，构成了具有韶关特色的无偿献血网络，实行区域管理，形成了由各县（市、区）分散采血，血站集中检测、统一供血的模式。

二　血液采集情况

2024年，韶关市共采集全血30026人次、49865U，单采血小板2258人次、3425U，千人口献血人次为12。2021~2024年，全血采集量小幅度波动，而单采血小板采集量则呈现逐年增长的趋势（见表1）。

表1　2021~2024年韶关市中心血站血液采集情况

单位：人次，U

年份	全血		单采血小板	
	采集人员	采血量	采集人员	采血量
2021	32276	54297.50	1898	2610.0
2022	31840	53155.93	1981	2901.5
2023	32608	54712.15	2321	3423.0
2024	30026	49865.00	2258	3425.0

资料来源：基于韶关市中心血站2021~2024年工作总结的数据进行统计梳理，下同。

三　血液供应现状

韶关市中心血站秉承“耐心、细心、热情”的服务理念，全力保障平稳供血、合理供血，优先满足急救用血，基本保障了临床用血需求和安全，2024年共发给各医疗机构临床用血109269.5U，其中红细胞（包含全血）47499U，血浆45607U，冷沉淀12755.5U，血小板3408U。受全血采集量波动的影响，供应红细胞同比下降7.94%，供应血浆同比下降11.87%，供应冷沉淀同比下降3.07%，但因血小板采集量增加，供应血小板同比增长0.18%（见表2）。

表 2　2021~2024 年韶关市中心血站临床供血情况

单位：U

年份	红细胞	血浆	冷沉淀	血小板
2021	50974. 0	37976. 5	9697. 5	2592. 0
2022	52488. 5	42102. 5	12815. 0	2887. 5
2023	51597. 0	51751. 0	13159. 0	3402. 0
2024	47499. 0	45607. 0	12755. 5	3408. 0

四　血液成分制备情况

韶关市中心血站严格按照质量管理体系文件的规定，以精细化操作和优质服务为主题，加强成分制备过程的信息化建设，确保电子存档和数据可追溯。韶关市中心血站配置了低温大容量离心机、全自动全血成分分离机、全自动血细胞处理仪、血浆速冻机等一大批血液成分制备先进设备。2023 年购置了一台冷沉淀制备仪。

2024 年韶关市中心血站制备血液成分共 165948. 5U，包括 49059U 悬浮红细胞、979. 5U 洗涤红细胞、13768U 冷沉淀、13458. 5U 新鲜冰冻血浆以及 371U 分装小规格血等。

五　血液检测情况

韶关市中心血站严格按照国家“一法两规”的要求，不断完善和持续改进血液检验质量管理体系。检验科始终坚持“不断提高检测水平，安全、规范，结果准确、及时、可靠”的质量方针，严把质量关，确保血液安全。2016 年 1 月，韶关市中心血站启动了核酸检测工作，有效地缩短了病毒检测的窗口期，2022 年 12 月，新建核酸备用实验室。2022~2024 年，韶关市血液酶免检测及核酸检测不合格数逐年下降，核酸检测合格率呈上升趋势（见表 3）。

表 3 2022~2024 年韶关市中心血站血液检测情况

单位：份，%

年份	酶免检测数	不合格数	酶免检测合格率	核酸检测数	不合格数	核酸检测合格率
2022	34325	1034	96.99	33515	125	99.63
2023	34874	1139	96.73	34631	76	99.78
2024	32261	993	96.92	32004	51	99.84

六 特色做法

（一）发挥党员先锋模范作用，引领无偿献血高质量发展

韶关市中心血站充分发挥党员示范岗、优秀党员、优秀党务工作者、党员无偿献血志愿者的先锋模范作用，以点带面，促进无偿献血工作高质量发展。据统计，截至 2024 年底，站党总支书记、站长张天弼带头献血，累计献血 71 次，副站长奉振辉累计献血 115 次，副站长刘智敏累计献血 124 次，副站长霍宝锋累计献血 31 次，志愿组织协调办主任李慧文累计献血 444 次。韶关市中心血站干部职工历年累计献血总量达 592300 毫升。韶关市荣获国家和省无偿献血奉献奖的名册中，韶关市中心血站 35 名干部职工榜上有名，其中荣获全国无偿献血奉献奖金奖 17 人次、银奖 23 人次、铜奖 35 人次，李慧文更是先后被授予“全国先进工作者”“全国道德模范提名奖”等荣誉。

（二）多形式宣传联动，打造献血宣传新生态

线上线下宣传全铺开。利用市属各大媒体平台以及市区主要路段户外广告牌，多方面多维度发布宣传报道和公益广告。自 2024 年 6 月起，与韶关市职业卫生与健康教育所合作，在全市健康教育宣传栏（52 块 4 期）增添

无偿献血版块，有效扩大宣传覆盖面；同时，借助微信公众号推文、站内刊物、宣传海报等，向公众精准传递献血知识和典型事迹。在世界献血者日活动期间，线上发布日报整版推文及开展有奖问答活动，线下在韶关市区人员密集商圈播放无偿献血公益宣传视频、布置健康教育宣传栏，在公交候车亭发布世界献血者日专版内容，在全市形成浓厚的节日氛围。

持续开展“百人百次献血活动”。在“百次献血者”献血时由站领导亲自送上纪念章和鲜花，“百次献血者”生日献血时送上生日蛋糕和祝福。这个活动让更多人看到献血者的无私奉献和血站对他们的尊重，有助于营造良好的社会氛围。截至2024年底，韶关市共有300次及以上献血者4人，200次及以上献血者19人，100次及以上献血者87人。

持续开展“公众开放日”宣传活动。为了呼吁健康适龄公众参与无偿献血，自2013年以来，韶关市中心血站共举办154场“公众开放日”活动，接待公众16026人次，把一袋血从献血者到患者的过程以及血液生理、血液费用、优先用血政策等大家关注的内容呈现给广大市民，增加了血站工作透明度，增进了公众对无偿献血工作的了解，取得良好的效果，收到社会的普遍赞誉。

（三）恪守公益，谱写志愿服务高质量发展篇章

1. 以志愿者服务队为抓手，推动志愿服务高质量发展

韶关市2009年成立无偿献血志愿者服务队，现有志愿者1200余人，总志愿服务时长55万余小时。无偿献血志愿者服务队有着明确的目的和宗旨以及健全的管理制度。离职干部基本上离职不离队，继续参与无偿献血及志愿服务工作，继续为无偿献血事业发光发热。2024年蓝天救援队正式加入韶关市无偿献血志愿者服务队，成立“蓝天服务队”分队。全市无偿献血志愿者齐心协力为推动团队建设和发展献计献策、出血、出钱、出力、出汗、出资源，有效地促进了无偿献血事业的健康发展，为韶关市的采供血事业做出了不可磨灭的贡献。

2. 以志愿服务交流会为契机，促进志愿服务水平不断提高

为进一步推进全国无偿献血宣教招募及志愿服务工作，韶关市中心血站先后举办“全国献血宣教招募及其志愿服务工作交流会”、“全国无偿献血志愿者代表恳谈会”以及“全国献血者健康检查、采血及巡护人员培训班”等相关活动9次，与全国各地的血站同人和志愿者共同探讨推动无偿献血活动发展的有效途径和完善无偿献血宣教招募的方法。目前，相关活动已经成为全国各地无偿献血志愿者的大会。

3. 以“成人礼”等特色志愿服务活动为平台，喜迎志愿服务新生力量

为引领年轻人树立正确的世界观、人生观、价值观，韶关市中心血站自2010年起，每年组织举办无偿献血志愿者“成人礼”活动，宣传无偿献血和造血干细胞捐献，推动更多青年学生加入捐血献髓队伍和志愿者队伍。截至2024年底，韶关市中心血站已举办14届“成人礼”活动，参与活动的近万名青年已成为全国各地无偿献血的中坚力量。

（四）提升献血服务，完善献血者用血费用报销制度

韶关市针对献血者用血费用报销增加了微信报销途径，并在微信公众号发布报销小视频，让献血者清楚地了解报销流程。微信报销允许献血者一次输入积累的多笔报销单据，不需要审核报销一笔后再输入一笔，实现信息多跑路、献血者少跑腿。据统计，2024年韶关市用血费用报销金额为35.54万元，比上年增长68.6%；其中通过微信报销的为11.25万元，较上年增长149.4%。

（五）加强徽章文化建设，打造无偿献血者激励别样模式

韶关市中心血站根据《全国无偿献血表彰奖励办法》精神，在积淀无偿献血及志愿服务工作经验的基础上，不断丰富血站文化内涵，倡导和推动徽章文化建设，设计和制作各式各样精美的徽章，授予符合条件的无偿献血者及志愿者。如生肖徽章、无偿献血10次/30次/50次/100次/200次/300次徽章、固定献血者徽章、志愿服务时长徽章等，深受献血者喜爱。

七　存在的主要问题和对策建议

（一）血液供应常年保持紧平衡状态

随着人均预期寿命延长，人口老龄化加剧，临床用血需求量增加，而日常采血量无大的突破。韶关市血液供应总体上能够满足临床需求，但常年处于紧平衡状态。韶关市中心血站积极应对特殊时期用血紧张状况，推动韶关市各级政府把无偿献血工作纳入地方和单位绩效评价体系及精神文明考核范畴。从增加移动献血屋、落实相关激励政策和管理创新等方面入手，稳定采血总量，努力满足临床用血需求。

（二）高校学生献血积极性降低

受一些自媒体、短视频等传播的负面信息影响，部分学生对献血意义、安全性存在误解，信任度低，导致高校学生献血人数减少。韶关市中心血站针对学生群体开展各种形式的无偿献血宣传活动，采取了喜闻乐见的宣传方式及有效的激励措施，同时提高献血服务质量和献血的便捷性，力争激发学生献血积极性，提高高校学生献血率。

（三）专业人才流失严重

韶关市作为广东欠发达地区，经济水平较低，薪酬待遇难以与发达地区或大城市相比。且相对于其他医疗机构，科研经费及资源不足，难以提供足够的职业发展机会和晋升通道，对个人成长和职业晋升要求较高的专业人员，易流向待遇更高的地区或机构。韶关市中心血站已向政府反馈，申请加大财政支持，提高专业人员的薪酬水平，缩小与发达地区的薪酬差距。同时，持续优化内部文化建设，营造积极向上的工作环境，增强员工归属感与团队凝聚力。

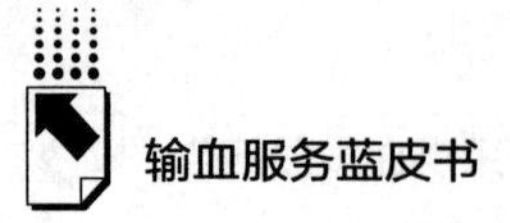

八 总结

综上所述，韶关市中心血站作为广东省献血服务与血站文化专业委员会主任委员单位，是广东省献血服务领域的领头羊，牢固树立以人民为中心的工作和服务理念，紧紧围绕卫生事业发展大局，不断强化全市采供血长效机制建设，提高血液质量，保证输血安全，持续增强献血者的获得感和荣誉感，奋力书写全市采供血工作高质量发展的精彩答卷。

B.10

2024年河北省邯郸市采供血发展报告

杨小岗　李 钊*

摘　要： 2024年，邯郸市中心血站围绕采供血工作高质量发展取得了显著成效。在血液采集方面，全血采集量略有波动，单采血小板采集量持续上升；在血液供应方面，受全血采集量波动影响，红细胞供应量同比略有下降，但血小板供应量同比增长显著，保障了临床用血需求；在血液成分制备和检测方面，血站严格按照质量管理体系规范操作，配备先进设备。在无偿献血推进方面，邯郸市中心血站通过党员率先，以点带面，多形式宣传联动，以志愿者服务为抓手，推进6S精益化管理，提升献血服务，打造无偿献血权益保障中心，保障无偿献血者权益。邯郸市中心血站全面提升服务能力，持续提升血液质量，保障临床输血安全，推进采供血事业高质量发展。

关键词： 邯郸市　采供血　无偿献血

邯郸市位于河北省南部，与晋、鲁、豫三省接壤，辖6区、11县、1个县级市，总面积1.2万平方公里，是国家历史文化名城、全国文明城市、中国优秀旅游城市。截至2023年底，户籍总人口1064.3万，常住人口917.31万。

近年来，邯郸市中心血站在市卫生健康委党组的正确领导下，在采供血工作中，以党建引领，认真贯彻落实“一法两规”，提升采供血服务质量和保障全市血液安全，以“争第一，创唯一”的干劲，强化规范管理，确保

* 杨小岗，邯郸市中心血站党委书记、站长，主任检验师；李钊，邯郸市中心血站党委委员、办公室主任，副研究馆员。

血液质量和服务质量双提升，以建设“三个中心”为总目标，全力打造献血者、用血者满意的中心血站，全面推进采供血事业发展。

一 基本情况介绍

（一）设置情况

邯郸市中心血站是河北省卫生健康委批准建立的邯郸市唯一的采供血专业机构，始建于 1981 年 6 月。现位于邯郸市东柳西街 18 号，占地 19.36 亩，建筑面积 13262 平方米，业务用房 8215 平方米。负责全市所辖 18 个县（市、区）无偿献血工作，为全市 85 家医疗机构提供临床用血。

（二）人员配置情况

邯郸市中心血站核定编制总数 117 个，2024 年增设事业周转编制 53 个，实际在编 162 人。全站职工总人数 293 人（含编外人员 131 人），其中卫生专业技术人员 177 人（护理专业技术人员 85 人，检验专业技术人员 60 人，临床专业技术人员 24 人，药剂专业技术人员 8 人），卫生专业技术人员占职工总人数的比为 60.4%。

（三）献血服务建设情况

邯郸市采供血量多年稳居全省地市级血站首位，现有采血车 8 辆，采血房车 5 辆，冷链接送血车和急救送血车 12 辆。主城区现有文化宫广场、丛台公园对面、慈善广场、龙湖广场 4 个固定献血点，主城区以外，鸡泽县、曲周县、磁县建设有样式新颖的献血屋，馆陶县医院献血屋为邯郸市首个机采献血屋，武安和永年设有新式采血房车，其余 10 个县（市、区）均有固定献血点和多处流动献血点，确保了采供血工作的持续有效开展。

二　采供血情况

（一）无偿献血情况

2024 年，邯郸市无偿献血 108086 人次，其中采集全血 99176 人次、192359. 6U，单采血小板 8910 人次、16564. 5U。全血采集人次和采集量有所波动，单采血小板采集人次和采集量同比分别增长 16. 61%和 16. 71%（见表 1）。2024 年邯郸市千人口献血人次为 11. 65。2022~2024 年，邯郸市中心血站血液采集人次、采血量有波动，在血液紧平衡下，能够满足临床危急重患者用血需求。

表 1　2022~2024 年邯郸市中心血站血液采集情况

单位：人次，U

年份	人员总数	全　血		单采血小板	
		人员	采集量	人员	采集量
2022	112796	105746	206996. 3	7050	13016. 5
2023	117187	109546	213105. 13	7641	14192. 5
2024	108086	99176	192359. 6	8910	16564. 5

资料来源：邯郸市中心血站业务量统计，下同。

（二）临床血液供应情况

2024 年，邯郸市中心血站供应去白细胞悬浮红细胞 184878. 5U、辐照去白单采血小板 14074. 5U、去白单采血小板 2580. 5U、冷沉淀 20806U、病毒灭活冰冻血浆 43510U、冰冻血浆 54095U。全年调剂外市血液包括红细胞 7231. 5U、血浆 57259. 5U、血小板 1838U。临床成分输血率达 100%。

三　血液成分制备情况

成分科主要负责采集后全血的离心、过滤、洗涤等血液成分制备工作，使其符合国家有关全血及成分血质量要求。邯郸市中心血站现有大型关键设备血液过滤管理仪、低温大容量冷冻离心机、全自动血液成分分离机、全自动冷沉淀制备仪、全自动血细胞处理仪等设备 50 余台，开展去白细胞全血、去白细胞悬浮红细胞、洗涤红细胞、冷沉淀等成分制备（见表 2）。

表 2　2022～2024 年邯郸市中心血站血液成分制备情况

单位：U

项目	2022 年	2023 年	2024 年	合计
去白细胞全血	253.0	249.0	320.0	822.0
去白细胞悬浮红细胞	206900.0	213252.0	192578.5	612730.5
洗涤红细胞	3228.0	3899.0	3628.5	10755.5
冰冻解冻去甘油红细胞	180.0	156.0	270.0	606.0
冰冻血浆	99166.5	105728.5	100442.5	305337.5
病毒灭活冰冻血浆	101902.5	103265.5	87149.0	292317.0
冷沉淀	20017.0	18762.0	19454.0	58233.0
小规格血液制备	331.5	287.5	553.5	1172.5

四　血液检测情况

邯郸市中心血站从 2015 年底开始进行全面核酸检测，采用两遍血清学检测和一遍核酸检测模式，2022 年 7 月获得 ISO 15189 认可，是河北省第一家获得 ISO 15189 认可的采供血机构，标志着邯郸市中心血站医学实验室质量管理和技术能力又上新台阶，提升了实验室质量管理与技术能力规范化、标准化和国际化水平，保障了血液标本检测结果的准确性。2024 年邯郸市中心血站血清学检测血液标本共 108086 份，检出阳性标本 733 份，阳性率为 0.68%，同比下降 0.15 个百分点；核酸检测血液标本共 107805 份（HBV、HCV 和 HIV 酶免双试剂反应性标本不做核酸检测），检出阳性数 89 份，阳性率为 0.08%，同比上升 0.02 个百分点。2020~2024 年血液标本检测总数和不合格情况如图 1 和表 3 所示。

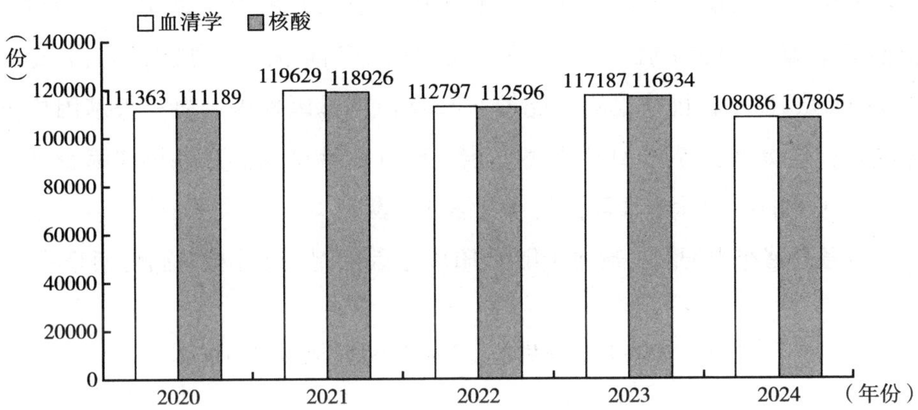

图 1　2020~2024 年邯郸市中心血站血液检测情况

表 3　2020~2024 年邯郸市中心血站血液检测不合格情况

单位：份，%

项目		2020 年		2021 年		2022 年		2023 年		2024 年		合计	
		不合格数量	占比	不合格数量	占比	不合格数量	占比	不合格数量	占比	不合格数量	占比	不合格数量	占比
血清学	HTLV	13	0.01	1	0.001	1	0.009	0	0	0	0	15	0.003
	ALT	175	0.16	189	0.16	284	0.25	429	0.37	272	0.25	1349	0.24
	HBsAg	194	0.17	387	0.32	166	0.15	189	0.16	165	0.15	1101	0.19
	抗-HCV	137	0.12	155	0.13	81	0.07	93	0.08	68	0.06	534	0.09
	抗-HIV	60	0.05	102	0.09	72	0.06	59	0.05	37	0.03	330	0.06
	抗-TP	244	0.22	259	0.22	266	0.24	205	0.17	191	0.18	1165	0.20
NAT		52	0.05	78	0.07	75	0.07	70	0.06	89	0.08	364	0.06

五 输血研究情况

2024年邯郸市中心血站经批准加入中国血小板基因数据库协作组。输血研究室负责开展输血相容性检测项目，提供临床输血技术咨询、指导，开展输血医学相关研究。2024年，邯郸市中心血站开展了疑难配血、疑难血型鉴定、新生儿溶血病（HDN）检测、产前检查、抗球蛋白试验（Coombs）、血小板抗体检测及配型、ABO血型基因检测、血小板基因检测等项目，负责献血者的ABO血型鉴定、RhD阴性确认、意外抗体筛查和医疗机构送检的患者标本日常检测（见表4、表5）。

筹备开展组织配型、造血干细胞HLA基因检测、血小板基因配型等项目。

表4 2022~2024年邯郸市中心血站部分检测项目情况

单位：份

项目	2022年	2023年	2024年	合计
RhD阴性确认	636	644	494	1774
ABO血型鉴定	67	36	42	145
疑难配血	159	147	197	503
疑难血型鉴定	30	38	54	122
血小板抗体检测及配型	45	49	66	160
HDN检测	12	10	3	25
Coombs	6	12	9	27
产前检查	1	10	2	13

表5 2022~2024年邯郸市中心血站RhD阴性特种血型各表型情况

单位：份

年份	CCdEE	CCdEe	CCdee	CcdEE	CcdEe	Ccdee	ccdEE	ccdEe	ccdee	D变异性	合计
2022	0	0	15	0	17	191	1	37	345	30	636
2023	0	2	15	0	17	183	3	35	355	34	644
2024	0	0	7	0	18	132	1	26	277	33	494
合计	0	2	37	0	52	506	5	98	977	97	1774

六 特色做法

（一）领导重视，促进无偿献血事业发展

邯郸市无偿献血工作在市委、市政府和市卫生健康委的高度重视下，取得了长足发展。2024 年 6 月 13 日邯郸市召开了全市无偿献血工作会议，各县（市、区）主管领导参加会议，副市长出席会议对邯郸市无偿献血工作提出了具体要求。6 月 14 日世界献血者日当天，市委、市政府领导带头无偿献血，有力支持邯郸市无偿献血事业。9 月 27 日，邯郸市召开全市无偿献血工作推进会议。政府部门专门下发文件，各县（市、区）完善了志愿者应急队伍建设，建立市、县、乡三级志愿者网络，形成了一支相对稳定、素质过硬的志愿者队伍。各县建有 1000 人的应急队伍，全市现有市直工委、高校、工会系统、卫生系统、县（市、区）、稀有血型等 29 支志愿献血队伍，有力地促进了邯郸市无偿献血事业发展。

（二）卫健先行，全力保障医疗用血

为保证医疗机构临床用血需求，邯郸市卫生健康委出台了多项具体措施。一是医务人员献血。2024 年 5 月，市卫健机关党委发出号召，倡导党员干部和医务工作者率先献血做表率。市卫生健康委领导率先献血，为全市卫健系统医务人员无偿献血树立了榜样，医疗卫生单位先后有 1200 余人参与无偿献血。二是持续宣讲。自 2024 年 3 月开始，血站持续走进市内三甲医院开展进医院、进科室、到床头活动，向医护人员和患者家属宣讲无偿献血知识、献血者权益以及“三免”政策等内容，让大夫理解，让患者理解，让患者家属能主动无偿献血。该活动已进行 160 余次，覆盖全市 18 个县（市、区）85 家医疗机构，患者家属自愿献血日渐增多。三是提升临床输血技能和服务。召开临床质控中心会议，加强临床输血质量控制管理，提高合理用血水平。开通了空中血液应急保障通道，率先打造主城区三甲医院空中

血液保障生命通道，实现“救命血、即时达”，提升血液保障“硬实力”，为人民健康血液需求提供坚强保障。

（三）强化宣传招募，延伸献血服务

为确保血液采集，血站积极采取多种有效措施。一是提升服务能力，开展6S精益化管理。为提升采供血服务管理水平，树立现代化管理理念，启动6S精益化、规范化管理。对献血服务质量和工作环境进行系统化规范和提升，提升献血服务能力，打造干净、整洁、温馨、舒适、安全的献血环境。二是保障献血者权益。经过与多家爱心企业联系，获得爱心支持，先后与中石油邯郸分公司、市内三甲医院、纯净水公司、邯郸机场等多家单位共建合作，持续推出献血者凭献血证在中石油邯郸70家加油站享受专属优惠、优惠体检、优惠保健口腔、免费使用饮用水以及在邯郸机场优先享受VIP服务等无偿献血者专属权益。三是采血车（屋）率先配备AED急救设备。全体医护人员通过培训考核，人人取得邯郸市急救培训中心（CPR+AED）培训证书，准确把握心脏骤停黄金4分钟抢救时机，成为急救员，让一辆辆流动献血车不仅是无偿献血者传递爱心的桥梁，更是群众身边的“流动紧急心肺复苏救助站”。邯郸市中心血站也是河北省首家采血车（屋）配备AED急救设备的采供血机构。

（四）严把血液质量，确保血液安全

为确保血液质量，保障安全血液，邯郸市中心血站通过中国合格评定国家认可委员会（CNAS）现场评审，成为河北省第一家获ISO 15189认可的采供血机构，对提升血站整体质量管理水平和医学实验室检测能力有着非常重要的意义。2024年6月，邯郸市中心血站通过CNAS评审组针对新版ISO 15189的复评审。邯郸市中心血站制定了《综合目标管理考核方案》，实行科级考核、职能科室专项考核、考核监督小组监督考核三级考核制度，每月进行目标考核，执行奖惩，责任到人。

（五）推进学科建设，提升科研水平

邯郸市中心血站输血医学学科被河北省卫生健康委评为“十四五”河北省医学重点学科。经批准加入中国血小板基因数据库协作组，共同促进我国血小板精准输注，标志着邯郸市中心血站科研水平再上新台阶。建立和完善奖励科研、奖励创新的制度和政策，鼓励职工发表高水平学术论文和外出进修，加强人才队伍建设。邯郸市中心血站作为河北北方学院和河北工程大学教学实习基地，与高校强强联手，优势互补，提升了整体教学科研能力。

七　存在的问题和建议

（一）采血保障措施有待完善

各种因素导致人们参与公益活动的热情有所下降，高校学生也存在不好动员的情况。随着邯郸市公立医院高质量发展，优质医疗资源进一步扩容，血液保障面临严峻挑战和考验，应争取各级政府在政策上给予支持，吸引各界人士积极参与，有效保障临床用血安全。

（二）志愿者队伍建设有待加强

在市政府、市卫生健康委的有力支持下，各县（市、区）逐步建立了志愿者应急队伍。建设完善应急机制，争取各部门给予支持，将志愿者应急队伍建设抓实、抓好，做到招之能来，来之能献。

（三）无偿献血公益宣传力度有待加大

目前各级媒体多以收费为主，巨额广告费用使无偿献血宣传难以广而告之。建议政府有关部门出台相关政策，牵头开展无偿献血公益宣传，促进精神文明建设。

八 总结

邯郸市已连续12次被评为“全国无偿献血先进市”，邯郸市中心血站先后获得“全国文明单位”等多项国家及省级荣誉，开通了空中血液保障生命通道，实现“救命血、即时达”；开展6S精益化管理，提升服务水平；率先在采血车（屋）配备AED急救设备；加强献血者权益保障，增强献血者获得感。邯郸市中心血站坚持以争第一、创唯一、谋发展的思路，持续完善网点建设，提升采供血服务能力，推进一县区一献血屋建设，加强输血医学研究、细胞存储研究、无偿献血权益保障“三个中心”建设，为人民健康血液需求提供坚强保障，为全市采供血事业发展书写新的篇章。

B.11
2024年内蒙古自治区赤峰市采供血发展报告

王鹏坤　丁喜玉　褚德旭*

摘　要：　2024年赤峰市采供血工作通过创新机制和技术革新实现了突破性进展。全年累计采血达49713人次，血液采集量达93161U。千人口献血人次为12.2，有效保障了本地区47家医疗机构的临床用血需求。在无偿献血领域，通过优化采供血服务体系、创新宣传招募机制，全血采集趋于平稳，单采血小板采集量同比增长8.6%。在血液安全管理方面，依托信息化管理系统全面嵌入"互联网+"模式，建立了"采—制—检—供"全流程质量追溯系统，实现了从血管到血管的可视化管理。赤峰市通过优化采供血服务体系、独具特色的高质量宣传招募策略、不断完善绩效考核评价体系、不断提升质量管理和血液安全保障水平等，已经逐渐形成了具有区域特色的采供血服务模式，为保障边疆地区血液安全提供了重要的实践样本。

关键词：　赤峰市　采供血　无偿献血

赤峰市作为内蒙古自治区东南部的重要城市，处于蒙冀辽三省交界区域，在环渤海经济圈发展中具有重要地位。赤峰市现设三区、七旗、两县，全域面积9万平方公里，截至2023年末，常住人口约396.7万，是内蒙古

* 王鹏坤，赤峰市中心血站党支部书记、站长，主任技师；丁喜玉，赤峰市中心血站副站长，主任技师；褚德旭，赤峰市中心血站办公室主任，主管技师。

自治区人口规模最大的地级市。赤峰市历史悠久，文化灿烂，有8000年的人类文明史，著名的红山文化就发祥于此，并发现了其标志性文物C型碧玉龙，故被誉为“玉龙之乡”；赤峰地区还曾是辽政治、经济、文化中心。赤峰资源富集，物产丰饶，是我国东北地区与华北地区重要的能源基地、家畜产品加工基地和医药化工基地，是“中国有色金属之乡”。

赤峰市中心血站作为公共卫生体系的重要组成部分，多年来始终围绕无偿献血和血液质量管理两个核心内容，以服务无偿献血者和保障血液供给为着力点，切实加强各业务环节管理，不断提升业务能力和水平，有效地保障了临床用血需求，先后被授予“全国卫生健康系统先进集体”“内蒙古自治区卫生健康系统先进集体”“文明行业示范窗口”“公民道德建设先进单位”“青年文明号集体”等称号，并获得“无偿献血促进奖”“全国五一劳动奖状”等多项荣誉。赤峰市连续多个年度被评为“全国无偿献血先进城市”。

一　基本情况

（一）机构设置情况

赤峰市中心血站始建于1993年，设宣传招募科、献血服务科、成分制备科、检验科、供血科、质控科、科研科等17个科室。业务范围主要包括无偿献血宣传招募、血液采集、成分制备、血液检测、临床供血、输血研究、临床输血技术指导、血液质量控制等，是内蒙古自治区血液采集供应量最大的血站。

（二）人员配置情况

赤峰市中心血站核定事业编制100名，现有在职职工125名，其中在编人员49人，聘任人员76人。卫生专业技术人员97人，占职工总人数的77.6%。拥有高级职称的19人、中级职称的41人。从学历构成来看，硕士8人，本科99人。

（三）设备设施配置情况

赤峰市中心血站于2019年迁入新址，新址占地面积6329.8平方米，业务楼建筑面积11367平方米。目前共设置固定献血屋12座，其中旗县区4座，中心城区8座（两座设置在城区三甲医院内）。相对固定献血场所6个。2023年赤峰市中心血站采血大厅、赤峰学院附属医院献血屋分别被评为“全国最美献血点”和“全国最智献血屋”。

二　无偿献血和血液采集情况

2024年，赤峰地区血液工作面临前所未有的困难和挑战，赤峰市中心血站积极推进血液采集、临床供血和无偿献血宣传等各项工作。通过优化采血点布局，大力推进“一个延伸”工作，积极组织企事业单位、社会团体、驻赤部队全力开展团体献血等有力举措，全力保障赤峰市临床用血需求。2024年，赤峰市中心血站全血采集量保持平稳，血小板采集量显著增长（见表1）。

表1　2021~2024年赤峰市中心血站血液采集情况

单位：人次，U

年份	全血		单采血小板	
	人员	采集量	人员	采集量
2021	46276	85366.0	3529	5455.3
2022	45443	83225.0	3421	5725.0
2023	46087	86580.5	3497	6246.0
2024	46032	86380.5	3681	6780.5

资料来源：赤峰市中心血站2021~2024年采供血统计数据，下同。

三 血液成分制备和供应情况

（一）血液成分制备情况

赤峰市中心血站成分制备科依托智慧化血站建设，以设备联网为切入点，拓展相关功能模块，实现了设备与信息系统互联互通，全流程跟踪管控、精准追溯作业面覆盖的各个环节，进一步提升了血液安全保障能力和水平。2021~2024 年，赤峰市中心血站血液制备情况如表 2 所示。

表 2 2021~2024 年赤峰市中心血站血液制备情况

单位：U

品种	2021 年	2022 年	2023 年	2024 年
悬浮红细胞	4969	13441	8077	1983
去白悬浮红细胞	79270	68972	79568.5	81877
辐照去白悬浮红细胞	61991.5	55962	62044.5	68272.5
洗涤红细胞	2074	2091	1918	1703.5
新鲜冰冻血浆	9574	13596	22399	12022.5
病毒灭活冰冻血浆	34728	38261.5	22027.7	57143.9
浓缩血小板	4080	10064	15456	15298
冷沉淀	6016	3172	6309	6230.5
合计	202702.5	205559.5	217799.7	244530.9

（二）血液供应情况

赤峰市中心血站负责全市 47 家医疗机构临床用血需求，供应血液制品包括红细胞、血浆、血小板、冷沉淀等 13 种。2024 年赤峰市中心血站临床供血情况如表 3 所示。为了合理高效利用血液资源，促进区域血液工作均衡发展，赤峰市中心血站向其他地区共调剂血浆 762420mL。

表 3　2021～2024 年临床供血情况

单位：U

年度	红细胞	血浆	血小板	浓缩血小板	冷沉淀	合计
2021	84066.0	33708.8	5399.0	2910	4742	130825.8
2022	81312.0	38745.0	5675.0	8898	4254	138884.0
2023	85290.5	43091.4	6197.0	14828	6211	155617.9
2024	85009.5	46398.3	6742.5	15018	5792	158960.3

四　血液检测情况

赤峰市中心血站检验科实验室是保障临床用血安全的关键部门，承担了血液检测的核心任务，凭借专业的技术团队、先进的检测设备以及严格的质量控制体系，为地区血液安全提供了坚实的保障。2024 年，赤峰市中心血站检验科实验室共检测标本 49308 份，总不合格率为 0.91%（见表 4）。

表 4　2021～2024 年血液检测情况

单位：份，%

年份	检测数	不合格率	各检测项目不合格数							
			HBsAG	抗-HCV	抗-HIV	抗-TP	ALT	HBV-DNA	HCV-DNA	HIV-RNA
2021	49758	0.94	126	94	126	127	135	114	63	54
2022	48899	0.98	151	146	135	200	154	157	111	90
2023	50105	0.87	114	111	84	168	127	111	82	60
2024	49308	0.91	109	79	52	142	102	72	32	26

注：每份血液标本均进行多项检测，因此各检测项目不合格数相加不等于总不合格数。

五　输血研究情况

2022 年，赤峰市中心血站成立科研科，主要负责输血医学相关科研工作，围绕输血新技术、新方法和血液安全等进行研究探索，同时为临床提供

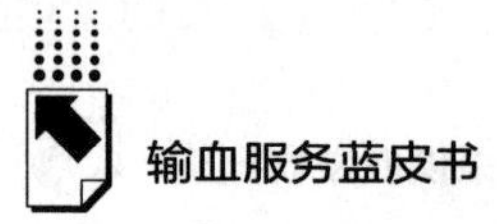

疑难血型鉴定、临床输血技术指导等服务，帮助临床合理用血，制定针对性的输血方案，解决患者输血难题，提高输血治疗效果。2024 年，赤峰市中心血站共鉴定疑难血型 90 例，提供输血技术指导 9 次。

六　信息化建设情况

随着互联网、物联网、5G、人工智能（AI）等技术的发展和广泛应用，赤峰市中心血站基于数字赤峰建设，于 2021 年开启智慧化血站建设进程，已成功搭建“六系统两平台一基地”的智慧化建设框架。

七　特色做法

（一）因地制宜，采供血服务体系持续优化

结合本地区“点多、线长、面广”的特有区域形态，综合分析地处民族地区以及人口构成复杂、居住分散的特点，因地制宜制定采供血服务策略。依托全国血站服务体系发展建设规划的要求，全力推进采血点、储血点、固定献血屋建设，明确其功能定位，完善联动协作机制，优质高效地发挥职能属性。目前，赤峰市已经在辖内旗县区的繁华地段和中心城区三甲医院内相继建成固定献血屋 12 座及多个固定采血点，形成了渐趋完善的“院站融合、市县协同”模式，成效显著。

（二）立足实际，高质量宣传招募策略独具特色

持续深入推进“三个转移、一个延伸”工作，并结合地区民族文化特点，开展“无偿献血赶大集、摆地摊、开夜市”“采血车进乡村”“采血车进社区”等独具特色的宣传招募活动，营造浓厚的无偿献血文化氛围。同时，积极主动与红十字会、团委联合发出倡议，“三驾马车”同时发力，着力提高团体献血招募占比。借助互联网和新媒体宣传平台，带动无偿献血志

愿者参与，引导群众积极参加宣传招募信息反馈活动，不断提升献血宣传招募水平。

（三）精准施策，绩效考核评价体系不断完善

依托科学的内控管理策略实现绩效考核的对称平衡。通过精准“核岗定员”使人员数量和岗位需求平衡，在以业务量确定绩效大盘的基础之上，通过核定岗位劳动强度、技术难度和职业风险等制定分配系数，建立科学合理的分配机制，调动职工工作积极性，实现精细化管理。通过设定岗位绩效考核量化指标，应用制度约束使各环节工作由被动变主动。实现采供血服务能力、服务质量及管理水平整体提高。

（四）多措并举，质量管理和血液安全保障水平不断提升

通过站内质量检查和定期召开质量分析会等多种方式，对质量管理核心要素实施把控并及时进行纠正预防。同时完善质量管理体系，搭建站、科室、岗位三级质量管理框架，实现关键控制点质量管理全覆盖。不断对质量管理体系文件进行优化，使质量管理工作有法可依、有章可循。

（五）科技赋能，智慧化血站建设持续升级

率先在自治区开启血站智慧化建设进程、持续升级。以信息技术为引领，全面嵌入智慧化项目和“互联网+”模式，实现了血液从采集到发放的全流程信息化管理，通过信息化管理系统实时掌握业务数据动态和变化趋势，提高了工作效率和管理水平。

（六）全力谋划，献血者权益得到切实保障

率先制定了“三免两优先”实施方案和细则，通过明确优先用血对象及条件，建立优先用血申请审批流程，优化血站与医疗机构之间信息管理与共享机制，确保献血者信息能够及时准确被获取和识别，并保障血液供应与调剂。按照国家相关文件要求，对符合“三免”政策的 7643 名献血者认真落实政策安排的内容。建立了“一站式”献血返还工作机制，切实保障了

“让信息多跑路，群众少跑腿”的惠民政策落地实施。极大地增强了献血者的荣誉感和获得感，完善了无偿献血激励机制和保障体系。

八 存在的主要问题

（一）“政府主导，部门协同，全社会参与”的长效机制尚未有效建立

尽管相关法律法规为保障无偿献血工作有序开展提供了保障和支持，但政策落实尚不到位。对无偿献血工作缺乏有效的考核机制，尚未将其纳入相关部门和单位的具体考核指标体系，导致各部门和单位推动无偿献血工作的动力和压力不足，工作积极性不高。

（二）血站运营经费不足

随着社会经济的快速发展，宣传招募费用、试剂耗材成本、人力资源成本递增，加之设备老化，血站采供血业务的有序开展受到严重阻碍，虽然通过“开源节流”、创新血液品种、增设服务项目等方式增加收入但仍只能勉强维持业务运营，财务状况“捉襟见肘”的尴尬局面愈演愈烈，血站运行压力逐年增大。

（三）全面信息化建设进程滞后

尚未建立统一的信息管理平台，血站、医疗机构之间的无偿献血信息、血液库存信息、临床用血动态等未能实现共享和统筹管理。在当前血液供应处于紧平衡的状态下，“信息孤岛”的弊端凸显，给血液工作顺利有序开展造成了诸多不利影响。

九 对策建议

（一）积极推动完善无偿献血工作长效机制

建议由政府牵头建立无偿献血工作议事协调机构或联席会议制度，研究

解决血站建设、人员配置、经费保障、组织宣传、社会动员等工作中的问题，协调无偿献血工作中存在的矛盾。将无偿献血工作纳入卫生城市创建、精神文明创建等考核体系，并作为评选的重要标准，以激发推动血液工作高效开展的内在动力。

（二）增加血站经费投入，保障业务运行

建议各级财政部门按照相关规定，给予采供血工作专项经费支持，助力血液安全保障能力提升。同时，对血站实行“一类保障、二类管理”，保障与激励相结合，持续推进血站服务体系创新。

（三）加强采供血机构信息化建设

建议加快推进血液管理信息互联互通，实现血站、医疗机构之间信息共享，精准高效地指导血液采集和供应保障。为后续血液工作高效开展搭建信息管理平台奠定了坚实的基础。

十　总结

近年来，赤峰市采供血工作始终坚持“以人民健康为中心”的发展理念，在各级党委、政府的坚强领导下和社会各界的广泛支持下，通过创新机制、优化服务、强化管理，实现了采供血工作的稳步发展，血液安全保障能力持续增强，临床用血供需平衡，为守护群众生命健康构筑了坚实防线。展望未来，赤峰市中心血站将以问题为导向，以更高标准、更实举措推动采供血事业高质量发展，为健康赤峰建设贡献更大力量。

B.12
2024年湖北省黄冈市采供血发展报告

许 俊 周汝意 陆心雨*

摘 要： 2024年，黄冈市中心血站采供血事业在政府主导下蓬勃发展，成绩显著。在血液采集方面，全血和单采血小板采集量均有所增长，其中单采血小板采集量增加尤为明显；各种血液制品制备量也同步增长，并开始制备小规格血液，在满足区域内血液供应的同时多次援助省内其他血站。黄冈市中心血站还通过向上借力强化献血联动、向外引力强化献血宣传、向内聚力强化血液安全等特色做法，不断提升血站的工作效率和服务水平。然而仍面临无偿献血长效工作机制有待完善、宣传效能不明显、资源供给不能满足行业发展需要等方面的不足，对此，应争取政府加大协调力度与政策支持，优化宣传策略、提升宣传效能，加大资源保障力度，逐步完善采供血工作体系，全面推进采供血事业高质量发展。

关键词： 采供血 黄冈市 无偿献血

黄冈市是湖北省地级市，下辖10个县市区，截至2024年末，常住人口579.24万人。黄冈市中心血站始终坚持“政府主导、行业主抓、部门合作、社会参与”的无偿献血工作机制，以保障临床用血安全和充足供应为目标，连续多年取得显著成效，2024年获评“全国卫生健康系统先进单位”、实验室通过CNAS认可，并获得“全国无偿献血促进奖单位奖”“湖北省卫计系统文明创建先进单位”“档案规范管理省一级合格单位”等荣誉称号。黄冈市连续七届获得“全国无偿献血先进市”称号。

---

* 许俊，黄冈市中心血站党支部书记、站长，副主任护师；周汝意，黄冈市中心血站站长助理兼信息科科长，医学检验主管技师；陆心雨，黄冈市中心血站检验科检验师，医学检验师。

一 基本情况

（一）血站基本情况

黄冈市中心血站始建于1996年，1999年独立建站，为正科级公益二类事业单位，承担全市10个县（市、区）263家医疗机构临床用血职责，占地面积15亩，总建筑面积12000平方米，固定资产6784万元，有业务设备324台（件）、急救送血车4辆，拥有完善的血液信息管理系统，核酸检测全覆盖，下设14个职能部门。

（二）人员情况

截至2024年底，黄冈市中心血站有职工90人，其中核定编制36个（实际在编30人），编外人员58人，劳务派遣2人。卫生专业技术人员共68人，占职工总数的75.6%，其中拥有高级职称的有7人，中级职称的有22人，初级职称的有39人。拥有大学本科及以上学历的有54人，占职工总数的60%。

（三）采血点设置情况

站外设置固定献血点10个，站内建有献血服务大厅，有流动献血车4辆，为献血者提供了安全、便利、舒适的献血场所。

（四）医疗资源情况

根据《黄冈市2023年国民经济和社会发展统计公报》，截至2023年底，黄冈市共有4400家医疗卫生机构（含村卫生室）。其中医院106家、基层医疗卫生机构4245家、专业公共卫生机构38家。全市卫生技术人员51301人，其中执业（助理）医师17040人，注册护士18798人。全市医疗卫生机

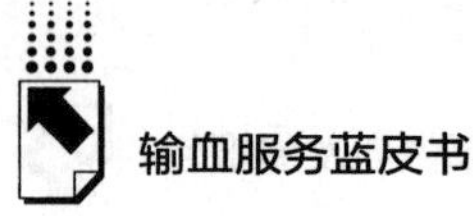

构实际开放床位 48868 张。根据市卫生健康委的统计，黄冈市每千人拥有医生 2.94 名、每千人拥有床位 8.44 张；全市有 9 家三级综合医院，7 家三级中医医院，1 家三级妇幼专科医院，以及 14 家二级综合医院。

（五）输血科建设情况

1. 输血科设置

黄冈市共有 11 家综合医院（二级及以上）设置了独立输血科，其中包含 2 个省级临床输血重点专科、4 个市级输血重点专科。

2. 人员结构

黄冈市医院输血科共有 71 人，其中卫生专业技术人员 69 人，占比 97.18%。临床医学专业技术人员 2 人，占卫生专业技术人员的 2.90%；医学技术专业技术人员 65 人，占卫生专业技术人员的 94.20%；护理专业技术人员 2 人，占卫生专业技术人员的 2.90%。

二　无偿献血和血液采集情况

（一）无偿献血情况

2024 年，黄冈市共有 46171 人次参加无偿献血，其中街头献血占比为 58.22%，团体献血占比为 41.78%。千人口献血人次为 8。2022~2024 年黄冈市献血者年龄分布、职业分布、学历分布如表 1、表 2、表 3 所示。

表 1　2022~2024 年黄冈市无偿献血者年龄分布

单位：人次

年份	18~24 岁	25~34 岁	35~44 岁	45~55 岁	56~60 岁
2022	11277	7888	9604	10688	1113
2023	9815	9538	12432	13240	1406
2024	8563	9196	12908	13853	1651

资料来源：黄冈市中心血站启奥 9.5 血液管理信息系统，下同。

表 2　2022~2024 年黄冈市献血者职业分布

单位：人次

年份	工人	农民	学生	公务员	军人	教师	医务工作者	职员	其他
2022	2836	3592	9425	2161	176	1938	2507	4033	13902
2023	3093	4523	7354	2690	441	2876	3517	5118	16819
2024	3446	4736	6087	2784	445	2796	3618	5564	16695

表 3　2022~2024 年黄冈市献血者学历分布

单位：人次

年份	硕士及以上	本科	大专	中专	高中	初中	小学	其他
2022	1581	8459	11693	4047	5696	9016	20	58
2023	2113	9055	13698	4501	6379	10614	12	59
2024	2281	8679	13196	4752	6746	10454	11	52

（二）血液采集情况

2024 年采集全血 42348 人次、71081. 5U，全血采集量同比增长 0. 32%，400mL 全血采集率为 36. 10%；单采血小板采集 3823 人次、7070. 5U，采集人数和采集量同比分别增长 28. 85%和 33. 66%，其中 2U 单采血小板采集率为 81. 01%（见表 4）。

表 4　2022~2024 年黄冈市中心血站血液采集情况

单位：人次，U

年份	全血		单采血小板	
	采集人数	采集量	采集人数	采集量
2022	38140	62176. 5	2430	4413. 0
2023	43464	70852. 0	2967	5290. 0
2024	42348	71081. 5	3823	7070. 5

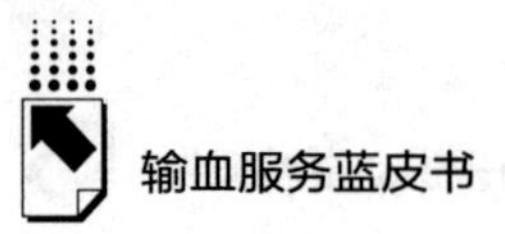

（三）血液成分制备情况

2024 年，黄冈市中心血站做到所有血液成分应制尽制，并开始制备供应小规格血液，在确保提升工作效率的同时使成分血质量和血液附加值大幅提升，成分血制备实现全程追溯。2014 年，黄冈市中心血站共制备红细胞 71448. 5U，同比增长 0. 37%；制备血浆 156205. 3U，同比增长 34. 68%，包含新鲜冰冻血浆、冰冻血浆和病毒灭活冰冻血浆，病毒灭活冰冻血浆同比增长 347. 82%；制备冷沉淀 30405U，同比增长 22. 83%（见表 5）。

表 5　2022~2024 年黄冈市中心血站血液成分制备情况

单位：U

年份	悬浮红细胞	洗涤红细胞	去白细胞悬浮红细胞	新鲜冰冻血浆	病毒灭活冰冻血浆	冰冻血浆	新冠病毒感染者恢复期血浆	冷沉淀
2022	19222. 5	395. 0	42707. 0	29318. 5	13076. 5	50059	—	12316. 25
2023	12705. 5	470. 5	58012. 5	56076. 5	9291. 5	50610	1276. 5	24754. 00
2024	7116. 0	410. 5	63922. 0	63037. 0	41609. 3	51559	—	30405. 00

（四）血液供应情况

2024 年，黄冈市中心血站供应临床血液 115866. 25U，在满足区域内血液供应的同时多次援助省内其他血站（见表 6）。

表 6　2022~2024 年黄冈市中心血站血液供应情况

单位：U

年份	红细胞		血浆		冷沉淀		单采血小板	
	临床	外调	临床	外调	临床	外调	临床	外调
2022	56791	5176. 5	43618	2606	11071	1193	4362	80
2023	59118	9298	46109	7939	11109. 5	14802. 5	4888. 5	387
2024	55320	14827. 5	41915. 5	9089. 5	12896. 25	17376	5734. 5	1321

（五）血液检测情况

2022~2024 年黄冈市中心血站血液检测情况如表 7 所示。

表 7　2022~2024 年黄冈市中心血站血液检测情况

单位：份，%

年份	标本总数	HBsAg		抗-HCV		抗-TP		抗-HIV		ALT		NAT	
		不合格率	不合格数	不合格率	不合格数	不合格率	不合格数	不合格率	不合格数	不合格率	不合格数	不合格率	不合格数
2022	40569	0. 68	275	0. 10	40	0. 29	117	0. 07	28	1. 01	409	0. 25	103
2023	46431	0. 75	348	0. 06	27	0. 31	144	0. 05	23	0. 80	371	0. 25	114
2024	46171	0. 48	222	0. 10	46	0. 30	138	0. 10	46	0. 95	439	0. 21	95

三　特色做法

（一）坚持政府主导，向上借力强化献血联动

积极主动发挥政府在无偿献血中的主导关键作用，建立健全“政府主导、行业主抓、部门合作、社会参与”的无偿献血长效机制，让黄冈市献血活力奔涌。一是打通献血动员“最先一公里”。主动争取市委、市政府重视献血工作，形成政府领导部署安排、县市卫健部门专人专项推进、政府部门督办提醒的献血责任闭环，定期考评通报情况，始终传导献血压力。二是打通献血安排“最难一公里”。市政府分管副市长每年主持召开一次无偿献血工作会，形成先进受表扬、后进作表态的献血氛围；办公室每年印发《关于做好医疗临床用血应急献血工作的通知》，条块下达年度献血目标任务；县、镇、村摸清常住人口，做到层层动员、人人知晓。三是打通临床用血“最后一公里”。卫健系统定期召开无偿献血工作推进会、全市采供血协调会，努力保持无偿献血紧平衡态势；充分发挥市血液质量管理和控制中心

作用，利用信息化平台，实时掌握全市医疗机构血液库存，制订采供血计划，形成以采定供的动态调控机制；建立多部门血液应急队伍，确保血液应急供应；加强区域血站间联动，合理调配血液资源。黄冈市采血量连续5年实现正增长，2023~2024年增幅居全省首位。

（二）坚持先行先导，向外引力强化献血宣传

一是典型宣传有力度。助力无偿献血者参与评选“黄冈市道德模范”“黄冈好人”“黄冈楷模”等系列表彰活动，营造良好社会氛围；推出百次献血英雄系列展播，充分展示执着感人的献血故事，荣获“最美血站人”主题征文活动优胜奖。二是活动宣传有热度。通过点亮地标建筑“灯光秀”、举行“公务员献血月”等系列活动，营造了良好的节日和社会氛围。联合城区高校建立站校双向奔赴的良好合作关系。三是媒体宣传有深度。坚持融媒体宣传，打造网屏端微报等媒体矩阵，持续为献血鼓与呼。2024年，血站微信公众号推文270余条次，《健康报》《湖北日报》等主流纸媒发稿20余篇次，《人民日报》客户端、“掌上黄冈”等新媒体推送短视频30条次，通过图文影音矩阵宣传，保持黄冈献血曝光度，提升公众关注度。

（三）坚持质量保障，向内聚力强化血液安全

一是学术课题共建。与辖区内各医疗机构输血科等单位联合开展Rh血型配型、疑难血型鉴定、抗体筛查和鉴定、输血相容性检测等，共同化解输血难题，保障临床输血安全。二是输血技术共享。以血液管理和质量安全为核心，加强血站、输血科与临床科室的联动，定期开展学术交流、现场培训，多途径提高医务人员输血技术能力。三是质量控制共评。严格按照“一法两规”等质量管理要求，对人、机、料、法、环五大要素进行动态监测与评估，及时发现并纠正潜在问题。血液报废率逐年下降且未发生临床输血医疗纠纷；实验室参加国家、省临检中心质量评价活动成绩均为优秀并通过CNAS认可。

四　存在的问题和对策建议

（一）存在的问题

1.无偿献血长效工作机制有待完善

在无偿献血长效工作机制方面，政府对无偿献血的宣传引导深度与广度不足，未充分利用多渠道媒体资源形成强大宣传合力，难以全面深入地普及献血知识，致使公众认知与参与热情受限。政策支持不够精准，对献血者、用血单位及社会组织的激励作用未能充分发挥，难以有效撬动各方积极性。在组织协调方面，政府未能充分整合各方力量，部门联动机制不够顺畅高效，不利于长效工作机制的稳固构建与持续优化。

2.宣传效能不明显

在网络宣传方面，对网络平台的运用不够充分，宣传内容和形式较单一，难以引发公众关注与参与热情，也未形成强大的网络传播合力，导致宣传覆盖范围受限。经费不足也使宣传活动的规模、频次受限，难以开展大型线下宣传活动。此外，公众对献血的关注度和积极性有所降低，政府和血站对此缺乏有效的针对性宣传和激励措施。同时，对于献血主力高校大学生来说，宣传缺乏创新活力与互动性，难以在大学生群体中激起兴趣与共鸣，无法充分挖掘高校这一献血群体资源的潜力。

3.资源供给不能满足行业发展需要

一是黄冈市中心血站为正科级公益二类事业单位，财政拨款难以跟上血站发展对资金的需求，也难以应对人力成本逐年增加导致血站建设滞后。二是专业技术人才匮乏，特别是在专业技术等关键岗位，具备高学历和丰富经验的人才不足，难以满足日益增长的血液质量管理需求。在人才引进上，薪酬待遇缺乏竞争力，职业发展空间狭窄，难以吸引外部优秀人才流入。同时，内部人才培养体系不健全，无法为员工提供成长与提升的机会，阻碍血站在技术创新、服务优化等方面取得突破。三是采血点布局不均衡，偏远地区和农村采血点尚未全面覆盖，不利于形成稳定广泛的血液供应网络。

（二）对策建议

1. 政府加大协调力度与政策支持

政府应成立办公室建立联系机制，整合多部门资源，明确各部门职责并建立联动协调机制。制定长期稳定且具有吸引力的无偿献血激励政策，如加大对献血者“三免”政策的落实力度、给予献血单位税收优惠或补贴以鼓励其组织员工献血等，同时利用公共媒体资源开展大规模、全方位的无偿献血公益宣传活动，提升公众知晓率与参与热情。

2. 优化宣传策略，提升宣传效能

创新宣传方式和手段，强化宣传效果。将传统媒体与新媒体结合进行宣传，还可以通过社区文化活动、健康讲座等形式，深入基层社区开展无偿献血知识普及和教育。在高校中，利用新生入学教育、社团活动等契机开展主题宣讲、献血知识竞赛等丰富多样且具互动性的活动，借助校园新媒体平台进行精准宣传。突出献血的互助意义与对社会稳定的重要性，开展针对困难群体的关怀活动并宣传献血补贴政策等，消除公众对献血的误解和恐惧，形成全社会共同参与的良好氛围。

3. 加大资源保障力度

一是调整财政预算保障形式，调整其财政预算保障为“一类保障、二类管理”。为保障血站正常运转，政府财政部门应增加对血站的拨款额度并设立专项资金用于基础设施建设、信息化建设、设备更新、宣传、采血点建设等。拓展社会筹资渠道，优化预算管理与成本控制，提高资金使用效率。二是通过有竞争力的薪酬福利体系和广阔的职业发展前景吸引外部优秀人才，特别是医学检验、信息技术、管理等专业人才。建立完善的内部人才培养机制，培养复合型人才，提升团队整体素质。三是综合考虑人口密度、交通便利性等因素，科学规划采血点布局，同时定期到偏远地区、工厂、农村等地开展采血活动，扩大无偿献血队伍。

综上，黄冈市采供血事业取得了显著成绩，但也面临一些挑战，站在新的起点，黄冈市中心血站将继续秉承“以人为本，质量第一”的原则，不断健全工作机制，提高服务质量，强化宣传和舆论引导，稳步拓展无偿献血队伍，为黄冈市医疗卫生事业健康发展再创新业绩贡献力量。

临床输血篇

B.13
2024年新疆维吾尔自治区临床输血现状与展望

陈 伟 居 敏 李 菲*

摘 要： 2024年，新疆维吾尔自治区在临床输血领域取得了显著成绩，临床输血质量管理水平和用血量都有了较大提高，在输血科设置方面，三级医院中设置独立输血科的占比87.27%，人员架构更趋合理；临床用血量呈逐年上升趋势，2024年用血总量近百万单位。2024年，各单位积极开展新技术新项目，包括三氧自体血治疗、富血小板血浆（PRP）治疗、红细胞意外抗体筛查等，有3家医院开设了输血科门诊；临床用血质量控制和科研都取得了较好成绩。但临床输血工作仍存在县级医疗机构血液调配困难、医疗机构临床用血管理有待加强、输血科/血库建设仍需加强、新技术新项目开展不足、科研能力有待提升等问题。未来，应争取政府管理部门的政策支

* 陈伟，新疆维吾尔自治区人民医院输血科主任，新疆维吾尔自治区临床输血质量控制中心主任委员，主任技师；居敏，新疆医科大学第一附属医院输血科主任，新疆维吾尔自治区临床输血质量控制中心副主任委员，副主任医师；李菲，新疆维吾尔自治区人民医院输血科副主任技师，新疆维吾尔自治区临床输血质量控制中心委员兼秘书。

持，加大基础设施投入，建立覆盖城乡的血液供应网络，确保血液资源充足且均衡分布，积极推动临床输血新技术不断发展，切实解决基层医疗机构质量管理问题，加大人才培养和引进力度，切实推动全区临床输血工作高质量发展。

关键词： 新疆维吾尔自治区　临床输血　输血管理　输血科建设

随着我国医疗卫生事业的不断发展，临床输血作为现代医学的重要组成部分，在挽救生命、保障健康方面发挥着至关重要的作用。新疆维吾尔自治区作为我国西北重要门户，其临床输血体系建设不仅关乎区域医疗质量，更是国家血液安全保障战略的重要保障。在“健康中国2030”战略框架下，新疆临床输血事业正经历从基础建设向高质量发展转型的关键阶段，在应对地域辽阔、民族多元、气候复杂等特殊挑战的过程中形成了独特的发展路径。2024 年，新疆维吾尔自治区在临床输血领域取得了显著成绩，但在快速发展的同时也面临着一系列挑战。本文旨在全面总结 2024 年新疆维吾尔自治区临床输血工作，深入分析存在的问题，并对未来的发展方向提出展望，为推动全区输血事业高质量发展提供参考。

一　新疆维吾尔自治区临床输血现状

近年来，新疆维吾尔自治区高度重视临床输血工作，通过完善法律法规、优化管理体系以及加强技术支撑等多个方面的举措，显著提升了血液质量和安全水平。特别是血液采集、储存、检测及输注等关键环节的质量控制，实现了标准化、规范化，有效减少了输血相关不良事件的发生率。此外，信息化建设的深入推进，使血液资源调配更加高效，区域间血液共享机制逐步完善，为紧急医疗救援提供了有力保障。随着新疆临床输血工作的快速发展，现有二级及以上医院建立独立输血科/血库的逐年增加，临床输血相关新技术也受到广泛关注，近年来相继开展了RhD阴性确认实验、红细胞意外抗体筛查、抗体鉴定、血型抗体效价测定、新生儿溶血病检测、血小板抗体检测及配型、血栓弹力图（TEG）、血小板聚集试验、血型基因检测以及富血小板血浆（PRP）治疗的临床应用等细胞治疗项目。各级医疗机构管理层逐渐认识到精准输血的重要性和必要性，在行政管理部门的大力支持下，2024年新疆临床输血得到了极大的发展，自治区重点专科、各类人才计划、科研项目支持逐步落地各级医院输血科，为持续促进医疗机构实验室质量安全、质控水平和技术能力水平提升打下坚实基础。

（一）2024年医疗机构输血科基本情况

1. 科室设置情况

新疆维吾尔自治区现有二级及以上医院322家，此次调查了具有用血资质的179家医院（不含部队医院），其输血科基本情况如表1所示。

表1　2024年医院输血科基本情况

	三级医院	二级医院
医院数量(家)	55	124
有独立输血科的医院数量(家)	48	33
有独立输血科的医院占比(%)	87.27	26.61
业务用房面积均值(平方米)	273.66	90.29

资料来源：新疆维吾尔自治区临床输血质量控制中心收集并汇总分析。

2. 输血专业技术人员情况

2024年，新疆维吾尔自治区输血科每千单位用血输血专业技术人员数二级医院为4.17人，三级医院是1.48人。从学历来看，拥有本科学历的输血专业技术人员占比最高，在三级医院和二级医院分别为75.68%、

66.37%，三级医院输血专业技术人员中，硕士34人，占比9.29%，暂无博士。从职称来看，初级职称的输血专业技术人员占比最高，二级医院为50.33%，三级医院为43.72%；高级（副高级和正高级）职称的输血专业技术人员三级医院为73人，占比19.94%，二级医院为76人，占比16.93%（见表2）。

表2　2024年输血专业技术人员结构

单位：人，%

		三级医院			合计		二级医院			合计	
		医师	技师	护理	人数	占比	医师	技师	护理	人数	占比
学历	硕士	13	21	0	34	9.29	2	3	0	5	1.11
	本科	32	245	0	277	75.68	13	284	1	298	66.37
	大专及以下	1	53	1	55	15.03	0	144	2	146	32.52
	合计	46	319	1	366	100.00	15	431	3	449	100.00
职称	正高级	2	21	0	23	6.28	2	13	0	15	3.34
	副高级	7	43	0	50	13.66	7	52	2	61	13.59
	中级	20	107	1	128	34.97	4	133	1	138	30.73
	初级	17	143	0	160	43.72	2	224	0	226	50.33
	助理级	0	5	0	5	1.37	0	9	0	9	2.01
	合计	46	319	1	366	100.00	15	431	3	449	100.00

资料来源：新疆维吾尔自治区临床输血质量控制中心收集并汇总分析。

（二）临床用血情况

新疆维吾尔自治区临床用血量呈逐年上升趋势，2024年用血总量近百万单位，其中红细胞318377.20U、血浆287381.49U、血小板326900.25U、冷沉淀65239.45U、全血79.50U，用血人数较2023年稍有减少（见表3）。

表 3　2022~2024 年医疗机构临床用血情况

单位：U，人

血液成分	2022 年	2023 年	2024 年
红细胞	266845.85	325267.95	318377.20
血　浆	222207.50	276488.05	287381.49
血小板	227712.90	284762.30	326900.25
冷沉淀	51428.00	62047.10	65239.45
全　血	196.50	110.50	79.50
合　计	768390.75	948675.90	997977.89
用血人数	116462	141232	136743

资料来源：新疆维吾尔自治区临床输血质量控制中心收集并汇总分析。

（三）业务开展情况

从 2024 年新疆维吾尔自治区医疗机构输血科医疗技术开展情况来看，三级医院共 55 家，主要开展了三氧自体血治疗、PRP 治疗等项目，其中开设输血科门诊的有 3 家；二级医院共 124 家，主要开展保障临床合理安全输血相关的检测，如红细胞意外抗体筛查、新生儿溶血病检测、血栓弹力图（TEG）等，具体开展情况如表 4 所示。

表 4　2024 年医疗机构输血科医疗技术开展情况

单位：家，%

项目	三级医院	二级医院	合计	合计占比
室内质控	54	120	174	97.21
ABO 血型正反定型	55	122	177	98.88
RhD 血型定型	55	121	176	98.32
RhD 阴性确认实验	38	20	58	32.40
红细胞意外抗体筛查	54	101	155	86.59
抗体鉴定	22	6	28	15.64
交叉配血试验	55	123	178	99.44
血型抗体效价测定	36	22	58	32.40
新生儿溶血病检测	36	22	58	32.40
抗球蛋白试验	42	34	76	42.46
血小板抗体检测	35	10	45	25.14

续表

项目	三级医院	二级医院	合计	合计占比
血小板配型	11	8	19	10.61
血栓弹力图	40	25	65	36.31
血小板聚集试验	6	0	6	3.35
自体血采集	18	17	35	19.55
输血科门诊	3	0	3	1.68
三氧自体血治疗	1	1	2	1.12
PRP 治疗	3	1	4	2.23
血型基因检测	1	0	1	0.56
其他血液治疗	1*	0	1	0.56

资料来源：新疆维吾尔自治区临床输血质量控制中心收集并汇总分析。

注：* 表示红细胞去除。

（四）临床用血质量控制指标

2024 年，新疆维吾尔自治区上报输血不良反应 753 例，手术患者自身输血量为 58275.96U（见表 5），室间质评参加情况如表 6 所示。

表 5　2024 年医院输血不良反应和自身输血开展情况

	三级医院	二级医院	合计
输血不良反应(例)	559	194	753
手术患者自身输血量(U)	51862	6413.96	58275.96
手术患者自身输血率(%)	30.80	19.58	28.97

资料来源：新疆维吾尔自治区临床输血质量控制中心收集并汇总分析。

表 6　2024 年医疗机构室间质评参加情况

单位：家，%

室间质评	三级医院		二级医院	
	参加单位	通过率	参加单位	通过率
自治区临检中心	52	100	126	99.17
国家临检中心	44	99.09	47	99.87
WHO 中国地区血型血清学输血实验室	16	100	—	—

资料来源：新疆维吾尔自治区临床输血质量控制中心收集并汇总分析。

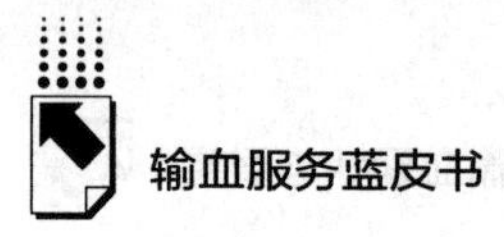

二　输血研究情况

2022~2024年，新疆维吾尔自治区获各项基金资助1753万元，现有国家级科研项目8项，其中主持4项、参与研究4项；自治区级科研项目22项，其中主持10项、参与研究12项；市厅级科研项目31项，其中主持12项、参与研究19项；院级科研项目21项，以及其他各类基金项目6项，聚焦于本地区血型和疾病相关研究。发表文章合计123篇，其中SCI 6篇、核心期刊51篇、普通期刊66篇；参与编写专家共识19篇；参与编写专著47人，其中主编2人、副主编29人、编委16人；专利28项，其中国家级发明专利3项、实用新型专利25项。2024年获批自治区级重点专科建设项目1项；评审专家库入选19人次，其中自治区职业健康科普首席专家1名、科普专家2名、等级医院评审专家6名、职称评审专家2名、科研成果评审专家3名、各类人才培养评审专家2名、科研课题评审专家3名（国家级1名、自治区级2名）；科技英才领军人物1名，天山英才领军人才1名，天山英才中青年骨干医疗人才1名，少数民族特培计划人才3名。

三　特色做法

（一）自治区卫生健康委主导，各级行政管理部门给予政策支持

各级卫生健康委医政医管处、血液中心、兵团和自治区临床输血质量控制中心及各地州临床输血质量控制中心共同协作。自治区卫生健康委依据《关于开展全面提升医疗质量行动（2023—2025年）的通知》（国卫医政发〔2023〕12号）和《国家卫生健康委办公厅关于印发2023年国家医疗质量安全改进目标的通知》（国卫办医政函〔2023〕45号），下发了《关于进一步规范自治区各级医疗质量控制中心建设与管理的通知》（新卫规〔2024〕1号），自治区临床输血质量控制中心以临床输血相关法律法规为指导，不

断深化全疆医疗机构临床输血相关人员的规范化培训，完善全区血液安全管理制度，持续促进采供血机构和医疗机构实验室质量安全、质控水平和技术能力水平提升。

（二）大力开展学术活动，加强专业人才培训

2024 年，自治区先后召开 7 次质量控制研讨会，就输血质量问题进行讨论交流，协助中国医师协会输血科医师分会在伊宁市开展“临床输血走基层（2024 西北行）精准输血—理论与实验技术”培训。在各地州及市县级医疗机构开展《输血科建设基本标准》《临床用血质量控制指标（2019 年版）》讨论和解读，明确了临床用血 10 条质量控制指标的具体上报标准。

2024 年，自治区外派学习人员 72 人次，较 2023 年的 19 人次明显增加。自治区临床输血质量控制中心开展全疆输血专业管理培训 18 次（国家级 3 次、自治区级 15 次），共计培训人员 1800 余人次；地州临床输血质量控制中心开展地区或州级管理培训 13 次，共计培训人员近 1200 人次；地州相关医疗机构开展临床输血方面的管理培训 27 次，共计培训人员 2600 余人次。

自治区临床输血质量控制中心委员先后 12 次赴基层单位调研指导，在地州临床输血质量控制中心及相关医疗机构进行授课培训。2024 年 7～10 月，自治区临床输血质量控制中心受自治区卫生健康委委托，共计抽调 24 名专家组成员，对全省 58 家机构的实验室展开质控检查，就国家卫生健康委办公厅发布的临床用血质量控制指标以及血液安全相关内容进行培训和督导。

（三）世界献血者日开展公益宣传

2024 年 6 月 14 日世界献血者日，新疆多个医疗机构组织开展了丰富多彩的无偿献血宣传活动，各医院输血科联合乌鲁木齐市血液中心及中国人民解放军乌鲁木齐血液中心共同举办了以“捐献血液，分享生命”为主题的义诊志愿服务，其间还进行了无偿献血签名仪式。为加强无偿

献血宣传教育，保障有用血需求的无偿献血群众及家属及时有效输注血液，开展相关培训3次。

四 存在的主要问题和对策建议

（一）县级医疗机构血液调配困难

新疆地域辽阔，导致血液运输时效性与安全性问题突出，各县级医疗机构与地区中心血站距离较远，血液调配困难，造成部分医疗机构出现常规血液库存为零以及血液报废情况。建议在距离地区中心血站较远的县市建立储血点，并建立合理合规的血液调配机制，建立覆盖城乡的血液供应网络，确保血液资源充足且均衡分布，满足临床血液调配需求，保障安全合理用血。

（二）医疗机构临床用血管理有待加强

新疆各医疗机构临床用血管理有待加强。虽然各地州均建立了临床输血质量控制中心，但工作开展还需细化，后期将指导与培训工作深入落实到县级医疗机构，从实际困难出发，在现有条件基础上切实解决基层医疗机构质量管理问题，实现安全合理用血目标。

（三）输血科/血库建设仍需加强

各医疗机构输血科/血库体系文件需进一步完善，未按照标准执行操作规程的情况仍然存在；人才梯队建设面临结构性失衡，人员数量严重不足，人员学历、职称结构欠合理，此种情况在南疆地区尤为突出，需建立合理的人才管理机制，加大人才培养和引进力度。

（四）新技术新项目开展不足，科研能力有待提升

提升地区科研能力，主要在地区培训工作中加入科研内容，将科研考核纳入本地区质控范围。积极推广“送出去、请进来”的人才培养模式，积

极开展本地区多民族特色血液研究，建立各民族人群稀有血型基因数据库，为精准输血提供科学支撑。行政管理部门应加强指导，提高医疗机构对输血科的支持力度，促进临床输血新技术不断发展，积极推动地区三级医院率先开展新技术新项目，发挥传帮带作用。

五 总结

新疆地域辽阔，地理环境复杂，各地经济发展水平差异较大，导致临床输血工作面临挑战和不足，主要有部分偏远地区血液供应不足；专业技术人员短缺，特别是基层医疗机构在输血相关领域的服务能力较为薄弱；公众对无偿献血的认知度仍有待提高，部分地区献血率偏低，影响了血液储备的稳定性。这些挑战和不足不仅制约了临床输血工作的进一步提升，也给自治区医疗服务带来了潜在风险。未来新疆维吾尔自治区需加大基础设施投入，建立健全覆盖城乡的血液供应网络，确保血液资源充足且均衡分布；强化人才培养和科研创新，引进先进技术和设备，不断提升输血医疗服务水平；积极开展宣传教育活动，普及无偿献血知识，增强全社会对临床输血重要性的认识，营造良好的社会氛围。总之，2024 年是新疆维吾尔自治区临床输血事业发展的重要节点。

B.14
2024年宁夏回族自治区临床输血现状与展望

邵 峰　柳 斌　梁社玲*

摘　要：　本文介绍了2024年宁夏回族自治区51家二级及以上综合类、中医类、妇幼类及专科类医疗机构输血科（血库）的基本情况，涵盖了输血科独立设置、人员配置、医疗技术开展、临床用血质量控制等内容。目前，全区5个地市均成立了临床用血质量控制中心，定期对临床用血情况进行督导检查，每年聘请全国知名专家进行1~2次输血相关专业培训，提高了临床合理用血水平；通过开展科技惠民项目大力推广了微柱凝胶技术在输血相容性检测中的应用。在取得成绩的同时，宁夏回族自治区临床输血工作仍存在一些问题，如临床输血管理委员会作用发挥不够、输血科（血库）规范化建设不到位、检测治疗技术有待提高和拓展、输血信息化建设滞后。今后要加强临床用血规范化管理、提升输血科（血库）技术能力、全面稳步推进信息化建设，充分保障临床科学合理安全高效用血。

关键词：　宁夏　临床输血　输血科（血库）

输血是临床救治和疾病治疗的重要组成部分，具有不可替代的作用。近年来，由于医疗机构扩增，输血纳入医保范畴以及患者对优质医疗资源需求的不断增长，临床用血需求量及输血安全面临新的挑战。在宁夏回族自治区卫生健康委的领导和支持下，区临床用血质量控制中心（以下简称“区质控中心”）通过每年开展质控专项督查、专业技术培训及临床输血质控指

* 邵峰，宁夏回族自治区血液中心副主任，主任技师；柳斌，宁夏回族自治区人民医院主管技师；梁社玲，宁夏回族自治区血液中心供血服务科科长，副主任护师。

标调研等工作，促进了临床输血日益规范化、标准化，也完善了输血科（血库）软硬件建设。本文依据2024年区质控中心质量督查结果分析汇总，为今后宁夏各级医疗机构输血科（血库）的管理及输血医学学科发展提供参考。

一　临床输血工作现状

（一）医疗机构输血科（血库）设置及人员基本情况

1. 输血科（血库）设置

2024年，区质控中心开展了宁夏5市51家医疗机构输血科（血库）临床用血情况调研。根据统计，参与调研的包括三级医院17家，二级医院29家，一级及以下医院5家。其中，三级医院独立设置输血科的有9家，二级医院独立设置输血科的有8家，共17家，占调研医院总数的33.33%（见表1）。

表1　医疗机构独立设置输血科（血库）情况

单位：家，%

	医院类别	独立设置输血科（血库）的医院数量	独立设置输血科（血库）的医院数量	独立设置输血科（血库）的医院占本级医院总数的比
三级医院	综合	10	6	35.29
	中医类	4	3	17.65
	妇幼类	3	0	0.00
二级医院	综合	19	6	20.69
	中医类	6	0	0.00
	妇幼类	4	2	6.90
一级及以下医院	综合	2	0	0.00
	妇幼类	3	0	0.00
合计		51	17	33.33

资料来源：宁夏回族自治区临床用血质量控制中心年度调研数据，下同。

2. 人员配置

对区内51家医疗机构的调研显示，输血科（血库）从业人员共404人。其中三级医院195人，二级医院174人，一级及以下医院35人。从各级医院人员构成来看，三级医院和二级医院配备的本科学历人员占比相当，医院等级越高初级职称和专科学历的人员占比越少，总体来看，高学历、高职称的输血技术人员占比较少（见表2）。

表2　输血科（血库）从业人员专业、职称及学历构成情况

单位：人，%

		三级医院		二级医院		一级及以下医院		合计	
		数量	占比	数量	占比	数量	占比	数量	占比
专业	医师	17	8.72	1	0.57	0	0.00	18	4.46
	技师	178	91.28	173	99.43	35	100.00	386	95.54
职称	高级	32	16.41	31	17.82	3	8.57	66	16.34
	中级	116	59.49	68	39.08	12	34.29	196	48.51
	初级	47	24.10	75	43.10	20	57.14	142	35.15
学历	博士	1	0.51	0	0.00	0	0.00	1	0.25
	硕士	15	7.69	2	1.15	0	0.00	17	4.21
	本科	166	85.13	143	82.18	25	71.43	334	82.67
	专科	13	6.67	29	16.67	10	28.57	52	12.87

（二）医疗机构临床用血基本情况

2024年，被调研的51家医疗机构使用红细胞120058.5U、血浆110817U、血小板9494U、冷沉淀27672U。17家三级医院红细胞使用量为104159.5U，占比86.76%；血浆使用量为101554U，占比91.64%；血小板使用量为9155.5U，占比96.43%；冷沉淀使用量为26791U，占比96.82%。2024年宁夏5市医疗机构临床用血情况如表3所示。

表 3　2024 年宁夏 5 市医疗机构临床用血情况

单位：U，%

地区	医院等级	红细胞		血浆		血小板		冷沉淀	
		数量	占比	数量	占比	数量	占比	数量	占比
银川	三级医院	76925.5	64.07	77519	69.95	8085.5	85.16	24020	86.80
	二级医院	1728	1.44	321	0.29	41	0.43	90	0.33
石嘴山	三级医院	6172	5.14	4468	4.03	326	3.43	751	2.71
	二级医院	3438.5	2.86	2365	2.13	152	1.60	149	0.54
固原	三级医院	6848	5.70	7755	7.00	199	2.10	978	3.53
	二级医院	5322	4.43	3569.5	3.22	106	1.12	340	1.23
吴忠	三级医院	7203	6.00	3876	3.50	308	3.24	200	0.72
	二级医院	2149.5	1.79	966.5	0.87	22	0.23	274	0.99
中卫	三级医院	7011	5.84	7936	7.16	237	2.50	842	3.04
	二级医院	3261	2.72	2041	1.84	17.5	0.18	28	0.10
合计		120058.5	100	110817	100	9494	100	27672	100

二　输血科（血库）医疗技术开展情况

（一）医疗技术基本情况

被调研的 51 家医疗机构中，17 家三级医院均开展了输血相容性检测（血型鉴定、抗体筛查、交叉配血试验），开展血栓弹力图、抗球蛋白试验、新生儿溶血病检测、血小板抗体检测、PRP 治疗的三级医院占比分别为 64.71%、52.94%、17.65%、11.76%、5.88%；34 家二级及以下医院均开展了输血前 ABO 血型正定型及交叉配血试验，开展 RhD 血型定型、ABO 血型反定型、抗体筛查的二级及以下医院分别占比 97.06%、94.12%、94.12%，个别二级及以下医院未按《临床输血技术规范》要求开展输血相容性检测，其他检测和血液治疗项目尚不能满足临床需求（见表 4）。

表 4　2024 年宁夏医疗机构输血科医疗技术开展情况

单位：家，%

开展项目	三级医院	占比	二级及以下医院	占比	合计	占比
ABO 血型正定型	17	100.00	34	100.00	51	100.00
交叉配血试验	17	100.00	34	100.00	51	100.00
RhD 血型定型	17	100.00	33	97.06	50	98.04
ABO 血型反定型	17	100.00	32	94.12	49	96.08
抗体筛查	17	100.00	32	94.12	49	96.08
抗球蛋白试验	9	52.94	16	47.06	25	49.02
血栓弹力图	11	64.71	5	14.71	16	31.37
新生儿溶血病检测	3	17.65	1	2.94	4	7.84
血小板交叉配型试验	2	11.76	1	2.94	3	5.88
血小板抗体检测	2	11.76	0	0.00	2	3.92
吸收放散试验	2	11.76	0	0.00	2	3.92
抗体特异性鉴定	2	11.76	0	0.00	2	3.92
抗体效价	2	11.76	0	0.00	2	3.92
PRP 治疗	1	5.88	0	0.00	1	1.96

（二）血型血清学技术的应用情况

被调研的 51 家医疗机构中，三级医院输血相容性检测采用微柱凝胶法的平均占比 88.24%，二级及以下医院采用微柱凝胶法平均占比 67.65%，其余采用常规的试管法和玻片法/纸片法，今后将进一步推进微柱凝胶法的应用，与传统方法相辅相成，以确保检测结果的准确性（见表 5）。

表 5　宁夏医疗机构血型血清学技术应用情况

单位：家，%

项目	开展方法	三级医院		二级及以下医院		合计	
		数量	占比	数量	占比	数量	占比
ABO、RhD 血型初检	试管法	7	41.18	10	29.41	17	33.33
	玻片法/纸片法	12	70.59	33	97.06	45	88.24
	微柱凝胶法	13	76.47	14	41.18	27	52.94

续表

项目	开展方法	三级医院		二级及以下医院		合计	
		数量	占比	数量	占比	数量	占比
供血者和受血者血型复核	试管法	9	52.94	14	41.18	23	45.10
	玻片法/纸片法	10	58.82	19	55.88	29	56.86
	微柱凝胶法	16	94.12	26	76.47	42	82.35
抗体筛查、交叉配血试验	试管法(盐水介质)	7	41.18	7	20.59	14	27.45
	试管法(凝聚胺介质)	14	82.35	21	61.76	35	68.63
	试管法(抗人球蛋白介质)	2	11.76	2	5.88	4	7.84
	微柱凝胶法	16	94.12	29	85.29	45	88.24

（三）医疗机构临床用血质量控制情况

1. 输血相容性检测室间质评情况

2024 年，宁夏各级医疗机构参加全国、全区输血相容性检测室间质评的数量分别为 27 家和 51 家，参加机构数量占比分别为 52.94%和 100%；全区输血相容性检测室间质评项目合格率平均为 96.08%。

2. 医疗机构临床用血质控指标情况

2024 年宁夏二级（综合、中医类、妇幼类）医院、三级（综合、中医类、妇幼类）医院临床用血质控指标汇总如下（见表 6）。

表 6　2024 年宁夏医疗机构临床用血质控指标值

质控指标	全省指标值	三级医院指标值	二级医院指标值
每千单位用血输血专业技术人员数(人)	1.04	0.55	5.60
临床输血申请单合格率(%)	98.96	99.24	94.60
受血者标本血型复查率(%)	99.66	99.85	98.22
输血相容性检测室内质控率(%)	85.29	98.80	76.03
输血相容性检测室间质评参加率(%)	96.89	97.47	96.49
输血相容性检测室间质评合格率(%)	96.08	98.89	93.86

续表

质量控制指标	全省 指标值	三级医院 指标值	二级医院 指标值
千输血人次输血不良反应上报例数(例)	4.28	3.38	14.84
一、二级手术台均用血量(U)	0.04	0.03	0.08
三、四级手术台均用血量(U)	0.09	0.09	0.09
手术患者自身输血率(%)	9.17	9.25	8.35
出院患者人均用血量(U)	0.11	0.15	0.04

三　医疗机构临床用血管理情况

（一）建立质量控制管理体系，定期开展血液安全技术核查

2013年，区质控中心成立，挂靠在宁夏回族自治区人民医院，开展全区临床用血质量控制工作。截至2024年，成立了5家地市级临床用血质量控制中心，建立全区临床用血质量控制管理体系，逐步形成了全区临床用血质量控制管理网络，每年组织专家进行血液安全技术督导检查，加强临床科学合理用血及输血科（血库）的信息化建设，推动开展单病种输血情况统计分析。

（二）加强医疗机构输血科（血库）人员岗位培训，提升专业技术能力

针对各级医疗机构在能力和技术水平上的欠缺，结合对全区医疗机构继续教育培训的要求，近几年开展了线上和线下各类临床用血或输血相关专题培训。邀请全国输血行业知名专家，开展合理用血、专科血液输注管理、输血科管理、信息化建设等方面的专题培训，先后举办“全区临床输血规范化培训班”“临床输血管理能力提升班”“临床输血技术培训班”

“临床用血规范化管理暨新进展培训班”等，持续提升临床用血的合理性、规范性。

（三）强化各级医疗机构输血管理委员会的职能

全区三级及部分二级医疗机构临床输血管理委员会每季度召开输血管理相关会议。会议对近期临床用血情况、合理用血情况、自身输血开展情况、输血不良反应、临床用血应急预案、无偿献血宣传工作、临床用血相关知识的培训考核及紧急特殊用血情况进行总结和分析。

四　存在的问题与工作展望

（一）存在的问题

1. 临床输血管理委员会作用发挥不够

个别输血管理委员会职责履行不到位，临床输血监督、审核、分析讨论、跟踪解决问题的作用发挥不足，对于输血科（血库）与临床用血科室之间的业务协调和工作衔接不够重视，需完善临床输血规范及应急预案；对医疗机构中的无偿献血宣传动员工作关注度低，需进一步加强。

2. 输血科（血库）规范化建设不到位

部分二级及以下医院未设立独立的输血科（血库），开展的输血相容性检测项目不完善，质量控制体系建设不切合实际工作，多数医院不重视对输血不良反应的监控，未建立相应的规程。人员以掌握检验技术为主，未配备和培养能够指导临床科学合理用血的专业人才。

3. 输血科（血库）检测、治疗技术有待提高，开展项目有待拓展

输血科（血库）开展的业务单一，以完成常规的输血相容性检测项目为主，仍有部分二级及以下医院未开展抗体筛查，只有 3 家三级医院和 1 家二级及以下医院开展了新生儿溶血病检测，疑难血型鉴定技术薄弱，开展血液治疗仅占 1.96%，自身输血率为 9.17%。

4. 输血科（血库）输血信息化建设滞后

输血科（血库）尚未建立输血信息系统、未接入全院 HIS 系统、未与采供血机构信息联网，无法与采供血机构实现信息共享。

（二）未来展望

1. 加强临床用血规范化管理

强化临床输血管理委员会职能。随着输血工作的开展，输血治疗发展缓慢成为制约医疗水平提升的“瓶颈”，各级临床输血管理委员会应发挥良好作用，严格规范用血监督、审核、评估及督促无偿献血宣传动员等工作，加强建立系统化、规范化的管理体系，充分发挥管理职能，科学合理发挥血液制剂的作用。

继续发挥各级质控中心的作用，定期开展督导检查，按照《临床输血技术规范》的要求，对出现的问题进行通报、反馈及总结改进。

2. 提升输血科（血库）技术能力

加强人员培训，提高解决疑难复杂临床输血问题的能力，拓展相关检测项目及血液治疗技术，实现 RhD 血型精准输血，开展新生儿溶血病检测、血液治疗技术，广泛推进自身输血，关注单病种血液使用情况。此外，推进输血科门诊的设立。

3. 全面稳步推进信息化建设

推动输血科（血库）与医院及采供血机构信息互联互通，加快实施输血科（血库）电子配血，推进质量控制信息化建设，涵盖输血各环节，如申请单审核、标本管理、检验项目的管理、双向数据传输、血样标本管理、不良反应监测、大量用血审核、输血病历查询、患者输血前后情况的评价评估、各临床用血质量控制指标统计，形成从“血管到血管”的覆盖输血全过程的信息化闭环管理。

B.15

2024年甘肃省临床输血现状与展望

刘春霞　张红良　潘　登*

摘　要： 2024年，甘肃省临床输血医学在学科建设、人才培养及用血质量管理等方面取得阶段性成果。甘肃省临床用血质量控制中心深化“省级统筹—市州督导—医院落实”三级质控体系，通过标准化建设、专项培训与督导检查，推动临床输血管理规范化。甘肃省医疗机构输血科（血库）在业务能力、室间质评参加率和合格率、无偿献血宣传方面均有不同程度的提高，但在部分三级乙等医院及二级医院，输血科人员配置、疑难输血、输血治疗、科研等方面仍有不足和短板，需要加强培训、不断提升。甘肃省临床用血质量控制中心将以临床用血质量提升三年行动为纲领，重点建设覆盖县级医院的5G远程质控网络，加强陇原输血医学人才孵育，进一步完善临床输血管理规范，持续推进全省临床输血技术同质化、标准化，推进实现临床合理安全用血。

关键词： 甘肃省　临床输血　质控管理

输血是医疗机构中非常重要的临床治疗手段。保障输血过程的安全、合理、有效、个体化是输血质控工作的重要内容。在甘肃省卫健委的领导和支持下，甘肃省临床用血质量控制中心（以下简称“省质控中心”）每年通过专业技术培训、质控督查，促进医疗机构合理用血，力争推动甘肃省医疗机构临床用血规范化、同质化。本文基于2024年对甘肃省194家医疗机构输血科设置、学科建设、人才梯队、临床用血、质量控制等情况的调研进行分析总结。

* 刘春霞，兰州大学第一医院输血科主任，主任医师；张红良，兰州大学第一医院输血科主管检验师；潘登，甘肃省血液中心副主任，输血技术主任技师。

一　医疗机构输血科(血库)建设基本情况

（一）输血科(血库)设置情况

2024年，省质控中心对甘肃省二级及以上的194家医院输血科（血库）开展了临床用血情况调研。据统计，参与调研的有三级医院58家、二级医院127家、其他医院（二级以下）9家。其中，三级医院独立设置输血科（血库）的有41家，二级医院独立设置输血科（血库）的有45家，独立设置输血科（血库）的医院共计91家，占调研医院总数的46.9%；未独立设置输血科的医院有103家，占调研医院总数的53.1%（见表1），这些医疗机构因规模小、资源有限、业务量不足、专业人员缺乏等多个因素未独立设置输血科。

表1　甘肃省194家医院输血科（血库）设置情况

单位：家

地州市	三级甲等医院		三级乙等医院		二级甲等医院		二级乙等医院		其他医院	
	独立设置	未独立设置	独立设置	未独立设置	独立设置	未独立设置	独立设置	未独立设置	独立设置	未独立设置
兰州市	6	5	1	2	4	6	0	0	1	0
嘉峪关市	0	0	0	0	1	1	0	0	0	0
金昌市	0	1	0	0	0	0	0	0	0	0
酒泉市	1	0	0	1	1	7	1	0	0	0
张掖市	4	0	1	0	1	8	1	1	0	0
武威市	4	0	1	1	0	4	0	0	0	0
白银市	0	1	2	1	2	3	0	0	0	0
天水市	4	0	2	1	4	8	1	2	1	0
平凉市	1	0	2	2	3	10	1	1	1	1
庆阳市	1	0	2	0	3	1	0	0	0	0
定西市	1	0	5	1	5	1	0	0	0	0
陇南市	0	0	1	1	2	12	0	0	0	1
甘南州	0	0	0	0	5	2	1	0	2	1
临夏州	1	0	1	0	2	13	7	2	0	1
总计	23	7	18	10	33	76	12	6	5	4

资料来源：甘肃省临床用血质量控制中心2025年2月调研结果，下同。

（二）人员配置情况

输血科（血库）专职和兼职人员共计1857人。在三级医院输血科（血库）中，专职人员占比54%，在二级医院输血科（血库）中，专职人员占比约42%（见表2）。从职称构成情况来看，在三级医院输血科（血库）中，高级职称人员占比18.5%，中级职称和初级职称人员占比接近；在二级医院输血科（血库）中，以初级职称人员为主（见表3）。从学历构成来看，参与学历调研的有1475人，在三级医院输血科（血库）中，硕士及以上人员占比7.9%，在二级医院输血科（血库）中，以本科学历人员为主（见表4）。

表2　甘肃省194家医院输血科（血库）人员配置情况

单位：人，%

人员配置	三级甲等医院		三级乙等医院		二级甲等医院		二级乙等医院		其他医院	
	数量	占比	数量	占比	数量	占比	数量	占比	数量	占比
专职	204	66.45	117	40.91	467	41.77	50	48.54	25	58.14
兼职	103	33.55	169	59.09	651	58.23	53	51.46	18	41.86

表3　甘肃省194家医院输血科（血库）人员职称情况

单位：人，%

职称	三级甲等医院		三级乙等医院		二级甲等医院		二级乙等医院		其他医院	
	数量	占比	数量	占比	数量	占比	数量	占比	数量	占比
正高	25	8.14	7	2.45	16	1.43	0	0	1	2.33
副高	45	14.66	33	11.54	124	11.09	5	4.85	7	16.28
中级	112	36.48	106	37.06	297	26.57	18	17.48	7	16.28
初级	125	40.72	140	48.95	681	60.91	80	77.67	28	65.12

表 4　甘肃省 194 家医院输血科（血库）人员学历情况

单位：人，%

学历	三级甲等医院		三级乙等医院		二级甲等医院		二级乙等医院		其他医院	
	数量	占比	数量	占比	数量	占比	数量	占比	数量	占比
博士	4	1.61	0	0	0	0	0	0	0	0
硕士	32	12.9	2	0.86	2	0.22	0	0	1	3.13
本科	197	79.44	194	83.62	661	73.44	37	58.73	12	37.5
专科	15	6.05	36	15.52	237	26.33	26	41.27	19	59.38

（三）设施设备情况

甘肃省整体输血科（血库）用房面积严重不足，全省医院输血科（血库）用房面积在 300 平方米及以上的有 8 家，100～300 平方米的有 44 家，不足 100 平方米的有 125 家，无独立用房的有 17 家（见表 5）。在输血信息系统方面，三级医院中有专用输血信息系统并与 HIS 连接的有 52 家，占比 89.66%；6 家三级乙等医院无专用输血信息系统；二级医院及其他医院有专用输血信息系统并与 HIS 连接的有 77 家，无专用输血信息系统的有 59 家（见表 6）。

表 5　甘肃省 194 家医院输血科（血库）用房面积情况

单位：家，%

面积	三级甲等医院		三级乙等医院		二级甲等医院		二级乙等医院		其他医院	
	数量	占比	数量	占比	数量	占比	数量	占比	数量	占比
400m^2及以上	5	16.67	0	0.00	1	0.92	0	0.00	0	0.00
300～400m^2	1	3.33	0	0.00	1	0.92	0	0.00	0	0.00
200～300m^2	4	13.33	5	17.86	2	1.83	0	0.00	1	11.11
100～200m^2	13	43.33	4	14.29	15	13.76	0	0.00	0	0.00
100m^2以下	7	23.33	18	64.29	75	68.81	18	100.00	7	77.78
无独立用房	0	0.00	1	3.57	15	13.76	0	0.00	1	11.11

表6　甘肃省194家医院输血科（血库）专用输血信息系统情况

单位：家，%

	三级甲等医院		三级乙等医院		二级甲等医院		二级乙等医院		其他医院	
	数量	占比	数量	占比	数量	占比	数量	占比	数量	占比
有专用输血信息系统并与HIS连接	30	100.00	22	78.57	68	62.39	7	38.89	2	22.22
无专用输血信息系统	0	0.00	6	21.43	41	37.61	11	61.11	7	77.78

（四）临床业务情况

从被调研的194家医疗机构输血科（血库）临床业务开展情况来看，三级医院均开展了输血相容性检测（血型鉴定、抗体筛查、交叉配血试验），二级医院开展输血相容性检测的仅占75.6%；有能力开展疑难血型鉴定及交叉配血的只有37家，占比19.1%；三级医院中开展新生儿溶血病检测的占比50%，开展孕妇母体效价检测的占比32.8%，开展吸收放散试验的占比32.8%，开展血型抗体效价测定的占比31%，开展富血小板血浆（PRP）治疗的占比15.6%，开展血浆置换的约占比19.0%，开展血栓弹力图的占比51.7%，开展血液照射的占比6.9%（见表7）。

表7　甘肃省194家医院输血科（血库）开展临床业务情况

单位：家，%

项目	三级甲等医院		三级乙等医院		二级甲等医院		二级乙等医院		其他医院	
	数量	占比	数量	占比	数量	占比	数量	占比	数量	占比
血型鉴定	30	100.00	28	100.00	109	100.00	18	100.00	9	100.00
抗体筛查	30	100.00	28	100.00	88	80.73	12	66.67	4	44.44
交叉配血试验	30	100.00	28	100.00	106	97.25	18	100.00	8	88.89
疑难血型鉴定及交叉配血	12	40.00	8	28.57	15	13.76	2	11.11	0	0.00
新生儿溶血病检测	23	76.67	6	21.43	7	6.42	0	0.00	0	0.00

续表

项目	三级甲等医院		三级乙等医院		二级甲等医院		二级乙等医院		其他医院	
	数量	占比	数量	占比	数量	占比	数量	占比	数量	占比
孕妇母体效价检测	14	46.67	5	17.86	3	2.75	0	0.00	0	0.00
吸收放散试验	15	50.00	4	14.29	2	1.83	0	0.00	0	0.00
抗球蛋白试验	28	93.33	19	67.86	34	31.19	1	5.56	2	22.22
血型抗体效价测定	15	50.00	3	10.71	6	5.50	0	0.00	0	0.00
血栓弹力图	24	80.00	6	21.43	10	9.17	0	0.00	0	0.00
血液照射	4	13.33	0	0.00	0	0.00	0	0.00	0	0.00
血小板抗体检测	11	36.67	0	0.00	0	0.00	0	0.00	0	0.00
Rh 血型（CcEe)抗原鉴定	17	56.67	6	21.43	11	10.09	3	16.67	1	11.11
血浆置换	10	33.33	1	3.57	4	3.67	0	0.00	0	0.00
PRP 治疗	7	23.33	2	7.14	0	0.00	0	0.00	0	0.00
其他血液治疗	3	10.00	0	0.00	2	1.83	0	0.00	0	0.00
其他	1	3.33	0	0.00	0	0.00	0	0.00	1	11.11

（五）甘肃省输血医学学科建设及科研情况

全省发表的 SCI 文章有 2 篇，国家级期刊文章 6 篇，省级期刊文章 27 篇。整体来看，相较其他专业，甘肃省输血医学科研能力比较薄弱，三级甲等医院在输血医学科研中占据主导地位，具体情况如表 8 所示。

表 8　甘肃省 194 家医院输血科（血库）科研情况

单位：篇，%

科研	三级甲等医院		三级乙等医院		二级甲等医院		二级乙等医院		其他医院	
	数量	占比	数量	占比	数量	占比	数量	占比	数量	占比
SCI	2	6.67	0	0.00	0	0.00	0	0.00	0	0.00
国家级	5	16.67	0	0.00	1	0.92	0	0.00	0	0.00
省级	13	43.33	7	25.00	6	5.50	0	0.00	1	11.11
无	10	33.33	21	75.00	102	93.58	18	100.00	8	88.89

二　医疗机构输血科（血库）用血情况

（一）全省用血情况

在临床用血方面，2024 年被调研的 194 家医疗机构共使用红细胞 271521.5U，其中三级医院使用红细胞 179693U，占全省红细胞使用量的 66%，二级医院及其他医院使用红细胞 91828.5U，占全省红细胞使用量的 34%；共使用血浆 7903845U，其中三级医院使用血浆 6466031U，占全省血浆使用量的 82%，二级医院及其他医院使用血浆 1437814U，占全省血浆使用量的 18%。在自身输血方面，术前自体全血采集 2624.5U、术中自体血回收 56564U（见表 9）。

表 9　2024 年甘肃省 194 家医院输血科（血库）用血情况

单位：U

项目	三级甲等医院	三级乙等医院	二级甲等医院	二级乙等医院	其他医院	总计
红细胞	152286.00	27407.00	90260.00	1107	461.5	271521.50
血浆	5616570.00	849461.00	1375465.00	55887	6462.0	7903845.00
血小板	14523.00	374.50	718.25	20	28.5	15664.25
冷沉淀	90565.95	1637.05	1550.49	0	15.25	93768.74
术前自体全血采集	121.50	2503.00	0	0	0	2624.50
术中自体血回收	29198.26	3639.49	23720.25	6	0	56564.00

（二）血液保护技术开展情况

被调研的 194 家医疗机构输血科（血库）手术患者自身输血开展情况具体如表 10、表 11 所示。194 家医疗机构中开展自身输血的有 58 家，占 29.90%，目前以术中自体血回收和术前自体全血采集为主。甘肃省医疗机构血液保护工作还有提升空间。

表 10　2024 年甘肃省 194 家医院输血科（血库）术前自体全血采集开展情况

单位：家，%

	三级甲等医院		三级乙等医院		二级甲等医院		二级乙等医院		其他医院	
	数量	占比	数量	占比	数量	占比	数量	占比	数量	占比
开展术前自体全血采集	7	23.33	4	14.29	2	1.83	0	0.00	0	0.00
未开展术前自体全血采集	23	76.67	24	85.71	107	98.17	18	100.00	9	100.00

表 11　甘肃省 194 家医院输血科（血库）术中自体血回收开展情况

单位：家，%

	三级甲等医院		三级乙等医院		二级甲等医院		二级乙等医院		其他医院	
	数量	占比	数量	占比	数量	占比	数量	占比	数量	占比
开展术中自体血回收	23	76.67	16	57.14	17	15.60	2	11.11	0	0.00
未开展术中自体血回收	7	23.33	12	42.86	92	84.40	16	88.89	9	100.00

三　医疗机构输血科（血库）质量控制情况

（一）输血相容性检测室间质评情况

被调研的 194 家医疗机构参加国家输血相容性检测室间质评（以下简称“国家室间质评”）的有 73 家（三级医院 46 家，二级及其他医院 27 家）；参加甘肃省输血相容性检测室间质评（以下简称“省级室间质评”）的有 127 家（三级医院 57 家，二级及其他医院 70 家），具体情况如表 12 所示。

表 12　甘肃省 194 家医院输血科（血库）输血相容性检测室间质评开展情况

单位：家，%

室间质评	三级甲等医院		三级乙等医院		二级甲等医院		二级乙等医院		其他医院	
	数量	占比	数量	占比	数量	占比	数量	占比	数量	占比
参加国家室间质评	27	90.00	19	67.86	25	22.94	1	5.56	1	11.11
没有参加国家室间质评	3	10.00	9	32.14	84	77.06	17	94.44	8	88.89
国家室间质评合格	27	100.00	18	94.74	24	96.00	1	100.00	1	100.00

续表

室间质评	三级甲等医院		三级乙等医院		二级甲等医院		二级乙等医院		其他医院	
	数量	占比	数量	占比	数量	占比	数量	占比	数量	占比
国家室间质评不合格	0	0.00	1	5.26	1	4.00	0	0.00	0	0.00
参加省级室间质评	29	96.67	28	100.00	66	60.55	3	16.67	1	11.11
没有参加省级室间质评	1	3.33	0	0.00	43	39.45	15	83.33	8	88.89
省级室间质评合格	29	100.00	28	100.00	63	95.45	3	100.00	1	100.00
省级室间质评不合格	0	0.00	0	0.00	3	4.55	0	0.00	0	0.00

（二）医疗机构临床用血质控指标情况

“每千单位用血输血专业技术人员数”指标二级医院因人员多为兼职，用血量较少，数值偏高，仅作为参考，具体如表13所示。

表13　甘肃省194家医院输血科（血库）临床用血质控指标情况

项目	三级甲等医院	三级乙等医院	二级甲等医院	二级乙等医院	其他医院	均值
每千单位用血输血专业技术人员数(人)	1.67	2.52	3.29	9.88	11.99	5.87
受血者标本血型复查率(%)	100	100	99.91	85.71	100	97.12
临床输血申请单合格率(%)	99.37	97.7	96.89	85.1	99.78	95.77
输血相容性检测室间质评参加率(%)	92.38	100	69.09	3.01	38.44	60.59
输血相容性检测室内质控率(%)	90.85	99.17	72.6	18.4	62.63	68.73
一、二级手术台均用血量(U)	0.05	0.47	0.58	1.61	2.23	0.99
三、四级手术台均用血量(U)	0.11	0.52	0.61	0.57	0.64	0.49
千输血人次输血不良反应上报例数(例)	6.4	2.05	1.07	0	0.61	2.03
出院患者人均用血量(U)	0.13	0.81	0.45	0.3	0.15	0.37
手术患者自身输血率(%)	19.21	11.51	2.33	0	0	6.61
血浆与红细胞比值	0.87	0.47	0.43	0.41	0.42	0.52

四　临床用血管理工作开展情况

（一）制度建设情况

2019 年，省质控中心制定了《甘肃省三级医院输血科建设管理规范》《甘肃省二级及以下医院输血科（血库）建设管理规范》《甘肃省科学合理用血考核评价标准》。2024 年，省质控中心更新《甘肃省卫健委血液安全技术核查指南》。

（二）质控工作开展情况

2024 年甘肃省临床输血相容性检测室间质评共 2 次，全省 14 个地级市的三级医院及二级医院积极参加，共有 127 家医院的实验室参加。其中三级医院 57 家，合格率 100%；二级医院 69 家，合格率 95.7%。

（三）临床业务开展情况

一是业务能力提升。甘肃省兰州市多家三甲医院输血科常规开展 Rh 血型抗原鉴定和匹配输注工作，疑难血型鉴定及交叉配血处理能力较高。

二是输血治疗逐步开展。甘肃省兰州市多家三甲医院输血科已有临床医师，不少医院已开展 PRP 治疗、血浆置换等输血治疗业务。

三是积极参与无偿献血。甘肃省重视无偿献血宣传工作，兰州市三甲医院将动员无偿献血作为日常工作内容，医院输血科（血库）人员积极参加无偿献血。

五　存在不足与展望

（一）存在不足

1. 部分医疗机构未设置独立输血科（血库）

部分医疗机构输血科（血库）由检验科兼管，虽然人员相对固定，但设备不齐全，且存在陈旧老化现象，尤其是未配置配血专用离心机。人员数量远远不能满足临床业务开展需要，极大地制约了输血医学学科的发展。

2. 部分医疗机构输血科（血库）暂未开展抗体鉴定工作

部分医疗机构输血科（血库）暂未开展意外抗体筛查及抗体鉴定工作，存在患者临床用血安全隐患。

3. 输血医学学科科研能力不足

科研是输血医学学科发展的关键。由于输血医学起步较晚，人才队伍建设有待加强，目前输血医学学科整体科研能力较为薄弱，缺乏重点科研项目及高质量文章。

4. 输血信息系统有待升级完善

无法通过信息系统直接提取临床用血质量控制指标数据，且多家医院缺乏输血专用信息系统。

（二）未来展望

1. 加强无偿献血宣教工作，提升临床用血保障能力

要拓展新媒体宣传渠道，充分利用网络短视频等平台，营造全社会积极参与无偿献血的良好氛围。以多样化的形式科普宣传无偿献血，推动患者亲友参与无偿献血，提升临床用血保障能力。

2. 加强从业人员岗位培训，提升专业人员执业能力

进一步加强医疗机构医务人员临床用血培训，变“被动培训”为“主动培训”，变“通识培训”为“精准培训”，提升临床用血的合理性、有效性、安全性。

3. 形成以患者为中心的循证输血理念，做好精准血液管理

通过输血科会诊，术前纠正贫血、优化止凝血功能，应用围手术期血液保护措施，科学合理用血，以达到减少或避免输异体血、改善患者预后、获得最佳病情转归的目的。

4. 以省质控中心为核心形成质控网络，加强行业建设

以省质控中心为核心，通过地市州级质控中心，督导各级医院输血科（血库）建设工作，从行政设置和科室管理、业务用房、基本设备配置、人员配置、输血相容性检测项目开展、室内质控和室间质评开展等几个主要方面着手；积极建立培训基地、输血专科联盟，开展专项指导工作。

B.16

2024年青海省临床输血现状与展望

雷登平　刘蓉霞　杨海阳*

摘　要：　2024年，青海省在临床输血医学人才培养、学科建设、临床用血管理等方面成效显著。青海省临床用血医疗质量控制中心持续推动省、市(州)、医院三级质控模式，实现全省临床用血质控全覆盖；通过标准制定、督导培训，多措并举、系统发力，持续推动了全省临床输血管理规范化、科学化；通过单盲样本考核和实验室内部人员能力比对，实验室检测能力和质控水平持续提升，全省临床输血工作呈良性发展态势。但部分边远地区及民营医院仍存在规范化进程迟缓，输血科（血库）人员配置不足，业务能力有待提高，各市州医院意外抗体送检人次偏低等问题。未来，青海省临床用血医疗质量控制中心将以《青海省输血管理质量规范》培训落地为抓手，依托“青海省输血医学专家服务基地”平台，持续推进全省临床输血管理同质化、标准化，助力临床安全用血。

关键词：　青海省　临床输血　输血管理

青海省地处青藏高原，人口仅占全国人口的0.42%，医疗资源较发达地区匮乏，临床输血事业发展起步较晚。2013年，青海省临床用血医疗质量控制中心（以下简称“省质控中心”）成立，从临床输血管理委员会的建立及职能发挥、输血科实验室建设、输血相容性检测、输血相关法规的贯

* 雷登平，青海省临床用血医疗质量控制中心主任，青海省血液中心副主任，主任技师；刘蓉霞，青海省临床用血医疗质量控制中心秘书，血型参比室副主任，主管技师；杨海阳，青海省临床用血医疗质量控制中心秘书，供血科副科长，主管技师。

标等方面重点发力，通过建立全省统一的输血质量管理规范、持续开展人才培养及学科建设、督导检查和技术核查等重点措施，全面推动全省临床输血管理，输血医学学科在青海省呈现良好的发展势头。

一　工作概况

青海省目前共有106家临床用血医院，其中三级医院26家（综合医院21家，专科医院5家）、二级医院80家（含民营医院20家）。全省各级临床用血医院均设有临床用血管理委员会，通过输血相关法规、标准的持续培训和推动落实，医院领导、临床用血管理委员会成员、医技护人员逐渐重视临床输血工作，不断优化改进临床输血管理工作，全省临床输血工作总体呈现持续改进的良性发展态势。但部分边远地区医院及规模较小的民营医院临床输血管理水平后劲不足，临床用血规范化推进进程缓慢。

（一）质量管理及人才培养

1. 三级质控模式覆盖全省各级临床用血医院

青海省积极推动省、市（州）、临床用血医院三级质控模式。全省各医院临床用血管理委员会负责本院临床用血全流程质控及自查工作；各市（州）临床用血医疗质量控制中心通过每年督导检查、技术核查及追踪，实现辖区临床用血医院临床用血质控全覆盖；省质控中心负责省卫生健康委所属临床用血医院督导检查、技术核查及追踪工作，并每年抽查各市（州）部分临床用血医院，全面督导市（州）临床用血医疗质量控制中心工作开展情况。

2. 全省临床用血质量控制实现闭环管理

省质控中心每年制订全年工作计划、修订年度技术督导检查和技术核查标准，对省、市（州）两级质控人员进行督导前培训，发放督导检查和技术核查标准并要求医院自查，开展省、市（州）两级现场督导检查问题反馈、培训、追踪回头看，完成全年督导任务后进行数据分析、年度总结，确定下一年度质控重点工作，上报省卫生健康委员会，全省临床用血质量控制实现 PDCA 闭环管理。

3. 持续培训助力全省临床用血安全

2013 年起，省质控中心每年免费面向医院实验室技术人员举办 4～6 期“输血相容性免疫血液学培训班”，截至 2024 年 12 月已举办 44 期，开展产前及新生儿溶血三项、抗球蛋白试验、自制室内质控品等专项培训 5 期。深入全省各级临床用血医院进行输血相关法律法规及行业标准、实验室规范化操作、科学合理用血等培训。2024 年，青海省委人才办联合青海省人力资源和社会保障厅，在青海省血液中心批准成立“青海省输血医学专家服务基地”，为持续服务临床，助力青海省临床用血安全搭建了输血医学人才培养平台。

4. 督导现场单盲考核持续提升全省输血相容性检测水平

省质控中心在每年现场督导检查中，对临床用血医院采用不同抗体浓度阳性样本随机抽取实验室人员进行现场单盲实践操作考核，评估检测水平，检测不通过的要求实验室对人员进行再培训。经过 11 年持续推进，全省实验室检测能力大幅提升。

5. 推进临床输血管理标准化

为使全省临床输血工作在法律法规框架下规范运行，2010 年青海省血液中心牵头制定《青海省临床输血质量管理规范》。2024 年省质控中心制定《青海省输血管理质量规范》，免费发放推进落实，持续提升青海省临床用血管理标准化水平。

（二）全省血液供应情况

基于青海省医疗资源配置的显著地域差异，临床用血呈现“单极集中”特征。省会西宁以占全省 39.2%的常住人口（2023 年统计数据），承担着全省 81.73%的临床用血需求，形成“一核多弱”的空间格局。2024 年青海省各市（州）血液供应情况如表 1 所示。

表1　2024年青海省各市（州）血液供应情况

单位：家，U

地区	医院	红细胞	血小板	血浆	冷沉淀	用血总量
西宁市	45	59716	8083	61457.40	9458	138714.40
海东市	15	6349	69	4338.60	206	10962.60
海南州	7	2498	32	2557.65	10	5097.65
海西州	13	3160	32	3268.10	140	6600.10
海北州	8	1109	4	284	0	1397.00
黄南州	5	626	1	425.60	0	1052.60
果洛州	5	1263	0	364.50	0	1627.50
玉树州	8	1971.50	0	2309.30	0	4280.80

资料来源：青海省各血站数据调研。

（三）输血相关业务开展

1. 血型血清学检测及临床输血治疗

目前青海省只有8家医院设置了独立输血科，其余医院血库血型血清学相关检测项目开展不全，全省输血相关业务有待拓展（见表2）。

表2　2024年青海省各级医院血型血清学检测及临床输血治疗开展情况

单位：家

医院等级	输血相容性五项检测	意外抗体鉴定	产前血型血清学检测	新生儿溶血三项	Coomb's实验	血小板抗体检测	PRP治疗
三级医院	26	4	8	8	17	5	1
二级医院	80	0	0	0	19	0	3

资料来源：青海省临床用血医疗质量控制中心。

2. 意外抗体检出率

2024年，青海省西宁市以外的其他市（州）临床用血医院总用血量占全省用血量的18.26%，意外抗体送检人次仅占全省送检人次的1.52%，明显低于西宁市临床用血医院（见表3），且输血实验室技术人员检测水平有待提高。

表 3　2013～2024 年西宁市及其他市州意外抗体送检情况

单位：人次

样本来源	2013 年	2014 年	2015 年	2016 年	2017 年	2018 年	2019 年	2020 年	2021 年	2022 年	2023 年	2024 年
西宁市	59	79	95	175	276	555	455	617	758	638	835	1104
其他市州	0	5	2	2	1	10	7	17	16	19	14	17
合计	59	84	97	177	277	565	462	634	774	657	849	1121

资料来源：青海省血液中心血型参比室。

二　质量管理

（一）室内质控

2019 年国家卫生健康委办公厅颁布《临床用血质量控制指标（2019 年版）》，2020 年省质控中心严格要求各级医院使用商品化室内质控品开展室内质控，使用商品化室内质控品开展室内质控的医院逐年增加（见表 4）。有 38 家高海拔边远地区年用血量不足 10U 的医院因商品化室内质控品有效期短、价格高等，开展室内质控存在困难。2024 年，省质控中心对这 38 家医院举办“自制输血相容性检测室内质控品专项培训班”，培训初见成效。

表 4　2022～2024 年青海省各级医院输血相容性全项目室内质控开展情况

单位：家

年份	商品化室内质控品	自制室内质控品
2022	26	0
2023	39	0
2024	52	2

资料来源：青海省临床用血医疗质量控制中心。

（二）室间质评

2023 年青海省医院输血相容性检测室间质评参加率达 100%，但参与项目不全，71 家医院未参加意外抗体筛查及交叉配血试验项目。通过省质控中心督导和追踪，2024 年减少至 28 家。

（三）重点质控指标

通过三级质控模式的推进，输血前评估、输血后疗效评价、血型复检率、临床输血申请单合格率等质控指标提升明显，2024 年青海省各医院输血患者血型复检率达 100%，临床输血申请单合格率从 2019 年 78.93%提升至 2024 年 91.71%，临床合理用血水平整体提高。

（四）实验室技术人员间能力比对

2019 年以来，省质控中心将“实验室技术人员内部能力比对”作为保障实验室检测质量的一项重点措施进行推广。通过能力比对及时发现实验室技术人员之间的检测差异，对影响实验室质量安全的重要因素——“人”进行分析、整改，持续优化实验室人员的检测能力，使实验室整体检测水平稳定提升。

三　主要问题

（一）临床用血管理

部分医院临床用血管理委员会职责不清，制约医院临床用血管理委员会职责发挥，影响输血管理水平的提高。

部分临床用血医院虽然开展了内部自查等质控工作，但对自查发现的问题没有追踪整改，自查工作流于形式。

临床用血信息化有待加强，未实现输血全流程闭环管理，相关数据来源不统一，影响了医院及省质控中心依据精确数据进行输血管理，不利于 PDCA 良性循环。

全省临床用血医院对血液安全监测工作不重视，输血不良反应的识别有待加强、管理水平有待提高。

（二）输血科（血库）人员配置有待提高

全省 106 家医院仅有 8 家三级医院成立独立输血科。未成立独立输血科但规模较大的二级医院中血库专职人员少，无法有效参与临床输血管理。全省输血实验室人员以医技为主，临床医师仅有 3 名，高层次人才缺乏，部分规模较小的民营医院和位于海拔 3000 米以上的县级医院，因医院编制少、培训合格后的实验室临聘人员流失严重、实验室人员岗位不固定等因素，无法保障实验室输血相容性检测，严重制约青海省临床输血医学学科的发展。

（三）自身输血开展较少

全省 17 家（占比 16.04%）医院开展自身输血，多为回收式自身输血，自身输血用血量不到医院总用血量的 1%。

四　未来展望和主要措施

（一）加强全省各级医院临床输血规范管理

1. 明确数据来源，保证临床用血质控指标数据准确性

要求各级医院固定数据统计人员，省质控中心对数据来源及质控指标计算方式进行专项培训，提高质控指标数据的准确性。

2. 完善医院输血质量管理体系并监督实施

省质控中心依据新发布的《青海省输血管理质量规范》，对全省各级医院进行分级培训，持续改进质量管理体系文件，通过每年督导检查监督质量管理体系文件的实施情况。

3. 加强医技护督导访谈

省质控中心连续多年在督导检查前，向各用血单位发布临床用血应知应会访谈内容及标准答案，使医技护人员被动掌握临床输血中应知应会的内容，该方式简单实用，在临床输血管理中起到了“事半功倍”的效果。今后将持续组织专家每年更新访谈内容，通过多种形式的培训结合现场访谈，使临床医护技人员掌握更多输血知识。

4. 侧重对边远地区及小规模民营医院的培训

针对边远地区医院意外抗体检出率较低的问题，省质控中心将向边远地区及小规模民营医院倾斜，提供培训和进行现场样本考核，整体提升全省临床用血医院输血管理水平，确保临床用血安全。

（二）完善信息化建设

输血信息管理系统是医院进行临床输血管理的有力工具，完善输血信息系统，推动临床输血实现全闭环管理，有助于医院输血管理及质量指标的统计分析，今后将积极推进各级医院输血信息系统建设，尽早实现输血管理PDCA 良性循环。

（三）拓展输血业务

对有助产机构的医院实验室技术人员进行产前血型血清学检测及新生儿溶血三项的专项培训。鼓励有条件的医院积极开展输血治疗，拓展业务范围，提升临床服务能力。

（四）提高全省自身输血率

省质控中心加大对临床用血医院自身输血优势的宣讲，加强对自身输血业务开展情况的考核，保障自身输血在全省顺利推进。

（五）加强临床用血质控工作

依据上一年度质控数据并结合实际情况确定切实可行的质控目标，严格按照法律法规及相关行业标准逐年修订《青海省临床用血单位质量管理技术核查标准》，指导医院对存在的问题进行全面整改，依据不同医院存在的问题开展多种形式的培训，持续推进青海省临床输血医学学科发展。

专题研究篇

B.17
我国患者血液管理现状与展望

胡丽华　陈凤花*

摘　要：　近年来，由于政策推动、技术创新和社会参与等多重因素，患者血液管理（Patient Blood Management，PBM）在我国逐步从理念走向实践，面临挑战与机遇并存的局面。贫血、失血和输血三个因素是患者不良结局的独立风险因素。为了改善患者预后，减少医疗支出，提升医疗质量与患者就医体验，国家从政策与技术方面双轮驱动，助力 PBM 发挥其优势，使术前贫血筛查与优化凝血功能、术中减少出血与回收失血及术后优化贫血耐受等措施逐步规范化；技术方面的革新也提升了输血过程管理的精准度与安全性。大数据与信息化建设亦在部分地区试点，助力输血流程优化与风险预警，多学科协作成为当下乃至未来推进 PBM 的重要方式。通过政策引导、技术创新与社会协同，有望实现血液资源的高效利用与患者结局的全面改善。未来需持续完善标准化体系、突破技术瓶颈，并构建“预防—治疗—康复”一体化生态，为“健康中国”

* 胡丽华，华中科技大学同济医学院附属协和医院二级教授，主任医师；陈凤花，华中科技大学同济医学院附属协和医院副教授，副主任医师。

战略实施提供支撑。

关键词： 患者血液管理　贫血　自身输血　限制性输血

患者血液管理（Patient Blood Management，PBM）是以患者为中心，应用多学科技术和循证医学方法，管理和保护患者自己的血液，最大限度地减少失血，优化凝血功能，恰当实施限制性输血策略，使患者获得最佳预后，同时保障患者安全和促进其主动参与的医疗模式。PBM 可显著减少异体输血，改善患者预后，缩短住院时间，减少医疗费用，提高医疗效率与质量。2010 年世界卫生组织（WHO）在世界卫生大会上提出 PBM 并敦促所有成员国推动 PBM 及相关模式的应用，2021 年 WHO 再次发布政策简报“迫切需要实施 PBM”①。

一　概述

我国 PBM 的雏形最早可追溯至 20 世纪末至 21 世纪初，经历了从初步探索到多学科协作、标准制定及实践应用的发展历程，与我国输血医学的规范化和政策推动密切相关。1998 年，《中华人民共和国献血法》颁布，实施无偿献血；2000 年，《临床输血技术规范》颁布，强化合理用血和血液保护；2012 年，《医疗机构临床用血管理办法》实施，要求医疗机构建立用血评价制度，推动术前评估和自身输血技术的应用；2022 年，国家卫生行业标准《围手术期患者血液管理指南》（WS/T 796—2022）颁布，系统规范了术前贫血管理、术中血液保护技术及异体输血适应证等内容，标志着 PBM 进入标准化阶段。随着人口结构的改变和社会老龄化的加剧，血液供

① World Health Organization（WHO），“The Urgent Need to Implement Patient Blood Manangement：Policy Brief，” 19 October，2021，https：//www. who. int/publications/i/item/9789240035744.

需平衡受到了前所未有的挑战。为此，亟须加快推进我国 PBM 的普及及实施效率。

二　我国 PBM 实施现状

由于贫血、失血和输血都是患者不良预后的独立风险因素，以患者为中心的 PBM 三大支柱分别是贫血和缺铁的诊断和治疗，采取微创、介入等多种技术和方法最大限度减少失血和优化凝血功能，优化贫血耐受并实施限制性输血策略。PBM 作为优化临床结局的关键策略，在我国广泛应用，并取得了一些成绩。

（一）自身输血广泛应用

自身输血被广泛应用于临床。一项关于全国医疗机构 PBM 实施现状的调查研究发现，使用术中自体血回收较多的主要为心血管手术和骨科手术，整体呈增长趋势①。2018~2020 年，湖北省 244 家二级及以上医院自身输血开展率逐年升高，分别为 46.72%、48.77%和 52.88%②。

（二）限制性输血策略广泛应用

限制性输血策略作为 PBM 的支柱之一，在我国广泛应用。国家卫生健康委员会不仅通过《医疗机构临床用血管理办法》等强化用血审核，要求临床医生严格评估输血指征，还将限制性输血策略纳入临床指南，推动循证输血。

一项关于我国红细胞输血合理性的研究提示，我国平均 72.3%的红细

① 刘琳琳：《全国医疗机构患者血液管理实施现状调查》，硕士学位论文，北京协和医学院，2019。

② 徐朴、杨茹、周瑞等：《2018~2020 年湖北省临床用血质量控制指标分析》，《中华医院管理杂志》2022 年第 12 期。

胞输血是合理的，其中三级医院比二级医院更合理、非手术科室比手术科室更合理，西南地区和东北地区的合理用血比例分别是最高的（80.62%）和最低的（66.57%）①。另一项关于2013~2018年我国主要外科手术围手术期红细胞输注的研究调查了438183名手术患者，其中44697名（10.20%）接受围手术期红细胞输注，对于髋关节置换术，红细胞输血率2013年和2018年分别为17.34%和7.03%，随着限制性输血策略的推广和普及，我国多个主要外科手术的围手术期红细胞输注率普遍下降②。

我国开展的一项前瞻性的多中心队列研究③对36607名外科成人住院患者开展调查，分析输血与手术预后的相关性，血红蛋白（Hb）浓度稳定在70~100g/L的患者输血率为10.7%，输血与死亡或并发症无关，输血没有改变手术预后，该研究为限制性输血策略扩展到更多外科实践提供了可行性依据。

（三）高度重视凝血功能优化

优化凝血功能是PBM核心之一，临床最常用的抗纤溶药物氨甲环酸（Tranexamic Acid，TXA）已被WHO列为基本药物，广泛用于各种外科手术，特别是创伤外科、心外科、骨科等。2019年发布的《中国骨科手术加速康复围手术期氨甲环酸与抗凝血药应用的专家共识》明确推荐TXA用于髋/膝关节置换、脊柱矫形术及创伤手术。一项单中心对比研究发现TXA有效将单侧初次全膝关节置换术的输血率从23.7%降至14.9%④。

---

① Kong, Y., Wang, X., Yin, Y., et al., "Appropriateness of Red Blood Cell Use in China in the Last Thirteen Years: A Systematic Review," *Heliyon*, 2019, 5 (3): e01408.

② Tang, B., Zhang, Y., Xu, X., et al., "Temporal Trends and Geographic Variations in Perioperative Red Blood Cell Transfusion in Major Surgical Procedures from 2013 to 2018 in China," *Vox Sanguinis*, 2023, 118 (7): 567-576.

③ Wang, L., Wang, Z., Huang, Y., et al., "Expanding Restrictive Transfusion Evidence in Surgical Practice: A Multicentre, Prospective Cohort Study," *Blood Transfusion*, 2022, 20 (5): 382-394.

④ 宋洋、周一新、唐杞衡等：《单侧初次全膝关节置换术后输血的危险因素分析》，《中华骨科杂志》2016年第15期。

（四）PBM 相关指南与专家共识日益增多

2018 年以来我国陆续发表针对妇产科、ICU、心外科、血液科等专科的 PBM 相关指南与专家共识（见表 1），为 PBM 的实施提供了技术支撑。

表 1　PBM 相关指南与专家共识一览

指南/共识	发表年月	发表期刊	发表团体
《心血管手术患者血液管理专家共识》	2018 年 4 月	《中国输血杂志》	中国心胸血管麻醉学会血液管理分会
《患者血液管理——术前贫血诊疗专家共识》	2018 年 8 月	《中华医学杂志》	北京医学会输血医学分会等
《妇科围手术期患者血液管理的专家共识》	2019 年 11 月	《中国妇产科临床杂志》	北京妇产学会月经病管理分会等
《内科重症监护病房的患者血液管理专家共识》	2020 年 2 月	《临床血液学杂志》	中国输血协会临床输血学专业委员会
《外科 ICU 患者血液管理专家共识》(2021 版)	2021 年 8 月	《中华危重症医学杂志》(电子版)	中国输血协会临床输血学专业委员会
《产后出血患者血液管理专家共识》(2022 年版)	2022 年 1 月	《中国临床新医学》	中国输血协会临床输血学专业委员会
《创伤性出血患者血液管理专家共识》(2022 年版)	2022 年 6 月	《中国临床新医学》	中国输血协会临床输血学专业委员会
《促进实施患者血液管理的专家倡议》	2022 年 9 月	《中国卫生质量管理》	清华大学医院管理研究院等
《非心脏外科围手术期患者血液管理专家共识》(2022 版)	2022 年 10 月	《临床输血与检验》	中国输血协会临床输血学专业委员会
《铁缺乏症和缺铁性贫血诊治和预防的多学科专家共识》(2022 年版)	2022 年 11 月	《中华医学杂志》	中华医学会血液学分会红细胞疾病(贫血)学组
《成人缺铁性贫血患者血液管理专家共识》	2023 年 9 月	《检验医学与临床》	重庆市健康促进与健康教育学会血液病专业委员会等
《妇科围手术期患者血液管理专家共识》(2024 年版)	2024 年 7 月	《中国妇产科临床杂志》	北京妇产学会月经病管理分会等
《成人心血管外科手术体外循环患者血液管理指南》	2024 年 9 月	《中国胸心血管外科临床杂志》	国家心血管系统疾病医疗质量控制中心体外循环与体外生命支持质控工作组
《成人原发免疫性血小板减少症患者血液管理专家共识》(2024 版)	2024 年 10 月	《中国实用内科杂志》	《成人原发免疫性血小板减少症患者血液管理专家共识》专家组

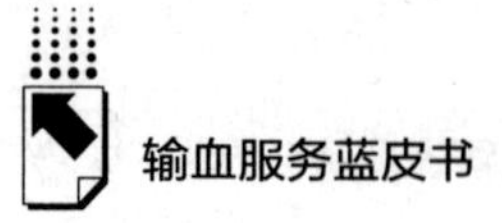

（五）实施 PBM 成效显著

在我国，最早一批开展 PBM 的医疗机构和临床科室也取得显著成效。中国医学科学院阜外医院从 2009 年 1 月开始实施 PBM，组建 PBM 多学科团队，2009～2021 年在心脏手术量增加的情况下，成人红细胞输注率由 70.5%降至 22.7%①，患者结局明显改善②。四川大学华西医院骨科从 2012 年开始实施围手术期 PBM，到 2019 年，全髋关节置换术和全膝关节置换术的输血率分别从 15%和 12%降至 0.8%和 0.2%③。

三　我国 PBM 实施的不足之处

我国 PBM 实施取得了显著成绩，但也存在一些不足之处。

（一）对 PBM 认识不足

在我国，医疗机构、医护人员、患者及其家属对 PBM 的内涵和措施认识不足，尚未全面认识到 PBM 是贫血、缺铁、失血和凝血病风险的整体解决方案，进而阻碍了 PBM 方案的整体实施。

1. 医院和医护人员对 PBM 认识不足

医院将 PBM 视为输血科的工作，忽略了医院管理部门和临床医师的关键作用。两项调查研究发现，全面实施 PBM 的医院并不多（占比只有 26%），PBM 实施人员对 PBM 的认识不足，并且在很大程度上是片面的，存在明显的偏

① Yao, Y., Yuan, X., He, L., et al., "Patient Blood Management: Single Center Evidence and Practice at Fuwai Hospital," *Chinese Medical Science Journal*, 2022, 37 (3): 246-260.

② 纪宏文、李志远、孙寒松等：《多学科血液管理对心脏瓣膜手术患者输血和转归的影响》，《中华医学杂志》2014 年第 7 期。

③ 谢锦伟、廖刃、向兵等：《骨科加速康复围术期患者血液管理进展：现状与未来》，《中国科学：生命科学》2022 年第 11 期。

差[1][2]。部分医师依赖经验性输血治疗贫血，对限制性输血策略接受度低，尤其是在基层医院。

2. 患者及其家属对 PBM 认识不足

患者及其家属存在将输血视为补充营养的手段的错误观念，存在认知误区，对 PBM 也不了解。

（二）PBM 实施存在局限

1. 多学科协作不足

外科医生与输血科、麻醉科等沟通不畅，围手术期 PBM 流程碎片化，缺乏统一的 PBM 标准化操作流程。

2. 贫血管理不规范

我国医疗机构实施 PBM 更注重减少失血和限制性输血策略，对贫血管理不够重视[3]。

3. PBM 实施存在地域差异

我国 PBM 实施成效显著，但地域差异明显。大型三甲医院已逐步引入 PBM 模式，采取多学科协作、术中血液回收等措施；但基层医院受设备、人员及资金限制，PBM 推广较慢。PBM 实施涉及多个部门，立场和标准不统一，还面临经济、社会方面的阻力，基层推广难度较大。

有研究发现，我国华中、华东、华北、东北、西北、华南和西南七大地区围手术期红细胞输注率存在显著的地域差异，经胸二尖瓣置换术、开胸肺叶切除术和髋关节置换术红细胞输注率西北地区最高（分别为 48.20%、11.68%和 23.05%），华东地区最低（分别为 10.29%、1.11%和 3.71%）；

---

① 刘琳琳：《全国医疗机构患者血液管理实施现状调查》，硕士学位论文，北京协和医学院，2019。

② 洪洋：《妇产科医生对患者血液管理认知度调查》，硕士学位论文，重庆医科大学，2024。

③ 刘琳琳：《全国医疗机构患者血液管理实施现状调查》，硕士学位论文，北京协和医学院，2019。

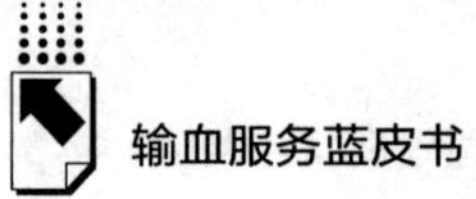

经腹胃切除术红细胞输注率西北地区最高（14.38%），华南地区最低（2.84%）；脑动脉瘤或脑动静脉畸形的开颅手术红细胞输注率西南地区最高（14.19%），东北地区最低（4.26%）①。

4. 限制性输血策略实施局限于红细胞

我国限制性输血策略的实施局限于红细胞，应扩展到所有品种的成分血，如血小板、血浆等。

5. PBM 实施局限于手术患者

PBM 可减少患者不良预后的多种风险因素，如缺铁、贫血、凝血障碍和失血等。目前我国实施 PBM 主要针对围手术期患者，应扩展到门诊和住院、内科和外科的全部患者。

四　我国 PBM 实施的改进与革新

PBM 在我国的整体实施需要卫生管理部门、专业协会、各医疗机构医护技全体人员、患者及其家属等的共同参与。

（一）政策推动

将 PBM 作为医疗质量考核的指标进行立项管理，从国家层面出台关于 PBM 多学科合作的指导原则，并将 PBM 涉及的用药及耗材逐步纳入医保报销体系，将择期手术术前贫血率与围手术期输血率、手术患者自身输血率等作为医疗机构及医疗组绩效考核的指标之一，不断推进 PBM 实施。

1. 成立 PBM 团队，加强多专业、多学科协作

PBM 的实施高度依赖多学科协作，医院层面应组建一支包括临床用血科室、输血科、麻醉科、医务处等的 PBM 团队，多专业、多学科协作，制定统一的切实可行的 PBM 标准化操作流程，确定适合不同疾病人群的限制

① Tang, B., Zhang, Y., Xu, X., et al., "Temporal Trends and Geographic Variations in Perioperative Red Blood Cell Transfusion in Major Surgical Procedures from 2013 to 2018 in China," *Vox Sanguinis*, 2023, 118 (7): 567-576.

性输血指征，制定评价指标和考核奖励办法，定期评估、公示并持续改进，不断提高 PBM 实施水平。

2. 加强医务人员培训

将 PBM 纳入医务人员培训与教育系统，常态化培训 PBM，促进 PBM 理念与实践相结合。

3. 加强患者教育

利用新媒体等开展公众科普教育，普及 PBM 相关知识，鼓励患者参与贫血管理等医疗决策，提高其依从性，提升患者就医体验。

4. 加强贫血管理

贫血已成为严重的全球公共卫生问题。全球有 19.5 亿至 23.6 亿人患有贫血，其中大约 12.4 亿至 14.6 亿人为缺铁性贫血①。我国 27.57%的手术患者术前存在贫血②。建议将贫血纳入慢病管理，并将 PBM 用药纳入门诊医保报销范畴，推动基层医院广泛参与；在全国范围内普及择期手术患者入院前纠正贫血，术中采用介入、微创、自身输血等多种技术和方法减少失血，不断提高全国不同地区围手术期红细胞输血实践的同质性，改善患者结局。

（二）完善输血信息平台建设，建立区域协作网络

国家卫生健康委将“血费减免一次都不跑”列为 2025 年为民服务实事之一，通过信息化手段简化流程，未来可将 PBM 纳入医院考核指标，推动其全面落地。部分省份已实现用血费用直接减免省内联网，并通过全国电子无偿献血证平台推进跨省血费减免，间接促进血液使用数据的整合与分析。政策推进与信息平台建设相辅相成，DRG/DIP 的全面实施将促进医

① World Health Organization（WHO），“The Urgent Need to Implement Patient Blood Manangement: Policy Brief,” 19 October, 2021, https://www.who.int/publications/i/item/9789240035744.

② Lin, J., Wang, C., Liu, J., et al., “Prevalence and Intervention of Preoperative Anemia in Chinese Adults: A Retrospective Cross-sectional Study Based on National Preoperative Anemia Database,” *e Clinical Medicine*, 2021, 36: 100894.

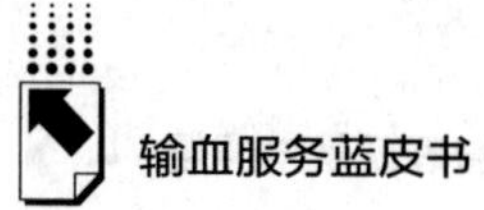

院利用数据分析优化输血决策，如通过历史病例预测输血需求，科学分配血液资源，推进输血信息系统不断完善及 PBM 数据库建立，将用血患者精准分类，评价单病种输血率等，为建立中国特色的 PBM 方案提供支撑。

（三）新药物、新材料、新技术的应用

随着医学技术的进步，PBM 领域的药物、材料和技术不断革新。静脉铁剂从第一代高分子右旋糖酐铁到目前使用的第三代异麦芽糖酐铁等，在稳定性、安全性、便捷性等方面有了极大的提升；异麦芽糖酐铁于 2021 年进入我国，2023 年纳入医保。2025 年 2 月，有团队研发出一种替代血小板的多聚糖纳米颗粒①，将来有望实现临床转化。微创失血监测技术和无创血红蛋白监测设备的革新，如 HemoSonics Quantra® 2. 0 和 Masimo SpHb®传感器，大大提升了血液状态的动态评估精度。随着人工智能技术的发展，AnemiaPhone 系统和基因编辑技术如 CRISPR 在 PBM 中的应用，将极大地推动个体化输血方案制定，实现更加智能化的 PBM。

五　展望

目前我国 PBM 的全面实施仍处于初级阶段，大型医院在标准化和新技术应用上表现较好，但基层医院 PBM 普及率较低。未来需通过政策引导、技术赋能和人才培养，逐步缩小地区差距，实现 PBM 规范化与全覆盖，建立中国特色的 PBM 方案，为患者提供更优质的医疗服务，最终实现患者安全和医疗资源节约双赢的目标。

---

① Zeng, Y. , Yang, S. , Tian, Z. , et al. , “A Platelet-Substitute-Releasing Supramolecular Material for Cellular Assembly Mediated On-Demand Hemostasis,” *Advanced Functional Materials*, 7 February 2025, https://doi.org/10.1002/adfm.202422686.

B.18

我国采供血机构开展 HEV 筛查的现状与展望

李素萍　胡晓玉*

摘　要：　戊型肝炎病毒（Hepatitis E Virus，HEV）作为一种重要的致病性病原体，是引起急性病毒性肝炎的主要原因之一。我国属于戊型肝炎高流行区，呈现多基因型混合流行的态势，应特别重视 HEV 感染问题。戊型肝炎病毒感染主要是通过粪口途径传播，但经输血传播的戊型肝炎病毒（transfusion-transmitted Hepatitis E Virus，TT-HEV）已成为全球公共卫生领域面临的严峻挑战之一，日益受到广泛关注。为应对 HEV 感染对血液安全的潜在威胁，我国采供血机构亟须对戊型肝炎病毒经输血传播的风险进行全面评估，以有效应对这一公共卫生难题。我国部分采供血机构已积极开展献血人群 HEV 筛查研究工作，献血人群中病毒血症期呈现多样化的 HEV 感染进程，这对筛查工作提出了全新的挑战。近年来，我国采供血机构献血者 HEV 感染相关研究表明，我国无偿献血人群中 HEV 现症感染比重较低，TT-HEV 感染极为罕见。

关键词：　采供血　戊型肝炎病毒　血液安全

戊型肝炎作为一种常见的急性病毒性肝炎，一直是公共卫生领域关注的重点之一。HEV 曾经被认为主要通过粪口途径传播且引发急性感染，但近年来的研究进展不断刷新我们对其传播特性和感染病程的认识。尤其是在输

---

* 李素萍，安徽省血液中心检验科科长，主任技师；胡晓玉，安徽省血液中心党委书记、主任，副主任卫生管理师。

血医学领域，经输血传播戊型肝炎病毒作为一个新兴的全球健康问题越来越受到关注，也给血液安全带来了新的挑战。我国是戊型肝炎高发地区之一，我国采供血机构非常有必要对戊型肝炎病毒经输血传播的风险进行评估，有效应对这一公共卫生挑战。

一 HEV 的特点

（一）HEV 的病原学特征

戊型肝炎病毒隶属于戊型肝炎病毒科，感染人类的 HEV 毒株归属于正戊型肝炎病毒属。熊晓妍课题组发现①，存在于粪便中的戊型肝炎病毒粒子以无囊膜形式存在；而游离于血清中的病毒粒子表面则有脂膜包被，即“准囊膜”戊型肝炎病毒（quasi-enveloped HEV，eHEV）。HEV 存在于粪便和胆汁中，是一种无囊膜球形病毒粒子，对外界环境的抵抗力很强，能稳定存在于粪便或被污染的食物中，在自然宿主间传播具有显著优势。相比之下，eHEV 可在血液和培养液中循环，但其传染性较 HEV 略低。HEV 基因组全长约 7.2kb，有 3 个开放阅读框（open reading frame，ORF），即 ORF1、ORF2、ORF3。HEV 有 8 个基因型，每种基因型均具有典型的地理分布特征。在亚洲、非洲、南美洲的部分发展中国家或地区，主要流行的基因型为 HEV-1 和 HEV-2，仅感染人类，主要通过被粪便污染的饮用水源传播。孕妇感染 HEV-1 时，可能出现暴发性肝衰竭、流产和死产等严重不良妊娠结局，甚至发生垂直传播，病死率超过 20%②。HEV-3 和 HEV-4 属于人兽共患病毒，在全球范围内广泛流行。HEV-5 和 HEV-6 仅在日本野猪体内被发现。HEV-7 则感染单峰骆驼，同时也具备感染人类的能力。而 HEV-8 仅在我国的双峰骆驼体内被检出。

① 熊晓妍、刘杏、尹鑫：《戊型肝炎病原学研究进展》，《中华肝脏病杂志》2023 年第 5 期。

② 杨心悦、何启瑜、王麟：《戊型肝炎的流行病学进展》，《中华肝脏病杂志》2023 年第 5 期。

（二）HEV 的传播途径

HEV 可以通过多种途径传播，其中最主要的传播途径是粪口传播。在卫生程度较差的国家，尤其是发展中国家，经水传播较为常见，通常由被粪便污染的水源所致，常导致 HEV 的暴发性流行和持续性流行。在发达国家，食源性传播途径更为普遍，即通过摄入感染 HEV 的动物肉制品而被传染，发生 HEV 从动物向人的跨物种传播。此类传播多表现为散发性或家族聚集性病例。在 HEV 流行国家，感染 HEV 的孕妇将 HEV 垂直传播给胎儿，是导致胎儿和孕妇围产期死亡的一个重要原因，垂直传播途径与 HEV-1 和 HEV-2 基因型密切相关。此外，HEV 也可通过血液或血液制品传播，许多国家均有类似病例的报道。随着戊型肝炎患者及 HEV 携带者数量的增加，血液传播的风险也随之升高。为此，许多欧洲国家已开始实施血液制品 HEV RNA 的筛查，以应对 HEV 对血液安全构成的潜在威胁。此外，器官移植中，携带病毒的移植物也会将 HEV 传播给受者①。

（三）HEV 感染的临床表现

HEV 感染的临床表现形式多样，从无症状或亚临床表现到肝衰竭。大多数 HEV 感染者症状轻微，主要表现为急性、自限性肝炎。在少数情况下，HEV 感染也可能发展为慢性肝炎。急性 HEV 感染作为一种自限性疾病，在免疫功能正常的患者中，通常症状缺乏或轻微，可引发厌食、恶心、呕吐、不适、嗜睡、发热、疲乏、腹痛和黄疸等症状。此类感染无须特殊治疗，通常在 4~6 周内可自发清除病毒，临床和肝脏生化指标随之恢复正常。在特定人群中，如孕妇、老年人以及基础慢性肝病患者，HEV 感染可导致急性重型肝炎或急性肝衰竭，病死率较高。特别是患有戊型肝炎的孕妇，在妊娠晚期更易出现急性肝衰竭和子痫、出血等产科并发症，病死率超过 20%。

① 周立志、郑明华、李少伟等：《戊型肝炎流行病学特征及疫苗研发进展》，《厦门大学学报》（自然科学版）2024 年第 3 期。

此外，基础性肝病患者感染 HEV 后，病情可迅速恶化，病死率高达 70%①。近年来的研究显示，HEV 不仅在肝脏中复制，也在其他组织中复制，进而引发多种肝外疾病，累及多个器官系统，导致各种系统性疾病②。因此，HEV 感染已被视为一种全身性疾病。

二　HEV 感染的实验室检测

戊型肝炎的实验室检测指标主要包括抗体检测抗－HEV－IgM、抗-HEV-IgG与病原学检测 HEV RNA、HEV 抗原③。HEV 暴露和感染后，病毒在体内的潜伏期通常约为 15~60 天，在肝脏内进行复制，子代病毒可分泌进入血液，表现为病毒血症，同时也能分泌到胆汁并进入肠道，随粪便排出。因此，粪便或血液标本中可检测到 HEV RNA 的存在。病毒血症状态可持续 3~6 周。HEV RNA 检测是诊断戊型肝炎的一种高灵敏度和高特异性的方法。ORF2 编码的蛋白构成 HEV 的衣壳蛋白，是 HEV 的主要抗原。在病毒复制过程中，一部分抗原与病毒核酸组装成病毒颗粒，而另一部分抗原则分泌到细胞外，进入血液并随胆汁进入肠道，形成游离的抗原。HEV 抗原阳性表明体内存在病毒复制，可确定 HEV 感染。患者的血清/血浆、粪便和肝组织均可用于 HEV 抗原检测。人体感染 HEV 后，首先会产生抗-HEV-IgM 抗体，3 个月内由阳性转为阴性。一般情况下，抗-HEV-IgM 阳性可确定为急性感染或近期感染。然而，少数戊型肝炎患者抗-HEV-IgM 可持续阳性超过 6 个月或者 1 年，甚至数年。因此，不能仅凭抗-HEV-IgM 持续阳性来诊断慢性 HEV 感染。抗-HEV-IgG 通常在抗-HEV-IgM 出现后的 1~2 周内转为阳性，其阳性状态可持续数年甚至数十年，作为既往感染的

① 刘红杨、赵景民：《戊型肝炎的肝内外临床表现与治疗进展》，《中华肝脏病杂志》2023 年第 5 期。

② 段纯、全斌、杨进孙等：《戊型肝炎病毒感染的肝外表现》，《中华传染病杂志》2024 年第 6 期。

③ 应东、夏宁邵、郑子峥：《戊型肝炎的实验室诊断指标与临床应用》，《中华检验医学杂志》2024 年第 3 期。

指标，其阳性结果不应作为戊型肝炎的临床判定标准；同样，阴性检测结果亦不能排除戊型肝炎病毒感染的可能性。此外，抗 - HEV - IgM 和抗-HEV-IgG双阳性情况，亦不能作为戊型肝炎的诊断标准[①]。

三　我国 HEV 的流行现状

我国属于戊型肝炎高流行区，呈现多基因型混合流行的态势。流行病学研究表明，我国 HEV 流行的基因型已经从最初以 HEV-1 为主转变为以人兽共患的 HEV-4 为主，且主要是散发性病例[②]。这一变化与我国卫生基础设施明显改善密切相关。有文献系统评估了 1997～2022 年我国 HEV 感染情况[③]，该研究共纳入了 208 项 HEV 相关研究，中国抗-HEV-IgG 阳性率为 23.17%，抗-HEV-IgM 阳性率为 0.73%，HEV 抗原阳性率为 0.12%，HEV RNA 检测率为 6.55%。在职业人群中，抗-HEV-IgG 阳性率高达 48.41%，而在 50～59 岁老年人群中，该比例为 40.87%。饮用非自来水、食用生或未煮熟的肉类和少数民族身份，均被列为抗-HEV-IgG 流行率的风险因素。江苏、海南、吉林、新疆、上海、云南、甘肃、湖北和福建九个省（区、市）流行的戊型肝炎病毒基因型主要为 HEV-4。浙江省抗-HEV-IgG 流行率为 37.24%，HEV 基因型逐渐从 HEV-1 向 HEV-4 转变。河北省抗-HEV-IgM 流行率为 3.13%，这两个省份 HEV 抗体流行率居全国最高。甘肃省 HEV 抗原阳性率最高，达到 4.35%。云南省 HEV RNA 检测率最高，为 15.91%[④]。鉴于我国人口基数庞大，应特别重视 HEV 感染问题。

---

① 赵红、周乙华：《戊型肝炎的实验室诊断》，《中华肝脏病杂志》2023 年第 5 期。

② 朱月萍、朱传武：《戊型肝炎高风险人群的防治进展》，《临床肝胆病杂志》2023 年第 11 期。

③ Cao, K., Wu, X., Yang, M., et al., "Prevalence of Hepatitis E Virus in China from 1997 to 2022: A Systematic Review and Meta-Analysis," *Front Public Health*, 2023, 11: 1243408.

④ Cao, K., Wu, X., Yang, M., et al., "Prevalence of Hepatitis E Virus in China from 1997 to 2022: A Systematic Review and Meta-Analysis," *Front Public Health*, 2023, 11: 1243408.

四 我国献血人群 HEV 筛查情况

追溯 HEV 经输血传播的相关文献，世界上首例输血传播 HEV 病例于 2002 年在日本北海道地区被发现①，通过 HEV RNA 序列分析，证实了献血者与受血者的 HEV 基因序列一致，从而提供了 TT-HEV 的直接证据。自此，全球各地陆续报道并证实了 TT-HEV 病例的存在。受血者输注被 HEV 感染的各类血液制品，如红细胞悬液、新鲜冰冻血浆、血小板等，均可能导致输血后 HEV 感染。HEV 已成为一种输血传播病原体，对血液安全构成威胁。HEV 与血液安全作为一个重要的公共卫生问题，已引起全球广泛关注。

我国无偿献血者人群中 HEV 流行病学调查数据尚缺乏系统性和完整性，采供血机构尚未开展 HEV 感染常规项目的筛查工作，但已开展了一些前瞻性研究工作，厦门大学和福建省血液中心合作，对 11747 名符合条件的献血者进行了抗-HEV-IgM、抗-HEV-IgG、HEV RNA 及 HEV 抗原的检测筛查，分析了 HEV 抗原和 HEV RNA 均为阳性的献血者病毒血症的持续时间②。检测出 HEV 抗原和 HEV RNA 均为阳性的献血者 24 名，对其中 17 名献血者进行了至少 1 次随访，样本采集时间在捐献后 70 天或以上。结果显示，有 10 人在献血后 70 天或更长时间内检测出病毒血症和/或抗原血症，其中有 3 人 HEV 抗原和 HEV RNA 阳性超过 90 天。在随访期间，17 名献血者均未观察到抗-HEV-IgM 和抗-HEV-IgG 阳性转化。通过比较持续性病毒血症和/或抗原血症献血者与急性戊型肝炎患者之间 HEV 病原体和 HEV 抗体的进展情况，发现这些献血者具有长期戊型肝炎病毒血症和/或抗原血症，HEV RNA 和 HEV 抗原阳性在献血后最长可维持 112 天；而在急性戊型肝炎患者中，

---

① Sakata, H. , Matsubayashi, K. , Iida, J. , et al. , "Trends in Hepatitis E Virus Infection: Analyses of the Long-Term Screening of Blood Donors in Hokkaido, Japan, 2005-2019," *Transfusion*, 2021, 61 (12): 3390-3401.

② Wen, G. , Chen, C. , Song, X. , et al. "Long-Term HEV Carriers without Antibody Seroconversion among Eligible Immunocompetent Blood Donors," *Emerging Microbes & Infections* , 2018, 7 (1): 125.

HEV RNA 和 HEV 抗原阳性持续时间不超过 28 天。换言之，献血者的病毒血症期显著长于急性戊型肝炎患者，表现出不同的 HEV 感染进程，这对筛查工作提出了全新的挑战。

为了更深入地了解我国无偿献血者人群中 HEV 感染的现状，谢月娜等研究者采用 Meta 分析方法，对文献报道的无偿献血者人群的抗-HEV-IgG、抗-HEV-IgM 及 HEV RNA 流行率进行了综合分析。结果显示，中国无偿献血者人群中抗-HEV-IgG、抗-HEV-IgM 及 HEV RNA 流行率分别为 23.0%、1.13%、0.028%①。与之前报道的抗-HEV-IgG 的汇总流行率相比，当前流行率有所下降，现症感染率也相对较低，并呈现下降趋势。中国无偿献血人群中 HEV 不同感染标志物的阳性率如表 1 所示。

表 1　中国无偿献血人群中 HEV 不同感染标志物的阳性率

单位：份，%

地区	研究时间	样本数	HEV RNA 检测		抗-HEV-IgG 检测		抗-HEV-IgM 检测		HEV 抗原检测	
			阳性数	阳性率	阳性数	阳性率	阳性数	阳性率	阳性数	阳性率
北京	2002 年 7~8 月	7113	—	—	1948	27.39	—	—	—	—
浙江湖州	2002 年 12 月~2003 年 4 月	3047	6	0.197	1269	41.65	46	1.51	—	—
浙江萧山	2004 年 8~11 月	552	—	—	—	—	11	1.99	—	—
福建厦门	2005 年 3 月~2007 年 4 月	20389	4	0.020	—	—	186	0.91	—	—
浙江温州	2008 年 2~10 月	3044	3	0.099	1013	33.28	28	0.92	—	—
辽宁沈阳	2010 年 7~8 月	2250	—	—	647	28.76	58	2.58	—	—
浙江杭州	2012 年 4~7 月	4396	—	—	1788	40.67	43	0.98	—	—
深圳	2013 年 3~4 月	4046	—	—	896	22.15	50	1.24	—	—

① 谢月娜、李凤园、刘淼等：《中国无偿献血人群 HEV 感染标志物流行率的 Meta 分析》，《中国输血杂志》2023 年第 2 期。

续表

地区	研究年份	样本数	HEV RNA 检测		抗-HEV-IgG 检测		抗-HEV-IgM 检测		HEV 抗原检测	
			阳性数	阳性率	阳性数	阳性率	阳性数	阳性率	阳性数	阳性率
福建厦门	2013 年 12 月~2014 年 5 月	6263	8	0.128	1447	23.10	42	0.67	12	0.19
江苏盐城	2014 年 6 月 21 日~7 月 18 日	631	—	—	251	39.78	10	1.58	—	—
江苏	2014 年 9~10 月	1144	3	0.262	220	19.23	17	1.49	—	—
山东青岛	2015 年 1 月~2016 年 12 月	1612	—	—	210	13.03	13	0.81	—	—
北京市通州区	2015 年 6~12 月	5400	—	—	63	1.17	27	0.5	—	—
重庆	2017 年 2~3 月	10008	—	—	4923	49.19	167	1.67	2	0.020
广州	2017 年 4 月~2018 年 4 月	5552	—	—	1113	20.05	42	0.76	2	0.036
云南大理	2018 年 2~3 月	1864	—	—	249	13.36	21	1.13	—	—
广西柳州	2019 年 10~11 月	5751	—	—	1497	26.03	96	1.67	—	—
湖北武汉	2020 年 11~12 月	17409	1	0.006	—	—	—	—	—	—
湖北武汉	2021 年 1~12 月	3329	—	—	720	21.63	43	1.29	—	—
江西上饶	2021 年 2 月~2022 年 4 月	46837	1	0.002	1734	3.70	117	0.25	—	—
安徽合肥	2021 年 7 月~2023 年 2 月	1301	—	—	188	14.45	9	0.69	—	—
江苏南通	2021 年 11 月~2022 年 5 月	3440	—	—	—	—	—	—	—	—
浙江温州	2022 年 10 月~2023 年 3 月	5241	4	0.076	1237	23.60	15	0.29	—	—

资料来源：根据 2004~2024 年《病毒学报》《中国输血杂志》《中国病毒病杂志》等期刊中关于中国献血人群 HEV 感染标志物的 23 篇文献汇总统计。

五　总结与展望

HEV 感染在人群中极为常见，且大多数感染者没有明显症状。因此，对献血者进行 HEV RNA 检测是预防 TT-HEV 感染唯一有效的措施，因为所有献血者均因饮食因素存在 HEV 感染的风险。目前，HEV 筛查策略主要分为两类：对所有献血者进行全面筛查和选择性筛查。选择性筛查是指仅对那些被认为可能因 HEV 感染而引发并发症的高风险患者进行血液制品筛查。由于选择性筛查的覆盖范围较全面筛查更小，理论上看似更具成本效益，但在实际操作中，其有效实施可能面临更多挑战。目前，基于 TMA 和荧光-PCR 原理的 NAT 检测平台及配套试剂在 HEV RNA 检测方面应用较为成熟，但对于究竟是采用单人份检测（ID-NAT）还是混样核酸检测（MP-NAT），尚未形成统一的标准。虽然 ID-NAT 的灵敏度显著高于 MP-NAT，但其高昂的实施成本导致 ID-NAT 难以应用于大规模血液筛查。尽管输注红细胞、血浆、血小板等血液制品均存在 TT-HEV 感染的风险，但研究显示①，血浆成分越多，传播风险越高。红细胞悬液是最常见的输注血液成分，且其血浆含量较低，TT-HEV感染的最小剂量为 2×104IU。此外，献血者或受血者体内若存在 HEV 特异性抗体可能会影响输血传播的风险，尤其是当抗-HEV-IgG 效价低于 7IU/mL 时。基于以上因素，可以考虑采用基于 MP-NAT 的 HEV RNA 检测策略。

一个地区或国家是否需要强制实施献血者 HEV 筛查，需综合考虑本地区或国家 HEV 流行程度、筛查成本效益以及卫生资源可利用性等因素。根据以往的研究数据，我国无偿献血人群中 HEV 现症感染比重较低，TT-HEV感染极为罕见。HEV 的主要传播途径更可能是受污染的食物或水源，而非输血传播。预防 HEV 感染的关键在于监测和阻断其各种传播途径，

① Laperche, S., Maugard, C., Lhomme, S., et al., "Seven Years (2015 - 2021) of Blood Donor Screening for HEV-RNA in France: Lessons and Perspectives," *Blood Transfus*, 2023 (21): 110-118.

这就需要提升社区群体对 HEV 的认知，加强对食品加工过程的卫生检查与监督，并宣传良好的卫生饮食习惯。此外，随着科技进步、戊型肝炎病毒疫苗的研发与使用，以及 HEV 灭活技术的不断涌现，未来可能会出现更为高效、成本效益更高的预防 TT-HEV 的方法，从而使献血人群中的 HEV 筛查更加经济可行。因此，仍需深入且持续地进行 TT-HEV 研究，以保障血液安全和公众健康。

B.19
我国输血医学领域中人工智能技术的应用研究与展望

陈春霞　汪德清　陈麟凤*

摘　要： 人工智能（AI）技术正在重塑输血医学的实践模式，其在风险预测、决策支持及血液管理等方面展现了巨大的潜力。AI在输血中的应用研究发文数量我国位居世界第二。该领域70%的研究聚焦于个性化输血治疗，包括利用AI预测择期手术、创伤治疗、剖宫产等的输血需求，以及AI在库存管理、输血不良反应诊断与预测、血液精确计量和血型鉴定等方面的应用。临床输血智能管理系统（clinical transfusion intelligent management system，CTIMS）已在部分医院上线，尽管其已展现使输血管理更科学、更合理、更高效的潜力，但仍然面临如何将个性化输血治疗的研究成果转化为CTIMS的核心科技力的难点。提升AI在输血领域的临床整合与实际效用，建立标准化验证体系与伦理框架，明确AI辅助决策的权责边界是未来在输血医学领域中应用AI需要解决的问题。AI与输血医学的深度融合将加速推动精准输血，实现最大化利用血液资源，减少浪费，保证输血安全。

关键词： 人工智能　输血医学　血液

输血是常见的医疗治疗手段之一，全球每年收集1.18亿份血液捐赠用于临床。输血在拯救生命的同时，也可能带来风险和危害，包括输血不良反

* 陈春霞，博士，四川大学华西医院输血科副主任技师；汪德清，解放军总医院第一医学中心输血医学科主任医师；陈麟凤，博士，首都医科大学附属北京世纪坛医院输血科主任，主任医师。

应、输血相关性感染及输血相关性免疫损伤。大量的研究证实不合理用血仍然存在。全球血液资源短缺，需要开展输血必要性和避免输血伤害的循证研究，从而优化血液资源的使用。

人工智能（Artificial Intelligence，AI）是计算机科学的重要分支，其核心目标是通过机器实现类人智能行为，甚至超越人类在特定任务中的能力。数字技术的进展为解决输血面临的困境提供了新工具。本文系统性回顾了输血医学中有关机器学习应用的文献，描述了当前趋势并捕捉关键方法，以了解我国输血医学领域中人工智能技术的研究和应用现状，以及机器学习在输血医学中前瞻性应用的挑战，提出可行的解决方案，并进行展望。

一　人工智能在输血医学中的应用国际概况

我们于 2024 年 12 月 11 日使用以下检索策略检索了 Clarivate Web of Science database：[TS=（machine learning OR artificial intelligence OR forecast * OR algorithm OR prediction model OR predictive model OR neural network）] AND TS= {transfusion OR blood product OR blood bank OR [reaction NEAR (blood OR transfus *)]，共检索到 4775 篇文献。我们将输血相关的机器学习论著文章纳入研究，排除综述、全文无法获取、同一主题重复（指按不同侧重点发表于非医学领域杂志）的文章。我们逐一审查了纳入文献中的参考文献，如果未在上述检索策略中获得，将其纳入文献分析。

我们使用叙述性方法来分析使用大数据及新型计算技术进行血液库存管理、输血需求预测、输血受益人群确定等关键研究的结果。对所选研究的彻底评估需要对所采用的各种机器学习技术的方法、优势和局限性进行严格的调查、综合和比较分析。在全文审查后选择了 85 篇文章进行分析汇总（见表 1）。

以第一作者单位所属国家进行归类，总体而言，上述研究最常见的国家是美国（38 篇，占比 44.7%），其次是中国（22 篇，占比 25.9%）、加拿大（7 篇，占比 8.2%）。研究方向较广，大多数研究集中在输血预测（60 篇，占比 70.6%），其中绝大多数研究是针对择期手术用血预测（38 篇），其次是创伤（14 篇）、产科（3 篇）、胃肠道出血（3 篇），其余 2 项研究因机器学习更广泛地应用于所有住院患者和重症监护患者（2 篇）被归为其他。机器学习应用的其他关键领域还包括血液库存管理（8 篇，占比 9.4%）、输血不良反应（8 篇，占比 9.4%）、血液质量检测（3 篇，占比 3.5%）、血液精确计量（2 篇，占比 2.4%）、输血受益人群（2 篇，占比 2.4%）和血型鉴定（2 篇，占比 2.4%）。

所选研究为近 5 年发表论文，影响因子范围为 0.7~25.2。其中，发表于影响因子在 3 以下期刊的共 34 篇（占比 40%），3~5 的期刊 28 篇（占比 32.9%），5~10 的期刊 12 篇（占比 14.1%），10 以上期刊 4 篇（占比 4.7%），另 7 篇研究发表于无 SCI 影响因子评分的期刊。研究中报告的样本量范围从 59 例到 3049617 例不等。20 篇（占比 23.5%）研究开发了软件或应用程序，28 篇（占比 32.9%）研究为多中心研究，46 篇（占比 54.1%）研究使用了决策树方法，30 篇（占比 35.3%）研究使用了神经网络方法，44 篇（占比 51.8%）研究对不同算法进行了结果比较，仅 13 篇（占比 15.3%）研究进行了算法的外部验证。

表 1　人工智能在输血医学中的应用国际概况

单位：篇，项

研究方向	文章数量	我国发文数量	期刊影响因子范围	开发产品项目数	多中心研究项目数	外部验证项目数
血库库存管理	8	1	0.7~10.8	2	4	0
红细胞	3	1	0.7~2.6	0	1	0
血小板	4	0	2.6~10.8	2	2	0
综合	1	0	1.9	0	1	0
输血不良反应	8	1	2.4~8.5	0	3	0
血型鉴定	2	1	5.5~7.6	1	1	0
血液质量检测	3	0	4.3~10.8	0	1	0
血液精确计量	2	1	3~16.3	1	1	1
输血受益人群	2	0	3.2	0	1	0
预测手术输血	38	15	0.7~8.9	10	13	5

续表

研究方向	文章数量	我国发文数量	期刊影响因子范围	开发产品项目数	多中心研究项目数	外部验证项目数
骨科	9	5	1.7~8.9	3	3	0
脊柱	4	1	1.8~3.4	1	2	0
心脏	8	5	0.7~4.3	1	1	0
心胸外科	1	0	4.3	0	0	1
肝移植	3	2	3.4~5.6	2	2	2
腹部	4	1	1~7.5	1	0	0
颅脑	2	0	3.3~5.6	2	1	1
非特定手术	7	1	1.7~8.5	0	4	1
预测创伤输血	4	1	2.6~3.4	1	1	2
预测创伤大量输血	10	0	1.9~6.7	4	1	4
预测胃肠道出血的输血	3	0	4.1~25.2	1	1	1
预测产科输血	3	1	0.7~3.9	0	0	0
预测输血其他	2	1	2.6~7.6	0	1	0

资料来源：作者根据 85 篇文章进行分析汇总，下同。

二　人工智能在我国临床输血中的应用

（一）智能决策支持系统

临床决策支持系统是 AI 在医疗领域的一项重要实践应用。输血 AI 智能辅助系统主要采用大数据、人工智能、云计算等核心技术，通过数据流平台采集聚合来自 HIS、LIS、手麻系统、输血系统等院内业务系统的数据，搭建精准用血输血数据分析平台，以实现精准用血智能预测、精准用血质控及评价管理、智能科研辅助三大功能。

近年来，人工智能（AI）技术越来越多地被应用于输血决策辅助，国内首都医科大学附属北京世纪坛医院、厦门大学附属第一医院、陕西省人民医院均在 2021 年报道了其应用输血 AI 智能辅助系统的效果。首都医科大学附属北京世纪坛医院构建的临床输血智能管理系统自 2019 年投入应用后，提升了患者用血管理水平（人均用血量、术前等待时间、术后住院时间均减少），医院围手术期红细胞输注预测准确率持续提高。[①] 陕西省人民医院构建术前用血智能评估模型，试运行期间输血预测准确率为 83.19%，AI 备血准确率为 91.24%，输血患者 AI 备血准确率为 81.76%。[②] 厦门大学附属第一医院输血 AI 智能辅助系统上线后手术台均用血减少，同时保障了患者安全和提高了医疗质量（平均术后住院天数依从 AI 预测的用血手术为 7.7 天，未依从 AI 预测的用血手术为 9.43 天）[③]。

这些数据表明，国内输血 AI 智能辅助系统能够准确预测患者用血情况，解决了临床用血仅凭医生经验、缺少精准评估技术手段等问题，让临床输血更加科学、合理、有效，提高了医疗管理质量。

（二）个性化输血治疗

国内对 AI 应用于个性化输血治疗的相关研究共发表了 20 篇国际论文（见表 2），研究方向主要聚焦于预测择期手术输血（包括骨科、心脏、肝移植、脊柱、腹部等手术），其次是对创伤、剖宫产手术的输血预测和 AML 患者输注 PLT 预测。大多数研究利用围手术期相关变量，包括患者人口学特征、临床特征、诊断和实验室结果作为预测因子，部分研究纳入术中变量，如手术时间、氨甲环酸（TXA）使用和术中失血量作为预测因子，不同研究的预测因子数目差异较大，范围为 4~77 个。此外，研究对象也存在差异，包括手术术式、疾病范围以及预测输血，这导致模型的适用范围不

① 于文娟、陈麟凤、谈春荣等：《临床输血智能管理系统应用效果分析》，《中国卫生质量管理》2021 年第 6 期。

② 沈鑫、陈航、黄波等：《输血辅助决策系统构建与应用效果分析》，《中国卫生质量管理》2021 年第 8 期。

③ 陈艺祥、陈洪亮：《输血 ai 智能辅助系统应用效果分析》，《电脑采购》2021 年第 14 期。

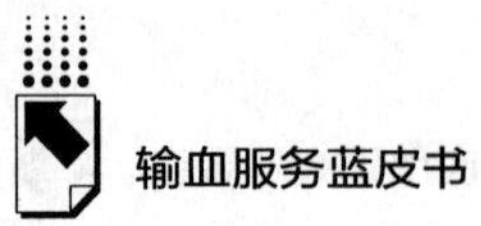

同，且少有外部验证，模型的评估能力难以标准化，泛化能力和稳健性较弱。然而，整体而言，国内对AI应用于个性化输血治疗的研究整体预测性能较好，AUC范围为0.705~0.94，准确率为68%~96.9%。

表2 我国人工智能在个性化输血治疗的研究在国际期刊发文汇总

近5年IF	发表年份	第一作者单位	题目
7.6	2011	高雄医学大学	Genetic-algorithm-based artificial neural network modeling for platelet transfusion requirements on acute myeloblastic leukemia patients
2.7	2018	Ditmanson医学基金会嘉义医院	Prediction of preoperative blood preparation for orthopedic surgery patients: a supervised learning approach
2.7	2018	四川大学华西医院	Analysis of a large data set to identify predictors of blood transfusion in primary total hip and knee arthroplasty
14.8	2021	中国人民解放军总医院	Intelligent prediction of RBC demand in trauma patients using decision tree methods
3.4	2021	中南大学湘雅三医院	Ability of a machine learning algorithm to predict the need for perioperative red blood cells transfusion in pelvic fracture patients
1.7	2021	中国人民解放军总医院	Machine learning for predicting preoperative red blood cell demand
3.4	2021	中南大学湘雅三医院	Machine learning for the prediction of red blood cell transfusion in patients during or after liver transplantation surgery
8.9	2021	四川大学华西医院	Transfusion after total knee arthroplasty can be predicted using the machine learning algorithm
2.6	2021	大连医科大学第二附属医院	Development and validation of a novel predictive model and web calculator for evaluating transfusion risk after spinal fusion for spinal tuberculosis: a retrospective cohort study
—	2021	复旦大学附属中山医院	Machine learning models to predict red blood cell transfusion in patients undergoing mitral valve surgery

续表

近 5 年 IF	发表年份	第一作者单位	题目
4	2022	苏州大学第一附属医院	A machine learning-modified novel nomogram to predict perioperative blood transfusion of total gastrectomy for gastric cancer
3. 8	2022	中南大学湘雅三医院	Advancing prediction of risk of intraoperative massive blood transfusion in liver transplantation with machine learning models. A multicenter retrospective study
3. 9	2023	陕西省人民医院	Construction and effect evaluation of prediction model for red blood cell transfusion requirement in cesarean section based on artificial intelligence
3. 9	2024	中国医学科学院北京协和医院	Development of machine learning models to predict perioperative blood transfusion in hip surgery
1. 7	2024	中山大学深圳校区公共卫生学院(深圳)	Prediction of red blood cell transfusion after orthopedic surgery using an interpretable machine learning framework
0. 8	2024	四川大学华西医院	Machine learning-based prediction of intraoperative red blood cell transfusion in aortic valve replacement surgery
3. 1	2024	上海交通大学医学院附属瑞金医院	Prediction of intraoperative red blood cell transfusion in valve replacement surgery: machine learning algorithm development based on non-anemic cohort
1. 9	2024	北京大学第三医院	Evaluation of the factors influencing blood transfusion during minimally invasive direct coronary artery bypass surgery
0. 7	2024	复旦大学附属中山医院	Using a novel machine-learning algorithm as an auxiliary approach to predict the transfusion volume in mitral valve surgery

三　人工智能在我国采供血系统工作中的应用

（一）血液库存与分配的优化

红细胞保存期通常只有 35 天，血小板保存期为 5 天，两者保存期均较短，如何保证充足供应同时避免血液过期浪费是研究的重点问题。国内关于血液需求预测的文献大多使用单变量时间序列方法，包括移动平均（MA）、Winter 方法和指数平滑（ES）。在这些研究中，预测仅基于以前的实际发血量，没有考虑可能影响需求的其他因素。

中国人民解放军总医院第一医学中心输血科采用 XGBoost 预测红细胞 24 小时到 1 周的用量①。该模型纳入了时间因素（包括周、月、年、假期）、历史输血数据（各科室的平均输血量）和群体信息（包括手术或治疗的申请时间及申请量），在比较平均绝对误差（MAE）后发现 XGBoost 模型比其他方法具有预测优势，但模型每日预测无法覆盖峰值，因此设计了 RBC 库存警戒范围，以应对急诊或手术意外失血的血液需求，提高库存管理的安全性。

（二）自动化血液检测与追踪

天津大学精密测量技术与仪器国家重点实验室提出了一种通过曲线拟合法获得对数光强与光程长度的斜率关系，并建立斜率与血红蛋白浓度之间关系的模型，应用于袋装液体产品的快速和无损定量分析。② 实验结果表明，三个光程数据融合可以使 Hb 定量分析的预测相关系数达到 0. 9915，RMSEP

① Sun, X. , Xu, Z. , Feng, Y. , et al. , "RBC Inventory-Management System Based on XGBoost Model," *Indian Journal of Hematology & Blood Transfusion*, 2021, 37 (1): 126-133.

② Zhang, M. , Fu, Z. , Hou, X. , et al. , "Improving the Quantitative Analysis Accuracy of Bagged Liquid Components with Strong Scattering by Multi-Pathlength Data Fusion," *Infrared Physics & Technology*, 2019, 99: 39-44.

小于 2g/L。结果表明，该方法能显著提高对血袋中血红蛋白分析的精度，降低测量条件要求。

四　输血领域应用人工智能面临的挑战与未来发展

（一）面临的挑战

在输血领域应用 AI 需要重视数据的隐私与安全、算法的准确性与公平性，以及临床整合与实际效用。AI 的有效性在很大程度上取决于数据的质量。在输血医学中，数据来源多样，包括患者的临床数据、实验室检查结果、输血记录等。这些数据往往存在不完整、不准确甚至错误的情况，这严重影响了 AI 模型的准确性和可靠性。医疗数据还因人为因素而质量不一致（如输血指征在不同医生、不同医院间存在差异），且存在样本量有限等问题，影响模型训练，导致模型泛化能力受限。以个性化输血治疗为例，大多数模型模拟临床医生的输血决策，然而既往不合理输血可能会干扰预测结果的合理性。

（二）未来发展方向

未来发展方向包括建立输血相关数据的统一标准，促进高质量数据集构建；推动建立伦理机制与完善法规监管框架，明确 AI 在输血决策中的辅助角色及责任边界；结合血液库存管理系统，实现从“预测需求”到“智能调配”的全链条优化；整合临床指标、影像学（如 CT 评估出血量）提升预测精度；结合术中生命体征和关键指标监测（如连续血红蛋白检测），实现输血需求的动态修正；采用 SHAP、LIME 等技术可视化关键预测因素，增强医生信任；设计交互式界面，允许医生根据模型建议调整输注策略，保留临床判断权，形成人机协同决策系统。

五　总结

当前，AI 技术的应用已渗透各个领域并取得显著进步，我们的系统性文献回顾也显示 AI 在输血领域的应用研究已精细到输血的各个方面。基于患者数字模型的个性化输血智能决策支持系统在精准用血智能预测、精准用血质控评价管理和智能科研辅助等方面均展现了令人激动的潜在应用价值。

然而，AI 在输血领域的应用研究目前仍然面临一些困境，存在一些限制，如模型泛化能力不足、算法可解释性不足和面临临床转化壁垒等。但应坚信，随着 AI 技术的进步，正如 deepseek 等开源大模型基于强逻辑推理智能技术所带来的惊人巨变一样，通过跨学科合作（临床医学、生物信息学、政策研究），AI 将更加深入地渗透临床输血的各个环节，有望成为精准血液管理的核心工具，最终实现“合理输注、零浪费”的目标。

B.20

我国全血的临床应用现状与展望

王文婷　尹　文*

摘　要：　输血作为救治重度出血患者的核心手段，其技术发展经历了从全血到成分血的转变，但近年来战创伤及紧急救治实践显示成分输血存在局限性，全血输注因能快速恢复血容量、提高携氧能力及改善凝血障碍而重新受到关注。不同种类的全血临床应用场景有所区别。国外军事经验显示全血在战创伤救治中可明显提高救治成功率，但我国现阶段全血使用经验仍较少，已有专家团队进行单中心全血输注的临床研究，证实早期全血输注可改善创伤患者预后。全血的发展和应用也面临保存技术存在瓶颈、供应流程不完善、适应证界定模糊等挑战，需进一步建立标准化管理体系并细化临床指南。未来全血的回归需从保存技术的改进与提升、科研与临床应用探索并行、政策引导与规范、加强国际经验交流与合作、加强全血应用培训等多个维度推进。通过技术革新、证据积累和体系优化，全血有望在战创伤、院前急救中发挥重要作用。

关键词：　全血　全血输注　低效价O型全血

输血作为抢救重度出血患者的有效手段在医疗救治中发挥了极其重要的作用。随着输血医学技术的发展和进步，人类输血经历了由全血到成分血的转变，且较长一段时间内全血输注逐步被成分血及重组血输注所替代。但近年来，世界多国武装冲突频发，英、法、美等在战创伤急救输血中发现，成

* 王文婷，空军军医大学西京医院输血科副主任技师；尹文，博士，空军军医大学西京医院输血科主任，教授，博士研究生导师。

分血输注在创伤性失血救治中具有一定的局限性，尤其是伤员大量失血时需输注由红细胞、血浆、血小板按比例构成的重组血。因此，有学者质疑是否可将重组血替换为全血输注，全血输注再次回归输血界的视野。在军事战创伤、院前创伤患者的救治、成分血资源紧张的情况下，全血的应用具有明显的优势，但重新引入全血输注还需更多高质量的循证医学证据。本文旨在全面分析全血的分类与保存、军地全血应用现状，并探讨全血在应用与发展中面临的挑战，对其未来的发展进行展望。

一　概述

（一）全血简述

全血（wholeblood，WB）是采用特定的方法将筛选合格的献血者体内一定量的静脉血采集至血袋内并与一定量的保养液混合而成的血液制剂。全血在机体内具有运输、调节、免疫、防御、凝血、止血等功能，可维持机体细胞内环境稳态。正常人全血中红细胞占比约为 40%，红细胞具有运输 O_2 和 CO_2 的重要功能；白细胞则在机体抗感染防御方面发挥了重要的作用；血小板可用来预防或治疗由于血小板数量降低或功能异常所致的机体出血；血浆中含有大量的凝血因子。正是由于全血在提高携氧能力、快速恢复血容量、有效改善凝血障碍等多个方面的功能，其在临床救治中起着非常重要的作用。

（二）全血分类

1. 新鲜全血

新鲜全血（fresh whole blood，FWB）即采集后保存期在 24h 或 48h 以内的全血①，其中在采集 48h 内使用的为冷新鲜全血。FWB 的优点主要是其血

① 王政军、张玉龙、周欠欠等：《全血在应急输血救治中的应用进展》，《中国输血杂志》2019 年第 6 期。

液成分的完整性，且在短时间内血液中的有效成分均能很好地发挥功能，尤其是血小板及凝血因子活性的保留，是用于失血性休克复苏的最佳血液制剂。在军事战斗环境下，FWB 是“行走血库”，医院或基地人员预先进行 FWB 捐献筛选，在血液资源紧缺的情况下，可在 30min 内实施采集与输注[①]。这种实施 FWB 输注的策略可缓解战场血液资源匮乏的困境，同时 FWB 的使用不受高移动性战场上储存条件和储存设备的限制。

2. 储存全血

储存全血（storage whole blood，SWB）是血液采集后于 2~6℃条件下储存的全血。储存全血的优点主要是可提前采集并进行传染病筛查确保血液安全性，储存过程中添加剂较少、采集制备储存简单，保存时间较长。SWB 可在军事战场中作为战略储备物资使用，也可用于平战时创伤急救使用。目前，民用全血使用的研究主要集中在储存全血作为大量输血期间血液成分的替代品。

3. 低效价 O 型全血

一般将血浆中 IgM 抗-A 和抗-B 抗体效价均低于 256 的 O 型全血称为低效价 O 型全血（low titer type O whole blood，LTOWB），即通用型全血。该血液制剂可在 2~6℃条件下储存 35 天，由于 IgM 抗-A 和抗-B 抗体效价低，可作为紧急情况下确保输血安全性和有效性的输血方案[②]。目前，对于全血中抗体效价的界定，不同国家或地区的规定不尽相同，如梅奥诊所规定抗体效价<200。制定的抗体效价阈值过高，会增加溶血的风险；阈值过低，则难以筛选合适的献血者，因此在战时特殊情况下选择低效价 O 型全血使用时，需因地制宜，以我国实际人群标准作为参考[③]。

---

① McCoy, C. C., Brenner, M., Duchesne, J., et al., “Back to the Future: Whole Blood Resuscitation of the Severely Injured Trauma Patient,” *Shock*, 2021, 56 (1S): 9-15.

② 马维娟、任少敏、杨忠思等：《低效价 O 型全血在国外创伤救治中的应用进展》，《中国输血杂志》2024 年第 5 期。

③ 王政军、张玉龙、周欠欠等：《全血在应急输血救治中的应用进展》，《中国输血杂志》2019 年第 6 期。

（三）全血保存

全血保存的目的是尽可能延长离体血液的有效期。目前，全血的保存温度为（4±2）℃，保存时间的长短主要取决于抗凝剂和保养液的种类。目前，全血保存最常用的抗凝剂为 CPD，其在 2~6℃可储存 21d。随着保存技术的改良，CPDA-1 抗凝剂中加入了腺嘌呤和葡萄糖，可将保存期延长至 35d[①]。FDA 关于 WB 保存的研究主要关注对红细胞存活率的影响，较少关注对血浆和血小板质量的影响。因此，要充分发挥冷藏全血中各血液成分的作用，可能需要重新评估全血的最佳保存期。

二　全血应用情况

（一）军方全血应用进展

“一战”期间，军事医疗救治推动了全血输注的发展。大多数战场上严重创伤的伤员在输注全血后，其病死率和伤口感染率明显降低。美军曾多次建立“战地血库”，从应急献血者中收集新鲜全血用于伤员救治，并将全血输注确立为失血性休克复苏的金标准；在朝鲜战争中，美军将低滴度的 O 型全血（IgM 抗-A 和抗-B 效价<200）用于非 O 型血患者的救治[②]。

在阿富汗和伊拉克战争中[③]，美军共输注了 6000U 的新鲜全血，输注效果表明其安全、有效。一项对美国军事战斗中出现失血性休克的伤病员的回

① Moore, G. L., Peck, C. C., Sohmer, P. R., et al., “Some Properties of Blood Stored in Anticoagulant CPDA-1 Solution. A Brief Summary,” *Transfusion*, 1981, 21 (2): 135-137.

② Shackelford, S. A., Del Junco, D. J., Powell-Dunford, N., et al., “Association of Prehospital Blood Product Transfusion During Medical Evacuation of Combat Casualties in Afghanistan With Acute and 30-Day Survival,” *JAMA*, 2017, 318 (16): 1581-1591.

③ Kotwal, R. S., Scott, L. L. F., Janak, J. C., et al., “The Effect of Prehospital Transport Time, Injury Severity, and Blood Transfusion on Survival of US Military Casualties in Iraq,” *J Trauma Acute Care Surg*, 2018, 85 (1S Suppl 2): S112-S121.

顾性研究比较了接受新鲜全血输血治疗的伤员与只接受成分输血治疗的伤病员之间的生存结果。研究表明，采用新鲜全血的复苏策略可以显著提高 30 天存活率。

基于全血在战创伤中的应用效果，2018 年和 2021 年，美军外科协会和战术战斗伤亡护理委员会（TCCC）分别颁布了全血输注的临床指南，并指出要将全血作为严重创伤性出血患者复苏的首选产品。随后多数欧美国家在创伤中心设置了全血用于常规院前急救的模块。美国 AABB 也多次提到在非战伤性创伤患者抢救中全血输注的重要性，且明确规定允许使用 ABO 同型或低效价 O 型全血①。

（二）民用全血应用进展

鉴于全血应用在军事救援中的经验，国外随即将战时全血应用经验推广至民用救援中。2009 年以来，美国皇家加勒比游轮公司在 73 例意外大出血游客的救治中，使用了新鲜全血。② 另外，美国某医院 34 例前置胎盘大出血产妇救治案例表明，失血早期使用全血输注可减少整体成分血输注量，并降低输血相关并发症。同样，挪威在过去的 30 年里建立并不断完善直升机紧急医疗救治服务体系，有效运行院前输血救治方案。③ 美国得克萨斯州圣安东尼奥健康科学中心对 124 名院前输注 RhD 阳性冷藏低效价 O 型全血的患者进行了回顾性分析，结果表明 RhD 阴性患者在紧急救治中接受 RhD 阳性冷藏低效价 O 型全血输注是可行的，且发生同种免疫反应风险可

① Mo, Y. D., Jacquot, C., "Transfusion Therapy: Evidence and Recommendations for Clinical Practice," *AABB Technical Manual*, 2023: 589-611.

② Zielinski, M. D., Stubbs, J. R., Berns, K. S., et al., "Prehospital Blood Transfusion Programs: Capabilities and Lessons Learned," *J Trauma Acute Care Surg*, 2017, 82 (6S Suppl 1): S70-S78.

③ Bjerkvig, C. K., Strandenes, G., Hervig, T., et al., "Prehospital Whole Blood Transfusion Programsin Norway," *Transfus Med Hemother*, 2021, 48 (6): 324-331.

控[①]。由此可见，无论是军用还是民用，全血用于创伤性大失血患者的院前救治优势明显。

（三）我国全血供应及使用情况

目前，我国创伤患者早期救治仍推荐平衡配比成分输血，但部分军队采供血机构已有全血供应并应用于临床创伤患者救治。我国各地区血液供需不平衡，偏远地区或县级及其以下医疗单元在救治大出血患者时，常存在血液制剂供应短缺，血小板和冷沉淀凝血因子更是非常匮乏，此情况下全血的及时供应及有效输注尤为重要。2024 年我国提供全血的血液中心或中心血站共 4 家，全年全血供应量约为 3.6 万 mL，其中全血用于急诊创伤抢救约 1.8 万 mL。

基于国外全血应用的经验，我国部分采供血机构根据医疗机构需求也逐步开始提供全血制剂。同时，我国多名学者逐步开展全血相关研究，如于洋教授团队的研究表明，我国 O 型献血者全血同时满足 IgM 抗-A 和抗-B 抗体效价<128 的比重可达 91.94%，该研究结果为我国低效价 O 型全血战备库的建立提供了数据支持。[②] 尹文教授团队进行的单中心全血输注效果观察研究显示，急性创伤性失血性休克患者大量输血，相比于成分血输注，早期全血输注可获得更好预后。

三　全血应用面临的挑战

（一）全血保存期及维持各成分生物活性问题

全血的生理生化指标会随着保存时间长短发生改变。目前，全血保存时

---

① McGginity, A. C., Zhu, C. S., Greebon, L., et al., "Pre-hospital Low Titer Cold Stored Whole Blood: Philosophy for Ubiquitous Utilization of O Positive Product for Emergency Use in Hemorrhage due to Injury," *Journal of Trauma Acute Care Surgery*, 2018, 16 (Suppl 1): S115-119.

② 罗圆圆、马春娅、刘丽等：《基于低效价 O 型全血及 A 型血浆建立战备血库的可行性分析》，《中国实验血液学杂志》2024 年第 2 期。

使用了一定量的保养液，但2~6℃是红细胞的最佳保存温度，在此条件下，血液中的血小板、凝血因子、白细胞等有效成分的功能和活性有待进一步研究。有研究表明，全血在4℃的条件下储存14d仍可维持正常的止凝血功能；当保存至15~21d时，全血仅能维持一定活性，其止凝血功能明显减弱，但可推荐在紧急情况下使用。①

另外，全血中的凝血因子在4℃保存超过24h后，不稳定性凝血因子V和Ⅷ含量逐渐降低，Ⅷ因子在保存24h后活性降低50%，而V因子在保存3~5d后活性下降50%，仅剩少量稳定凝血因子，如Ⅱ、Ⅶ、Ⅸ、X及纤维蛋白原。当全血保存21d后，V因子的含量降低到正常水平的30%，而Ⅷ因子降低到正常水平的15%~20%。

红细胞和血浆可对血小板起到缓冲作用，而白细胞及其生物活性因子也可影响血小板和红细胞的功能。② 因此，全血体外储存需综合考虑红细胞、血浆、血小板和白细胞之间的相互作用，尽可能延长各成分生物活性。

（二）全血输注适应证及供应流程标准化问题

目前，我国《全血和成分血使用》（WS/T 623—2018）标准指出，全血主要适用于大量失血及全血置换的患者。《临床输血技术规范》附件中提到，全血不仅可用于急性大量血液丢失所致的低血容量休克或持续活动性出血的患者，也可用于内科因急性出血所致的血红蛋白和血容量急剧下降并伴有缺氧症状的患者。相较于成分血输注的种类、特征、适应证等，全血的分类以及不同种类全血使用的适应证标准相关资料相对较少。因此，未来在制定我国全血使用相关标准时需考虑实际情况，不断完善相关内容。

另外，我国提供全血的血站数量仍较少，且供应模式为按需供应。未来三甲医院，尤其是具有创伤患者接诊能力的大型综合三甲医院，其全血供应

---

① 马兴焕：《冷藏全血中血小板质量评价及全血骨内输注安全性研究》，硕士学位论文，郑州大学，2022。

② 张玲玲、刘二雄、刘志新等：《全血输注的过去、现状与展望》，《临床输血与检验》2024年第4期。

能力能否满足临床需求是需要考虑的重要问题。与此同时，要最大限度发挥全血的救治优势，血站需对全血采集、制备、储存、发放流程进行梳理，既要满足医疗机构的用血需求，又要避免浪费。因此，全血供应流程的标准化及全血库存动态管理也是一项重要挑战。

（三）全血献血者选择与病原体灭活问题

在抢救大量失血的患者时，全血比成分血更安全，主要因为输注全血时，输注的每一袋全血来自同一名献血者，而大量输注成分血时，可能来自多名献血者。为了防止由献血者血液中的中性粒细胞、血小板或 HLA 等抗体所致的输血相关急性肺损伤，依据 AABB 现行标准，应尽可能选择男性、无孕产史或 HLA 抗体检测阴性的女性作为献血者。

为了确保血液质量安全，国家规定用于临床的血液制剂须进行传染病四项筛查。血浆病原体灭活技术的使用进一步降低了我国经血传播疾病的风险。但全血血液包含血浆、红细胞、白细胞、血小板等成分，如何确保在实施病原体灭活的同时不影响其他成分的功能值得进一步研究。

四　展望

全血在战场和紧急情况下救治大出血患者中具有重要作用，全血的回归将为我国大出血患者的救治提供更多的选择。然而，我国大部分血液中心和血站未常规提供全血制剂。展望未来，笔者认为助力全血回归临床应从以下几个方面着手。

第一，聚焦全血保存技术的改进与提升。随着血液保存技术的进步，尤其是全血储存袋及保养液的开发，全血的保存时间与保存质量有望进一步提升。

第二，科研与临床应用探索并行。进一步加强全血临床应用的科学研究，探索特殊群体全血应用的适应证和最佳输血策略，以科学证据指导临床实践。

第三，政策引导与规范。特别是在紧急医疗救援和军事医学领域，需制定和推行相关指南和标准。

第四，加强国际经验交流与合作。借鉴国外全血应用的成功经验，结合我国实际情况，探索适合我国的全血应用模式。通过国际合作持续推动全血相关研究，提升临床应用水平。

第五，加强全血应用培训。持续进行医务人员全血应用相关知识的教育和培训，提高全血输注的合理性和安全性。

综上所述，全血在临床救治中的优势逐渐凸显，其在战时与平时创伤救治中的作用越来越重要，随着对全血的进一步研究和临床循证医学证据的积累，全血有望回归常规临床应用。

B.21

我国创伤患者输血治疗的现状与未来展望

文爱清　卢　尧*

摘　要：　大出血是严重创伤患者“可预防性死亡”的主要原因，输血治疗在创伤患者紧急救治中发挥着不可替代的作用。及时、安全和有效的输血是提高严重创伤大出血患者救治成功率和生存率的关键。近年来，国内一系列创伤输血专家共识从高效、及时的血液保障和安全有效的输血策略等方面进一步规范了创伤患者输血治疗整个流程，特别是为严重创伤紧急救治阶段的输血治疗提供了切实有效的指导。我国创伤患者输血治疗水平的不断提升，一定程度上得益于输血治疗方案的不断优化。但我国严重创伤患者院前输血、低效价O型全血的临床应用尚处于起步阶段，系统组织实施的采供血机构和医疗机构仍是少数。合理开展院前输血、科学使用通用型血液、优化大量输血方案将进一步提升创伤患者输血治疗的时效性和有效性。

关键词：　创伤　院前输血　通用型血液　大量输血方案

创伤是过去5年我国居民的第5大死亡原因，也是45岁以下青壮年人群的首要死亡原因。大出血是严重创伤后“可预防性死亡”的主要原因，出血所致死亡占创伤死亡的20%~30%。严重创伤大出血患者病情复杂，进展迅速，有相当一部分患者死于院前阶段和入院后的早期阶段。“白金十分钟、黄金一小时”是严重创伤的急救理念。及时、快速控制出血，输注血液纠正失血性休克和急性创伤性凝血病对维持严重创伤患者循环稳定和改善

---

* 文爱清，陆军军医大学大坪医院输血科主任，主任医师；卢尧，陆军军医大学大坪医院输血科主管技师。

预后至关重要，可以大大降低“可预防性死亡”和各类并发症的发生。近年来，我国严重创伤患者输血治疗取得了长足的发展。本文介绍了我国创伤患者流行病学特征，明确了创伤患者输血治疗相关定义，梳理了国内创伤患者输血治疗现状，分析了存在的问题，并总结了当前创伤输血的新进展，最后展望了我国创伤患者输血治疗的未来发展。

一　创伤患者流行病学特征

全国创伤住院患者调查数据①显示，50~54 岁年龄段的男性是创伤高发人群。跌倒或坠落是创伤患者住院最常见的原因，占全部病例的 40.51%；其次是交通伤，占所有病例的 25.22%；对于 20~24 岁的创伤患者来说，最常见的伤害原因是交通事故（28.20%）。住院的创伤患者临床诊断多为骨折和颅脑创伤，其中颅脑创伤病死率达 2.17%。全国创伤住院患者的平均死亡率为 0.77%，男性死亡率高于女性，30 岁以后随年龄增长死亡率逐渐提高。2019 年创伤患者住院费用超过 1003 亿元，坠落伤住院费用最高。

2018 年 6 月，国家卫生健康委发布了《关于进一步提升创伤救治能力的通知》，要求加强以创伤中心为核心的区域创伤救治体系建设，提升我国创伤救治水平。我国《创伤救治中心建设及评估》要求对需紧急输血的严重创伤患者应尽量缩短输血准备时间，宜控制在 30 分钟内。

二　创伤患者输血治疗相关定义

（一）创伤

创伤指由撞击、机械、暴力等致伤因素引起的生物体内组织结构受损、功能障碍。

---

① Wang, Y., Wang, C., Hu, P., et al., “China Trauma Treatment Statistics 2019: A National Retrospective Study Based on Hospitalized Cases,” *Front Public Health*, 2023, 24: 1116828.

（二）严重创伤

严重创伤指伴有严重生理功能紊乱、可能导致严重残疾或死亡、需在黄金抢救时间内接受紧急手术或输血等救治措施的创伤。

（三）大出血

1. 传统定义

依据传统定义，大出血是指 24 h 内丢失一个全身血容量；或 3 h 内丢失 50%全身血容量；或成人创伤患者出血速度达到 150 mL/min 或出血速度达到 1. 5mL · kg^{-1} · min^{-1} 且时间超过 20 min。

2. 基于输血需求的定义

基于输血需求，大出血是指成人创伤患者伤后 2 h 内输入的任何血液成分≥4 U（1 U 血液成分约由 470 mL 全血制备）。

（四）大量输血

大量输血指短时间内连续、快速输注大量血液，通常是指 24 h 内输入的血液总量等于或超出患者全身血容量，或 3 h 内的血液输注量达到患者全身血容量的 50%以上。

（五）大量输血方案（Massive Transfusion Protocol，MTP）①

大量输血方案指应对严重创伤大量出血及相关凝血功能障碍的输血预案，通过快速输注低效价 O 型全血和（或）最优比例的血液成分（红细胞、血浆和血小板等）来恢复循环血容量、氧气运输和凝血功能，并根据临床表现和必要的实验室检测结果适时调整血液成分的输注种类和输注量。

① 卢尧，李阳，张雷英等：《严重创伤患者紧急救治血液保障模式与输血策略中国专家共识》（2024 版），《中华创伤杂志》2024 年第 10 期。

三 国内创伤患者输血治疗的现状

（一）创伤患者输血临床特征

国内某直辖市创伤中心的一项大样本临床调查显示①，创伤住院患者输血占比 19.43%，按照不同致伤机制区分，道路交通伤输血占比最高（24.64%），其次是坠落伤（23.13%），机械损伤和其他类型的创伤输血占比较低，分别占 7.43%和 7.93%。总结国内近几年创伤患者输血情况可见，多发伤住院患者输血占比较高，大面积烧伤患者几乎都需要输注血液（见表 1）。部分创伤患者伤情严重，需要大量输血，一般具有以下伤情特点：无法控制的躯干出血；近端肢体毁损性截肢和躯干穿透伤；2 个及以上近端肢体毁损性截肢；失血所致严重低体温；大面积软组织缺损伴持续性出血；严重会阴损伤或骨盆后环断裂的骨盆骨折。

表 1　我国创伤患者病例报道的输血情况

单位：例，%

病例时间	中心	患者人群	病例数量	输血占比	出处
2019 年 12 月 ~ 2023 年 12 月	多中心	多发骨创伤	8248	32.60	《骨科临床与研究杂志》（2025 年）
2020 年 11 月 ~ 2022 年 4 月	单中心	各类型创伤	16552	19.43	*Eur J Trauma Emerg Surg*（2024 年）
2016 年 1 月 ~ 2018 年 12 月	单中心	严重创伤	1008	7.60[†]	《重庆医学》（2024 年）
2016 年 1 月 ~ 2021 年 12 月	单中心	严重创伤	431	26.61	*BMC Emerg Med*（2023 年）

① Liu, T., Li, F., Li, Y., et al, "Epidemiological Characteristics and Factors Influencing Hospitalization Burden among Trauma Patients: A Retrospective Analysis," *Eur J Trauma Emerg Surg*, 2024, 50 (2): 425-437.

续表

病例时间	中心	患者人群	病例数量	输血占比	出处
2016年1月~2021年12月	单中心	多发伤	724	23.07	南昌大学博士学位论文（2023年）
2016年1月~2022年6月	单中心	大面积烧伤	455	96.00	南昌大学硕士学位论文（2023年）
2016年12月~2018年12月	单中心	多发伤	501	32.33	《中国急救复苏与灾害医学杂志》（2022年）

注：急诊科输血占比。

（二）创伤患者输血治疗专家共识

2013年，国内专家发布《严重创伤输血专家共识》，为严重创伤患者输血治疗提供了指导意见。2017年，地方性共识《创伤紧急救治通用型红细胞输注专家共识》发布。2022年以来，围绕创伤患者输血治疗陆续发布了多项专家共识，继《创伤性出血患者血液管理专家共识》（2022年版）、《创伤失血性休克中国急诊专家共识》（2023）之后，2024年中华医学会临床输血学分会联合中华医学会创伤学分会创伤急救与多发伤学组等发布了《严重创伤患者紧急救治血液保障模式与输血策略中国专家共识》（2024版）①，标志着多学科紧密合作进一步加强，将有效促进严重创伤患者紧急救治输血治疗的规范化。

（三）创伤患者通用型血液使用

《严重创伤患者紧急救治血液保障模式与输血策略中国专家共识》（2024版）推荐院前严重创伤患者发生威胁生命的不可压迫性大出血或者合并Ⅳ级失血性休克时，可输注通用型血液。院内严重创伤患者符合院前输注指征或者无法及时获得ABO同型血液时，可输注通用型血液。O型悬浮红

① 卢尧、李阳、张雷英等：《严重创伤患者紧急救治血液保障模式与输血策略中国专家共识》（2024版），《中华创伤杂志》2024年第10期。

细胞和 AB 型血浆作为传统的通用型血液已有多年的临床使用经验，安全程度高，国内外应用广泛。该共识拓展了严重创伤患者紧急抢救通用型血液的范围，明确了通用型全血、红细胞和血浆的定义，规定了低效价血液制剂的标准为抗-A/B 抗体效价≤64，以共识的形式明确提出了低效价 O 型全血和 A 型血浆作为通用型血液用于严重创伤紧急救治。

受限于多种因素，当前国内绝大多数采供血机构未常规供应全血，低效价 O 型全血也尚未在严重创伤患者急救中常规使用。可喜的是，已有个别省市报道了通用型全血的保障，如河北省邯郸市中心血站为确保创伤急救血液需求，建立了低效价 O 型全血献血者数据库并保障血液库存。

（四）创伤患者院前输血

对于发生危及生命的大出血需要紧急救治但转运时间较长（>20 分钟）的严重创伤，院前输血可以降低患者死亡风险，改善患者预后。2024 年，四川省遂宁市、山东省青岛市医院相继报道严重创伤院前输血成功个案和病例分析①②。青岛市某医院通过搭载无线射频识别技术、低温储藏技术与物联网技术，构建了院前急救输血全流程信息化质量管理方案，优化了院前输血流程，与优化流程前相比，优化后输血准备时间明显缩短（见表 2），大幅提高了院前输血效率，抢救成功率显著提高且血液浪费率从 39.6%下降至 0。尽管目前国内实施院前输血的省市还比较少，但院前输血已取得了一定的进展。遂宁市、青岛市院前输血的成功实施也给其他省市提供了很好的借鉴。

国外紧急医疗服务系统在急救转运平台中携带 O 型红细胞，部分国家携带通用型血浆，美国、挪威等国家携带低效价 O 型全血。国内基于当前血液保障现状，院前阶段主要携带成分血。遂宁市某医院在救护车中携带未

① 杨波、陶宁、王明等：《双下肢毁损伤现场实施 REBOA 术及紧急输血 1 例》，《创伤外科杂志》2024 年第 1 期。

② 王珉、鲍建丽、程聪等：《院前急救输血全流程信息化质量管理方案的构建及应用》，《中华急危重症护理杂志》2024 年第 12 期。

经交叉配血的O型悬浮红细胞，青岛市某医院在救护车中携带未经交叉配血的O型洗涤红细胞。国内严重创伤院前急救尚未见携带血浆、全血的相关报道。

表2 国内报道院前输血流程优化对输血准备时间的影响

单位：例，min

组别	病例数	平均用血等待时间	平均取血时间	平均取血核对时间
优化前	106	53.3	15.1	2.5
优化后	101	19.7	8.8	2.0

资料来源：王珉、鲍建丽、程聪等：《院前急救输血全流程信息化质量管理方案的构建及应用》，《中华急危重症护理杂志》2024年第12期。

（五）MTP的启动和实施

医疗机构应制定并定期更新MTP，以在早期快速持续输送血液制剂。虽然各医疗机构的MTP内容不尽相同，但都强调应基于损害控制复苏的治疗原则，即保证严重大出血患者可立即获得血液。预测患者大量输血的时机启动MTP仍然具有难度，宜结合致伤机制、损伤类型、严重程度及“致命三联征”等评估失血量和预测血液需求量，可采用休克指数、脉压差、血乳酸等预测大量输血需求。

MTP的实施需建立由急诊科、创伤科/创伤中心复苏单元、输血科、麻醉科等科室组成的多学科团队。国内基于当前的血液保障模式，以平衡比例成分血模拟全血的方式进行严重创伤大量输血的血液复苏。应密切监测血常规、生化、凝血象、血栓弹力图等实验室检查结果，尽早向目标导向性输血方案过渡。当患者出血得到控制，血流动力学正常后应停止MTP。

（六）创伤患者自身输血

严重创伤患者往往失血速度快、失血量较大，尤其是严重胸腹部创伤内出血患者，需要快速输注血液。紧急情况下采用回收式自身输血收集创伤患者体腔内积存的血液或手术部位出血，并通过洗涤、滤过、离心及抗凝等处理回输至患者体内，可以在短时间内迅速有效地获得血源，为抢救创伤患者生命赢得宝贵的时间。在紧急情况下，为减少手术患者失血、降低异体输血需求，术中可开展回收式自身输血挽救失血性休克病人生命。对于开展出血量较大手术的医疗机构，实施回收式自身输血是一项重要的救治能力。对于胸腔、腹腔内大量出血且未受到污染的严重创伤患者，可积极开展自体血回输。

（七）创伤输血能力建设现状

随着创伤输血流程的规范性不断提高，国内创伤输血能力建设整体上有所改善，无论是院前输血的开展还是通用型血液的使用均提高了严重创伤患者紧急救治的时效性和有效性，但仍然存在一些问题需要改进。据 2024 年国内一项创伤救治能力现状抽样调查报道①，参与调查的 34 家医院均有创伤患者紧急输血能力，部分医院备有 1~2 U 的 O 型红细胞，但仍有部分医院没有建立严重创伤特殊供血机制。近期的一项针对县域医疗机构创伤早期救治能力评估的模拟演练②发现，县域医院的紧急输血流程合理性有待提高，普遍没有制定 MTP；另外，血库备血不足，大多数医院仅备有 2~4 U 红细胞，当需要紧急输血时需要县域中心血站甚至市级中心血站调配血液资源，严重影响创伤大出血患者的紧急救治，县域医疗机构血液保障能力有待提高。

四　创伤患者输血治疗未来发展展望

（一）创伤输血更及时

严重创伤患者紧急救治时的输血治疗分秒必争，输血延迟将增加患者死

① 解雨、李阳、孙士锦等：《我国医院创伤救治能力现状的抽样调查》，《创伤外科杂志》2024 年第 5 期。

② 金平、李子龙、张连阳：《基于全流程仿真创伤救治模拟演练下的县域医院创伤救治现状分析》，《创伤外科杂志》2024 年第 1 期。

亡风险，输血救治的时效性要求非常高。随着通用型血液类型的拓展、院前输血的逐步开展、卫星血库的设置，严重创伤患者输血准备时间进一步缩短。严重创伤 MTP 的定义更加具有针对性，创伤患者的输血策略更加明晰，院前急救、院内紧急救治阶段通用型血液的输注指征得到明确，这些进展有利于创伤救治团队快速做出判断和决策，以确保输血的及时性。

（二）创伤输血更高效

大量输血需要在患者抢救过程中高效发放血液制剂，MTP 能够优化大量输血流程。红细胞、血浆和血小板按照 1∶1∶1 输注有助于全面重构、恢复血液功能，但依然不能媲美直接输注全血的效果，且多种血液制剂输注效率相对低下，纳入通用型全血将进一步提高救治效率和效果。早期使用通用型全血快速止血复苏不仅可以提高严重创伤患者生存率，也能显著降低对成分血的需求。国内个别省市已开始将低效价 O 型全血用于严重创伤紧急救治，但绝大多数医疗机构尚未常态化应用。采供血机构和医院输血科应着眼临床需求，结合国内实际将更加高效的通用型全血应用到严重创伤紧急救治中。

（三）严重创伤患者输血安全与疗效并进

输血延误可增加严重创伤患者的死亡风险，当前国内输血、急救、创伤领域专家尤其重视严重创伤的早期救治，旨在从血液保障和输血策略两个方面持续改进。可以看到，最新的共识推荐使用安全程度高、溶血风险小的通用型血液，安全性有保障；与此同时，民用低效价 O 型全血是在平衡比例成分血基础上的进一步发展，将提高血液复苏疗效，早期防治急性创伤性凝血病，改善创伤患者预后。

综上所述，我国创伤输血理论和技术经过不断优化得到较快发展，院前输血和通用型全血的临床应用尚处于起步阶段，需进一步推广并在临床实践中加以总结和完善。我国创伤患者输血治疗将朝着更加及时、高效、安全和有效的方向发展。

B.22 我国输血指南和专家共识开发现状与未来展望

朱长太 李丽玮 赵希一[*]

摘 要： 近年来，我国输血医学发展迅速，输血相关指南和专家共识不断出现，这对于提升输血质量、保障血液安全及促进行业发展有积极作用。但受诸多因素的限制，我国输血指南和专家共识开发存在不足。本文通过系统性检索发现，到目前为止，中国输血相关指南仅7篇，专家共识共97篇；质量评价结果显示，7篇指南中5篇高质量，2篇中等质量；97篇专家共识里，高质量仅12篇（12.4%），中等质量10篇（10.3%），低质量20篇（20.1%），极低质量55篇（56.7%）。早期输血专家共识质量低，近5年质量提升明显。目前，输血相关指南较少，专家共识近年增加迅速，但专家共识总体评分低于指南，在科学性、经济性等方面存在不足。未来应重视输血相关指南开发，提升专家共识质量，尤其要评价分级证据质量、执行外部专家评议、制订更新计划、考虑卫生经济学、检索评估中国研究证据等。

关键词： 输血 指南 专家共识

临床实践指南和专家共识在医学领域扮演着重要角色。临床实践指南通常是指针对某一个具体的临床问题，基于当前最佳研究证据的系统评价，综合考虑干预措施利弊，为患者提供最佳医疗服务推荐意见的文件。其类型有

---

* 朱长太，博士，上海交通大学医学院附属第六人民医院输血科主任，主任技师，教授；李丽玮，上海交通大学医学院附属第六人民医院副主任技师；赵希一，复旦大学附属眼耳鼻喉科医院检验科主管技师。

标准指南、完整指南、快速指南和改编指南。专家共识在医学领域无统一界定。国内对其有两种理解：一是在证据不足时，专家小组讨论临床问题后形成的指导性文件；二是标准文件形成中，专家组达成统一决策、形成推荐意见的方法，经典方法有共识会议法等。

为提升中国指南质量，推动临床诊疗实践制度化、科学化、规范化，促进医疗质量发展，2015 年 4 月，中华医学会学术会务部组织专家形成《制订/修订〈临床诊疗指南〉的基本方法及程序》。指南开发应科学、严谨、透明，具体流程和报告内容可参考美国 IOM 指南评价标准、中国 AGREE-China 等体系，保障方法学与报告质量。专家共识制定虽无统一标准，但可参照指南基本流程。

近年来，我国输血医学发展迅速，输血相关指南和专家共识不断出现，对提升输血质量、保障血液安全和促进行业发展有积极作用。然而，受学科背景等因素限制，我国输血指南和专家共识开发存在不足。为全面了解开发情况，本文对我国输血指南和专家共识进行系统总结与质量评价，同时针对未来开发工作提出具体建议，现汇报如下。

一　我国输血指南开发情况

基于 PubMed、CNKI、维普、万方等数据库，使用“输血”“指南”作为关键词和主题词进行检索，初步得到 328 篇文献，进一步阅读摘要和全文，发现均为系统综述和临床研究等，没有发现输血指南相关文献，而具备临床实践指南特征的仅有 7 篇中国输血相关指南。值得强调的是，有些文献标题中虽然出现“指南”，但未提及方法学、证据及推荐强度等，这些文献不符合指南构建的基本特征，因此未纳入本文分析；有些虽然带有“指南”表述，但应属于输血标准；还有一些属于国外指南的介绍。以上文献我们均未纳入本文研究。

分析文献内容后我们发现，目前已发表的输血指南研究范围集中于输血治疗和疗效评估领域。相关性分析显示，输血强相关文献有 0 篇，中等相关有 5 篇，弱相关有 2 篇。从发布年份来看，最早的指南发表于 2020 年。从发布机构来看，输血相关指南主要由中华医学会、中国妇幼保健协会等组织牵头制定，分别在中华系列期刊（4 篇）、《中国实用妇科与产科杂志》（2 篇）、《中国胸心血管外科临床杂志》（1 篇）等发表。

二　我国输血专家共识开发情况

基于 CNKI、维普、万方等数据库，使用“输血”“专家共识”“共识”等作为关键词和主题词进行检索，共查询到 97 篇输血专家共识。基于 PubMed 数据库检索，没有发现来自中国的输血专家共识。

我们对这些共识文献进行进一步分析归类，发现这些共识文献主要聚焦输血前检测、输血适应证评估、输血治疗、成分血输注、疗效评估、自身输血、输血反应处置、紧急输血、血液转运、输血检测实验室生物安全、输血科室设置、输血医师教育等；涉及创伤、外科、骨科、肿瘤、血液、妇科、产科、儿科等各个学科。相关性分析显示，输血强相关文献有 46 篇，占 47.4%；中等相关有 23 篇，占 23.7%；弱相关 28 篇，占 28.9%。

从发布年份来看，2003~2024 年，输血专家共识发表数量有明显增加的趋势（见图 1）；2020~2024 年，输血专家共识发表数量为 66 篇，约占总发表数量的 68.0%；2015~2024 年，输血专家共识发表数量为 89 篇，约占总发表数量的 91.8%。

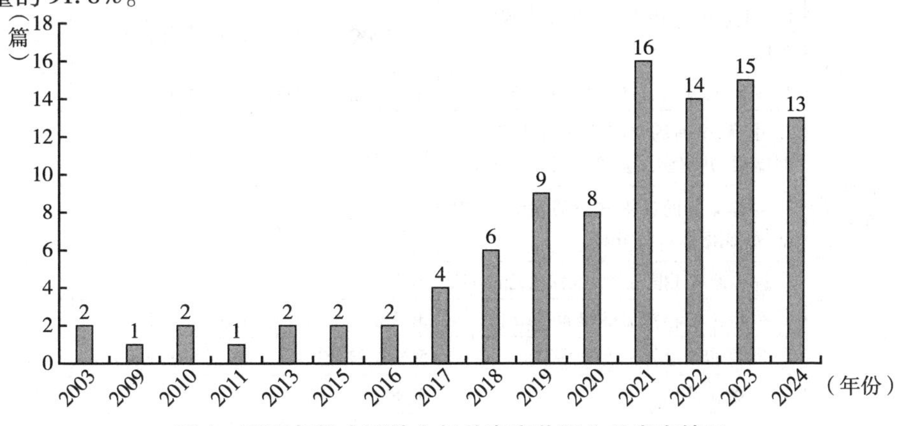

图 1　不同年份中国输血相关专家共识文献发布情况

资料来源：作者统计。

从发布机构来看，输血相关专家共识制定机构主要为中国输血协会（21 篇）、中国医师协会（20 篇）、中华医学会（10 篇）、上海市医学会（5 篇）、北京市医学会（3 篇）、中国研究型医院学会（3 篇）等组织，合计发表数量为 62 篇（占 63.9%）。

从发布刊物来看，发布输血专家共识的期刊主要有《临床输血与检验杂志》（26 篇）、《中国输血杂志》（19 篇）、《中华系列杂志》（21 篇），共计 66 篇（占 68.0 %）。

三　指南和专家共识的质量评价

为了了解指南和专家共识质量总体情况，本文针对指南和专家共识制定的关键环节，采用简易质量评分方法对所有指南和专家共识进行了质量评价。同时，为了进一步了解指南和专家共识是否符合标准的报告推荐规范，我们使用 AGREE-China 评价量表（见表 1）对已发表的输血指南和 2003~2024 年发表的输血强相关专家共识进行质量评价。

表 1　AGREE-China 评价量表

评价领域	评价条目和内容	分值	权重
科学性/严谨性	1. 制定小组由相关的多学科团队组成	5(完全符合)、4、3、2、1、0（完全不符合）	1
	2. 制定的背景、目的和应用对象	5(完全符合)、4、3、2、1、0（完全不符合）	1
	3. 正确、全面的文献检索策略进行证据检索，并提供了全部参考文献列表	5(完全符合)、4、3、2、1、0（完全不符合）	2
	4. 对检索到的证据进行质量评价，对证据/证据体进行分级	5(完全符合)、4、3、2、1、0（完全不符合）	2
	5. 说明了从证据到形成推荐意见的方法	5(是)、4、3、2、1、0（否）	2
	6. 列出了推荐意见的推荐等级	5(完全符合)、4、3、2、1、0（完全不符合）	1.5
	7. 发表前经过外部专家评议	5(完全符合)、4、3、2、1、0（完全不符合）	1
	8. 有更新计划	5(是)、3、0(否)	0.5

续表

评价领域	评价条目和内容	分值	权重
有效性/安全性	9. 推荐方案的有效性：同一临床问题，如有备选方案，列出备选方案；列出效应大小的具体数据	5（完全符合）、4、3、2、1、0（完全不符合）	2
	10. 推荐方案的安全性：推荐意见考虑了不良作用和安全性，列出安全性相关具体数据	5（完全符合）4、3、2、1、0（完全不符合）	2
经济性	11. 推荐意见考虑了卫生经济学问题	5（是）、3、0（否）	1
可用性/可行性	12. 表达清晰，推荐意见明确不含糊，容易理解	5（完全符合）、3、0（完全不符合）	1
	13. 容易获得和推广	5（完全符合）、4、3、2、1、0（完全不符合）	1.5
	14. 检索和评估了中国研究的证据	5（是）、3、0（否）	0.5
利益冲突	15. 制定过程有利益冲突声明	5（是）、3、0（否）	1
总分		—	
整体印象		强推荐、弱推荐、不推荐	

资料来源：王吉耀、王强、王小钦等《中国临床实践指南评价体系的制定与初步验证》，《上海医学》2018 年第 6 期。

（一）质量评价方法

1. 简易质量评分法

具体方法是 2 名评价者对照全文根据以下条目对文献逐一进行打分，包括：（1）制定方法（可靠、一般、不可靠，对应得分为 2、1、0）；（2）证据分级（有、无，对应得分为 1、0）；（3）证据推荐强度（有、无，对应得分为 1、0）；（4）注册号（有、无，对应得分为 1、0）。以上 4 个条目总分在 4 分以上为高质量，3 分为中等质量，2 分为低质量，1 分以下为极低质量。

2. AGREE-China 评分法

具体方法是 2 名评价者使用 AGREE-China 评价量表逐一对指南和专家共识进行打分，进一步通过公式计算各领域（科学性/严谨性、有效性/安全性、经济性、可用性/可行性、利益冲突）标准化百分比得分：领域得分 = ［（该领域实际得分 - 该领域最小可能得分）/（该领域最大可能得分 - 最小可能得分）］×100%。得分越高，说明指南或专家共识在该领域的方法学质量越高。根据指南或专家共识各领域得分情况将推荐级别分为 3 级，分别为强推荐、弱推荐和不推荐。

（二）指南质量评价结果

1. 简易质量评分法评价结果

评价结果显示，有注册号的有 3 篇；制定方法可靠的有 5 篇，一般的有 2 篇，不可靠的有 0 篇；报告了证据分级的有 7 篇；给出证据推荐强度的有 7 篇。总体质量评价结果显示，7 篇指南纳入质量评价，其中 5 篇为高质量，2 篇为中等质量。

2. AGREE-China 评分法评价结果

评价结果显示（见表 2），指南在科学性/严谨性、有效性/安全性、可用性/可行性、经济性、利益冲突方面均大于 60 分；强推荐为 5 篇，弱推荐为 2 篇。指南得分较低的条目主要涉及 AGREE-China 评价量表的第 7 条发表前经过外部专家评议，第 8 条有更新计划，第 14 条检索和评估了中国研究的证据，第 15 条制定过程有利益冲突声明。

表 2　基于 AGREE-China 评价量表评价输血指南质量得分情况

评价领域	平均分（$N=7$）	标准差
科学性/严谨性	72.3	9.4
有效性/安全性	65.0	18.5
经济性	71.4	18.1
可用性/可行性	79.2	3.5
利益冲突	62.5	11.8

资料来源：作者统计。

（三）专家共识质量评价结果

1. 简易质量评分法评价结果

总体评价结果显示，判定为极低质量的有 55 篇（占比 56.7%，其中 0 分

20篇、1分35篇），低质量的有20篇（占比为20.6%），中等质量的有10篇（占比为10.3%），高质量的有12篇（占比为12.4%）。值得强调的是，早期发布的专家共识质量多数较低；而2022年以来，输血专家共识质量提升明显（12篇高质量专家共识均为2021年以后发表，其中2023年3篇，2024年6篇）。单篇质量分析显示，有注册号的输血专家共识仅5篇（均在2021年以后发表）；制定方法可靠的有28篇（占比28.9%），一般的有50篇（占比51.5%），不可靠的有19篇（占比19.6%）；报告了证据分级的有29篇（占比29.9%）；给出证据推荐强度有29篇（占比29.9%）。

2. AGREE-China评分法评价结果

基于AGREE-China评价量表，我们对自2023年和2024年发表的18篇和输血强相关的专家共识进行了质量评价，结果如表3所示，专家共识在有效性/安全性、可用性/可行性、利益冲突方面均大于60分，科学性/严谨性、经济性方面得分较低（均低于60分）。同时，被评价者判定为强推荐的有12篇，弱推荐的有5篇，不推荐的有1篇。专家共识得分较低的条目主要涉及AGREE-China的第4条对检索到的证据进行质量评价，对证据/证据体进行分级；第7条发表前经过外部专家评议；第8条有更新计划；第11条推荐意见考虑了卫生经济学问题；第14条检索和评估了中国研究的证据。

表3　基于AGREE-China评价量表评价输血专家共识质量得分情况

评价领域	平均分(N=18)	标准差
科学性/严谨性	47.0	18.9
有效性/安全性	62.8	20.8
经济性	46.7	10.9
可用性/可行性	72.4	14.6
利益冲突	88.9	7.3

资料来源：作者统计。

（四）指南与专家共识质量分析比较

进一步分析显示，同指南比较，专家共识在科学性/严谨性、经济性方面得分较低（$P<0.05$）；在有效性/安全性、可用性/可行性方面得分差异不明显（$P>0.05$）；而在利益冲突披露方面，专家共识得分高于指南（$P<0.05$）。

四　研究局限性

必须强调的是，本文研究存在下列局限性：（1）受数据库限制，本文研究可能存在漏检风险；（2）对于指南和专家共识的质量评价可能存在一定的主观性；（3）文献检索可能存在发表滞后性，尤其是 2024 年的文献，未能充分检索全部文献；（4）维度分析和内容分析可能不全面。

五　总结和展望

本文分析指出，当前中国输血指南数量少，多由非输血专业组织或机构制定，集中于产科等领域；而输血专家共识数量多、题材丰富，主要集中在临床输血方面，缺少献血服务和血液安全相关专家共识。

2022 年的一项研究表明，专家共识总体得分显著低于指南，专家共识质量参差不齐、总体较差，与本文主要结果一致。本文研究结果显示，目前输血相关指南较少，而专家共识近年大幅增加，但一些专家共识质量堪忧。

为此，本文建议重视专家共识制定的科学性和规范性，提升专家共识的质量，具体措施包括加强知识培训，提高专业素养；撰写计划书并在国际指南协作网（Guidelines International Network，GIN）注册；系统检索文献并科学评价证据；对证据进行分级；重视外部专家评议；制订更新计划；考虑卫生经济学问题；应注重检索评估来自中国研究的证据；组建多学科开发团队，并引入循证医学和统计学专家等。此外，未来应围绕输血关键问题，加强临床输血指南开发，科学指导实践。

B.23

我国自身免疫性疾病中血浆置换治疗模式的现状及展望

夏　荣　王　苑　朱鑫方*

摘　要：　自身免疫性疾病是一种机制复杂、临床表现多样的慢性疾病，可以累及全身多个器官，产生严重临床症状。目前，除了药物（如激素或者丙种球蛋白）治疗，血浆置换作为一种新兴治疗手段也被应用于自身免疫性疾病的治疗，并且其模式不断改进和发展，从离心式置换向选择性更高的双重滤过式置换转变，还不断发展出淋巴血浆置换和半/全血血浆置换等治疗模式，节省了血浆用量，取得了更优的远期疗效，为自身免疫性疾病的患者治疗方案提供了新的思路。目前，血浆置换和淋巴血浆置换等治疗模式开展在地域、治疗疾病种类和年治疗量方面有所不同：血浆置换在东部沿海地区覆盖率较高，中西部地区相对较少；治疗疾病主要有重症肌无力、自身免疫性脑炎和血栓性血小板减少性紫癜等；血浆置换年治疗量远超淋巴血浆置换及其他治疗模式。未来，我们要将精准医疗和个体化方案引入血浆置换治疗自身免疫性疾病领域，同时可以联合其他新型生物制剂或靶向药物，提高治疗效果。

关键词：　自身免疫性疾病　血浆置换　治疗进展

自身免疫性疾病（Autoimmune Disease，AD）是一种由免疫系统异常而

---

* 夏荣，博士，复旦大学附属华山医院科室主任，主任医师；王苑，复旦大学附属华山医院主治医师；朱鑫方，复旦大学附属华山医院主治医师。

攻击自身组织和器官引起的慢性疾病，其发病机制复杂，临床表现多样，给患者和社会带来了沉重的负担。随着医疗技术的发展，血浆置换作为治疗自身免疫性疾病的一种重要手段，发挥着越来越重要的作用。本文旨在探讨血浆置换治疗模式的发展历程、现状及未来趋势，分析总结该技术在自身免疫性疾病治疗中的应用情况，并探讨其创新与优化方向，以期为临床实践和未来研究提供参考。

一　自身免疫性疾病概述

自身免疫性疾病是指机体免疫系统异常活化，错误识别并攻击自身组织或细胞，导致慢性炎症和组织损伤的一类疾病。其核心机制是免疫耐受失衡，T 细胞、B 细胞异常激活，产生自身抗体或炎性细胞因子攻击正常器官。遗传易感性、环境因素（如感染、药物）及表观遗传改变可能共同诱发自身免疫性疾病，患病人口约占世界总人口的 3%~5%。这类疾病及引起的器官功能障碍如下①：（1）系统性红斑狼疮（Systemic Lupus Erythematosus，SLE），常引起狼疮肾炎（30%~50%）、关节炎（90% 以上）、神经精神症状（癫痫、认知障碍，30%~40%）等；（2）类风湿性关节炎（Rheumatoid Arthritis，RA），常引起关节滑膜炎（100%）、间质性肺病（10%~30%）、干燥性角结膜炎（10%~15%）等；（3）多发性硬化症（Multiple Sclerosis，MS），主要影响中枢神经系统（100%），膀胱功能障碍（80%）等；（4）重症肌无力（Myasthenia Gravis，MG），主要影响是呼吸肌麻痹；（5）其他，如格林巴利综合征（Guillain-Barré Syndrome，GBS）、炎症性肠病（Inflammatory Bowel Disease，IBD）、血栓性血小板减少性紫癜（Thrombotic Thrombocytopenic Purpura，TTP）等。

AD 的临床表现多样，可累及一个或多个器官系统，常导致慢性炎症、

① Davidson, A., Diamond, B., "Autoimmune Diseases," *N Engl J Med* 2001, 345 (5): 340-350.

组织损伤和功能障碍。AD 在疾病启动阶段一般无明显症状，在疾病的发展过程中，免疫细胞功能紊乱、细胞因子风暴、T 细胞平衡破坏等引发了持续性的炎症和组织损伤，病程迁延，反复发作，严重影响患者的生活质量[①]。诊断依赖特异性抗体检测和临床特征，治疗以免疫抑制和调节为主，虽然在一定程度上可以控制病情，但长期使用可能带来严重的副作用。因此，探索更有效、更安全的治疗策略一直是医学界关注的重点。

二　治疗原理

血浆置换是通过分离和去除患者血浆中的致病因子，同时补充正常血浆或替代液的体外血液净化技术，其基本原理是利用离心技术或膜分离技术将血液中的细胞成分与血浆分离，去除含有致病物质的血浆，同时回输细胞成分和补充置换液，从而达到清除致病因子、调节免疫系统功能的目的。血浆置换可以通过去除 AD 患者血液中的致病性自身抗体、细胞因子、免疫复合物等，使免疫系统的过度激活状态得到缓解、炎症反应减轻，从而改善患者临床症状。因此，血浆置换在 AD 治疗中发挥着关键作用。随着技术方法不断改进，血浆置换的临床应用范围逐步扩大，从最初的 MG、GBS 等神经系统自身免疫性疾病，逐渐扩展到 SLE、抗中性粒细胞胞质抗体相关性血管炎（Anti-Neutrophil Cytoplasmic Antibody Associated Vasculitis，ANCA-AV）等多种系统性自身免疫性疾病。临床实践证明，血浆置换能够快速清除致病性自身抗体和免疫复合物，有效缓解病情，改善患者预后。在美国血浆置换协会（American Society for Apheresis，ASFA）2023 年发布的最新指南中，除了上述 AD 可使用血浆置换治疗，抗肾小球基底膜病、自身免疫性自主神经功能障碍、自身免疫性溶血性贫血、慢性炎症性脱髓鞘性多发性神经病、血栓性血小板减少性紫癜、视神经脊髓炎谱系疾病、免疫性血小板减少症等也可使

① 钱嘉航、任军、贾凌云等：《自身免疫性疾病与自身抗体概述》，《中国免疫学杂志》2022 年第 17 期。

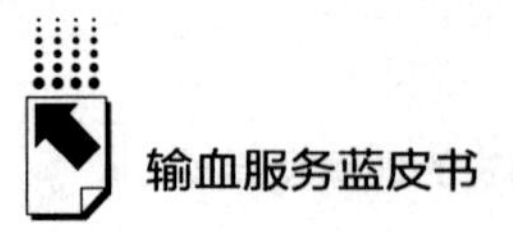

用血浆置换治疗①，虽然血浆置换的疗效和推荐证据等级不同，但大多数患者均可获益，为临床治疗 AD 提供了新的方式。

三 发展历程和新动态

血浆置换的发展经历了几个重要阶段。20 世纪初，血液净化技术出现，为血浆置换奠定了基础。20 世纪 50 年代，离心技术的引入使血浆分离成为可能；70 年代，膜分离技术的发展大大提高了血浆置换的效率和安全性，并开始逐渐应用于 AD 治疗；80 年代以来，随着自动化设备的出现和治疗方案的优化，血浆置换逐渐成为一种成熟的治疗手段，在多种疾病的治疗中得到广泛应用。

从设备方面来说，近年来，血浆置换的设备创新和材料改进取得了显著进展。新型血浆分离器的开发提高了分离效率和选择性，减少了治疗过程中的不良反应。例如，双重滤过血浆置换技术的应用使特定分子量范围内的致病物质能够被更精确地清除，同时保留了更多有益的血浆成分。在临床应用方面，血浆置换除了用于治疗传统的重症自身免疫性疾病，在难治性风湿病、移植排斥反应等领域的应用也取得了良好效果。个体化治疗策略的推行使血浆置换的时机、频率和置换量能够根据患者的具体情况进行调整，从而最大限度地提高疗效，减少不良反应。血浆置换治疗的 AD 疾病种类和应用频率如下：TTP，应用频率为 80%~90%；GBS，应用频率为 40%~60%；MG，应用频率为 30%~50%；自身免疫性脑炎，应用频率为 20%~40%；ANCA，应用频率为 10%~25%；SLE，应用频率为 5%~15%。其他自身免疫性疾病如炎症性肠病、干燥综合征、1 型糖尿病等则基本不使用血浆置换治疗。②

① Connelly-Smith, L., Alquist, C. R., Aqui, N. A., et al., "Guidelines on the Use of Therapeutic Apheresis in Clinical Practice-Evidence-Based Approach from the Writing Committee of the American Society for Apheresis: The Ninth SpecialIssue," *J Clin Apher*. 2023, 38 (2): 77-278.

② Connelly-Smith, L., Alquist, C. R., Aqui, N. A., et al., "Guidelines on the Use of Therapeutic Apheresis in Clinical Practice-Evidence-Based Approach from the Writing Committee of the American Society for Apheresis: The Ninth SpecialIssue," *J Clin Apher*. 2023, 38 (2): 77-278.

血浆置换在临床应用于AD治疗时，血浆分离技术不断进步，置换目标也在不断创新和发展，在传统的分离置换血浆成分的基础上，发展出淋巴血浆置换、半/全血置换等。淋巴血浆置换是在普通血浆置换的基础上，去除产生致病抗体或炎症成分的免疫细胞，如中性粒细胞、淋巴细胞和浆细胞等，可以从源头减少免疫活性物质的产生，并调节外周血淋巴细胞亚群，使淋巴细胞恢复正常比例，从而达到更加满意的疗效。① 半/全血置换除了淋巴血浆置换去除的含有致病因素的血浆、产生抗体的免疫细胞，还去除部分或全部致敏红细胞，此种置换疗法除了使用血浆作为置换液，还需要另外补充红细胞悬液以替代被清除的患者红细胞成分。

通过对国内外文献的检索分析可以发现，近年来淋巴血浆置换、半/全血置换已被广泛应用于AD的临床治疗。淋巴血浆置换已用于40多种危重症疾病的救治，包括GBS、MG、SLE、TTP、肺肾出血综合征等。目前，可查阅的文献对于难治性重症免疫相关性皮肤疾病如中毒性表皮坏死松解症、药物超敏反应综合征、寻常型天疱疮、类天疱疮、副肿瘤性天疱疮患者病例的报道显示，淋巴血浆置换效果良好。与普通血浆置换相比，淋巴血浆置换明显减少了置换次数（1~2次），缩短了治疗时间（80min），同时还可减少血浆用量（1000~1300 mL），并且远期疗效更优。淋巴血浆置换因其清除免疫细胞，对同时使用免疫抑制剂的患者，需慎重考虑感染并发症，目前文献报道多数为小队列病例报道，缺乏临床随机对照研究以及高质量循证医学依据。

半/全血置换结合了淋巴血浆置换和全血置换的优点，除上述各种疾病，还可以用于抗中性粒细胞胞质抗体相关性血管炎、自身免疫性脑炎、自身免疫性肝炎等。半/全血置换的优点在于同时去除了含有致病性自身抗体和炎症因子的血浆、致敏红细胞以及部分混悬在红细胞中的免疫活性细胞群，治疗过程中所需血浆量更少，治疗时间更短，并且血红蛋白水平大于110 g/L

---

① 柯诗鹏、李旭、余玲等：《淋巴血浆置换术在免疫相关性疾病中的临床应用》，《中国输血杂志》2022年第8期。

的患者不需要使用供血者红细胞。[①]

目前，国内开展血浆置换与淋巴血浆置换治疗模式的比约为 3∶2，对于治疗数量每年超过 1000 例的单位，血浆置换为主要模式。从地域分布来看，东部沿海地区（北京、上海、广州、深圳、杭州等）血浆置换覆盖率高，三级医院普遍开展，年治疗量占全国的 65%~75%；淋巴血浆置换仅在少数大型三甲医院或血液病专科中心开展，年治疗量占全国的 80%~90%。中部地区（武汉、郑州、长沙等）的省级医院和部分市级医院开展了血浆置换，年治疗量占全国的 20%~25%；极少医院开展淋巴血浆置换，年治疗量占全国的比重不足 5%。西部地区（成都、重庆、西安等）开展血浆置换集中在省会三甲医院，年治疗量占全国的 5%~10%；淋巴血浆置换普及率更低。

全血置换在临床中主要用于溶血性贫血的治疗，当患者出现以下情况时考虑使用全血置换：急性溶血危象伴严重贫血（Hb <6 g/dL）且危及生命；对其他治疗（激素、免疫球蛋白）无效；存在高滴度 IgG 或 IgM 自身抗体导致严重血管内溶血。如果同时合并严重心肺功能不全或活动性感染，则为操作禁忌证。

目前离心—膜式血浆置换由于技术及抗凝因素，在国内均未广泛开展，鉴于目前血液资源紧张的局势，无血浆的离心—膜式血浆置换可能成为缓解该局势的有效桥接手段。

四 缺点和不足

尽管血浆置换在治疗自身免疫性疾病（AD）中显示了显著的疗效，但也存在一些缺点和不足之处。

短期效果：血浆置换主要通过去除致病性自身抗体、免疫复合物以及炎

① 李碧娟：《输血治疗在临床疑难危重罕见病中的创新应用》，《中华医学信息导报》2022 年第 23 期。

性因子等来缓解症状，但其效果通常是短期的，由于它不能阻止新的致病性自身抗体的产生，病情可能会在治疗后复发。

治疗频率高和持续时间长：为了维持疗效，患者通常需要多次进行血浆置换治疗，这可能导致治疗过程烦琐且耗时，频繁的治疗也可能增加患者的身体负担和经济压力。

副作用和风险：血浆置换可能引发一些副作用，如低血压、过敏反应、感染风险增加、电解质紊乱等，此外，置换过程中使用的血浆或替代液也可能带来输血相关风险，如输血反应或传染病传播。

成本高昂：血浆置换治疗涉及昂贵的设备、耗材和医疗资源，治疗费用较高，可能对患者和医疗系统造成经济负担。

个体差异：不同患者对血浆置换的反应存在差异，部分患者可能对治疗不敏感或疗效有限，此外，治疗方案的个体化调整需要丰富的临床经验，可能增加治疗的复杂性。

技术局限性：尽管血浆置换技术在不断进步，但仍存在一些技术局限性，例如，传统的血浆置换无法选择性清除特定的致病物质，可能会去除一些有益的血浆成分，虽然新型技术如免疫吸附和双重滤过血浆置换提高了选择性，但这些技术的普及和应用仍面临挑战。

长期疗效不确定：虽然血浆置换长期疗效尚不明确，但目前仍然是一些AD急性期或重症患者的辅助治疗手段，对于慢性自身免疫性疾病，血浆置换可能需要与其他治疗手段（如免疫抑制剂、生物制剂等）联合使用，以长期缓解病情。

患者依从性：由于血浆置换治疗需要频繁的医院访问和较长的治疗时间，患者的依从性可能受到影响，尤其是对于老年患者或行动不便的患者。

五　未来和展望

新型血浆置换技术的研发是未来发展的重要方向。选择性血浆置换技术的进步将实现对特定致病物质的精准清除，同时最大限度地保留有益的血浆成分。例如，免疫吸附技术的发展使针对特定自身抗体的清除成为可能，大大提高了治疗的靶向性和有效性。此外，基于纳米技术的血浆净化方法和基于微流控技术的便携式血浆置换设备的研发，有望进一步提高治疗的精确性和便捷性。

精准医疗理念的引入将推动血浆置换治疗向个体化、精准化方向发展。通过基因组学、蛋白质组学等技术，更准确地识别患者的致病性自身抗体和免疫复合物，从而制定个性化的血浆置换方案。此外，AD 患者特异的生物标志物有助于实时监测血浆置换治疗效果，调整治疗方案，实现动态精准治疗。

联合治疗策略的优化是提高血浆置换疗效的另一种重要途径。血浆置换与新型生物制剂、小分子靶向药物的联合应用，有望产生协同效应，提高治疗效果，减少复发风险。例如，血浆置换后使用利妥昔单抗等 B 细胞靶向药物，可以更持久地抑制致病性自身抗体的产生，延长缓解期。此外，血浆置换与干细胞移植、基因治疗等前沿技术的结合，也为难治性自身免疫性疾病的治疗提供了新的思路。

人工智能和机器学习技术在血浆置换中的应用前景广阔。通过大数据分析和机器学习算法，可以更准确地预测治疗效果，优化治疗方案，实现智能化决策。例如，基于人工智能的治疗反应预测模型可以帮助医生选择最适合的患者进行血浆置换治疗，提高治疗的成功率。此外，智能化血浆置换设备可以实现治疗过程的自动化控制和实时监测，进一步提高治疗的安全性和有效性。

典型案例篇

B.24
医疗机构高质量输血医学中心建设实践

李 强　任思昕　孙佳丽*

摘　要：　中国医学科学院血液病医院在建设高质量输血医学中心的过程中，顺应前沿技术发展趋势，致力于构建“临床救治—科研创新—产业转化”三位一体服务体系。在工作推进上，突破传统输血科职能，整合精准输血、单采治疗和细胞治疗等核心业务，构建多学科协作与智慧化输血系统，实现全链条支撑；开展临床研究、产学研协同创新，推动学科发展及科研技术转化。面对血液紧平衡、血液系统疾病前沿医疗技术不断突破等给输血医学学科带来的挑战，通过优化用血管理、共建血液保障防线，成立政策研究小组、提前布局政策适应性技术，探索风险共担、合作研发的可持续运营模式等策略应对，为输血医学中心高质量建设提供理论与实践支撑。

关键词：　输血医学　细胞治疗　多学科协作

* 李强，中国医学科学院血液病医院输血科副主任，副主任技师；任思昕，中国医学科学院血液病医院技师；孙佳丽，中国医学科学院血液病医院医务处处长、输血科主任，副主任医师。

在《“健康中国 2030”规划纲要》与前沿技术发展推动下，输血医学从“血液供给”向“精准治疗”转型，成为综合性学科。中国医学科学院血液病医院输血医学中心积极建设高质量输血医学中心，优化用血流程，聚焦关键技术研发应用，充分发挥输血医学在现代医疗体系中的核心保障支撑作用。

一　输血医学中心业务体系的全方位布局

（一）基础业务：安全输血与血液管理

1. 精准输血，破难题、优用血

（1）血液精准输注。

多维度融合，构建精准输血体系，推动输血靶向化。针对血液疾病疑难血型患者日益增多的情况，结合传统血清学与 Sanger 测序法解析血型基因多态性，大幅提高疑难血型解析率（见表 1、表 2）。开展血小板配合性输注项目，联合天津市血液中心进行血小板基因配型，有效降低血小板输注无效发生率（见表 3）。

表 1　2022~2024 年输血医学中心疑难输血数据统计

单位：例

项目名称	2022 年	2023 年	2024 年
疑难血型	616	777	908
疑难配血	486	536	605

资料来源：中国医学科学院血液病医院输血信息系统统计。

表 2　2022~2024 年血型基因数据统计

单位：例

年度	PCR-SSP	Sanger 测序法
2022	54	8
2023	48	7
2024	44	33

资料来源：中国医学科学院血液病医院实验数据统计。

表 3　2022~2024 年输血医学中心血小板配合性输注数据统计

单位：次，例

年度	血小板交叉配型试验	血小板配型例数	血小板基因配型例数
2022	5041	1326	—
2023	5622	1479	41
2024	8751	2303	129

资料来源：中国医学科学院血液病医院输血信息系统统计。

（2）输血信息系统动态监测与院内应急血液调配网络。

医院搭建输血信息系统动态监测体系，实时掌握血液库存情况及患者血常规变化。通过输血医学中心责任小组和各临床病区主任共同组成院内应急血液调配网络，对危急重症患者开通绿色通道，精准高效保障临床用血，为医疗救治筑牢血液保障防线。

2. 信息赋能，提质量、保安全

（1）输血指征智能化评分系统。

运用输血智能化评分系统，对患者临床数据（临床表现、生命体征、实验室指标、疾病诊断等）量化评分，标准化评估全院各科患者用血紧急程度，为临床及输血医师提供客观、科学的输血决策建议。

（2）输血不良反应闭环管理。

输血不良反应回报工作存在诸多难题，漏报率超过 70%，多种原因导致“不愿报、不会报、不能报”。中心成立 QC 小组，深入调查分析，发现上报起点不合理、无法确诊输血反应、上报制度培训不到位、输血信息系统模块老旧是影响输血反应上报的主要原因，通过重新梳理上报流程、输血医师参与确认输血反应诊断、定期开展培训、更新输血信息系统模块等措施，大大提高了输血不良反应回报率（见表 4）。

表 4　2022~2024 年输血医学中心输血不良反应回报情况

单位：例，人次

年度	输血不良反应上报例数	同期输血人数	每千人次上报例数
2022	62	66656	0.93
2023	441	77330	5.70
2024	510	92463	5.52

资料来源：中国医学科学院血液病医院输血信息系统统计。

（二）特色业务：单采治疗与细胞治疗

1. 治疗性单采技术业务量持续增长

中心将临床需求的血细胞分离单采业务纳入统一管理，配备高级职称临床专家保障患者安全。通过优化采集参数提升采集效率，突破捐献者年龄限制，为患者治疗方案提供更多可能。构建严格的质控体系，多节点监测目标细胞纯度与活性，为移植及免疫细胞治疗提供可靠细胞源。同时，优化治疗性血浆置换在血液系统重症疾病领域的应用，如 CAR-T 治疗后的细胞因子风暴、血栓性血小板减少性紫癜等血浆置换方案，提升治疗安全性和有效性（见表 5）。

表 5　2022~2024 年输血医学中心单采治疗情况

单位：人次

项目名称	2022 年	2023 年	2024 年
单采干细胞	1038	1527	2638
血浆置换	264	265	501
CAR-T 治疗淋巴细胞采集	102	210	537
其他单采治疗	138	218	227
合　计	1542	2220	3903

资料来源：中国医学科学院血液病医院输血信息系统统计。

2. 细胞治疗全链条服务

细胞治疗是继药物、手术之后的第三代疾病治疗手段，输血医学中心通过构建“采集—检测—冻存—回输—质控”全链条服务体系，成为连接基础研究与临床转化的关键枢纽（见表6）。

表6　2022~2024年输血医学中心细胞治疗项目开展情况

单位：例

项目名称	2022年	2023年	2024年
免疫细胞亚群测定	3232	5673	6525
造血干细胞计数	2496	3491	5305
造血干细胞采集物去上清	1364	1809	2567
造血干细胞冷冻保存	941	1407	2018
造血干细胞回输	238	396	516
$CD34^+$造血干细胞分选	12	7	14

资料来源：中国医学科学院血液病医院输血信息系统统计。

（1）干细胞冷冻与复苏技术。

干细胞长期保存是移植和细胞治疗的关键。中心运用程序降温仪和数字液氮存储技术，为干细胞移植患者提供存储服务。建立标准化流程，对冻存前、程序降温、冻存后、存储管理、回输前等多节点进行质控，并通过信息化管理，保障存储安全与可追溯。

（2）细胞分选技术。

中心运用先进的免疫磁珠分选技术，开展临床级细胞成分富集、去除工作。为干细胞移植患者提供支持，降低移植物抗宿主病发生率，提升移植疗效，目前已成功完成45例临床应用。同时，积极参与移植和细胞治疗科研工作，提供技术支持、精准检测、随访数据等，推动细胞治疗临床科研发展。

（三）科研创新：临床试验与技术转化

1. 临床试验开展

（1）输血相关临床试验。

中心承接多个血液病新药输血相关多中心临床试验，如抗CD38、CD47

单抗新药研究（见表7），助力新药上市。参与编写专家共识和指南，为优化治疗方案提供依据，赋能医生改善患者生存质量、延长生命。

表7　2022~2024年输血医学中心单克隆抗体类药物临床试验配血数量

单位：人次

项目名称	2022年	2023年	2024年
CD38药物临床试验配血	361	436	586
CD47药物临床试验配血	63	15	45

资料来源：中国医学科学院血液病医院临床试验统计。

（2）输血相关临床研究（如输血检测新技术、国产新型试剂）。

中心作为组长单位，牵头多中心、大样本研究，开展国产红细胞抗体鉴定试剂上市前临床试验，填补国内空白。同时参与国产试剂盒稳定性测试，助力国产试剂升级，降低检测成本，提升输血检测准确性，保障群众健康。

2. 产学研协同创新

（1）与高校、企业合作。

中心与高校、企业紧密合作。借助高校、企业优势，分析临床输血数据，为个性化输血方案提供依据，优化新型冷冻保护剂配方，改进输血相关设备，推动成果转化，满足血液长期保存需求，促进行业技术革新。

（2）专利转化与标准化流程输出。

中心针对细胞治疗产业链被进口设备垄断现状，聚焦“卡脖子”技术，全面布局细胞治疗全流程。在医院协调下组织各方资源，推进国产设备、试剂、耗材自主研发，目前已完成全自动超低温血袋存储设备的研发及生产，其他研发工作正在有序推进。通过这些工作，希望和全国输血同人一起，探索制定标准化流程，申请自主知识产权，推动细胞治疗技术自主可控发展，提升我国在该领域的全球竞争力。

二　高质量输血医学中心的核心竞争力构建

中心通过多学科协作，构建标准化与个性化相结合的服务体系，以人才与信息化为驱动，提升技术、管理与服务水平，推动医院高质量发展。

（一）与临床科室深度联动

中心通过与临床科室深度联动，从支撑协助转变为主动参与治疗。通过开展血液病患者化疗缓解期自体血液保存等科学研究探索，优化患者血液管理方案；动态监测重症患者的血红蛋白水平、凝血功能与氧合状态，与临床医师共同制定个体化输血策略。

（二）标准化与个性化并重的服务体系

1. 标准化服务体系

中心引入 6S 管理，从六个维度规范工作环境、设备与试剂，构建全流程质控体系，在输血检验和治疗各环节设严格标准与监控指标，保障输血安全。

2. 个性化服务体系

个性化服务是满足特殊患者需求的关键。对输血效果不佳者，依据病史、输血史及临床表现等，运用抗体规避、基因配型等技术制定输注策略。针对不同需求的移植和单采治疗患者，通过优化血细胞分离机参数，开展细胞分选工作，降低移植风险，提升成功率。

（三）人才与信息化双轮驱动

1. 人才培养

结合医院政策实施绩效考核倾斜，奖励科研项目、技术改进、专利成果转化突出人员，激发员工积极性。积极开展技术交流，选派骨干进修，引入先进技术与理念，提升整体技术水平。

2. 信息化建设

建设信息管理系统，实现血液管理至临床输注全流程智能化。医护人员可快速查询患者及血液信息，运用大数据分析临床用血，预测需求，优化血液储备策略，保障临床科学合理用血。

三　建设路径与实施策略

（一）分阶段目标

输血医学中心分阶段目标如表 8 所示。

表 8　输血医学中心分阶段目标

阶段	目标
短期(1~2 年)	完善硬件设施,如 PCR 实验室、细胞制备设备(已完成)
中期(3~5 年)	建成省级输血医学参比实验室,制定行业标准和国家规范
长期(5~8 年)	成为国家级输血医学中心

（二）关键举措

1. 资源整合

（1）与血站实现资源共享。

中心与天津市血液中心联合建立区域性血液样本库，涵盖稀有血型、特殊抗体及血小板基因库。通过整合献血者数据与临床用血数据，构建区域性血液大数据平台，提升服务输血患者的效率和安全性。

（2）与红十字会实现资源共享。

联合开展世界献血者日活动，线上线下普及输血和干细胞知识，鼓励公众参加无偿献血。共同培训志愿者，协助招募无偿献血者，开展血液检测与用血服务。

2. 品牌塑造

（1）举办国家级临床输血医学大会。

举办中国血液学科发展大会（CASH）输血论坛，邀请国内外顶尖输血医学专家分享成果、经验与动态。通过组织学术报告、专题研讨，促进学科发展，展示自身综合实力。

（2）开办全国性输血诊断和治疗培训班。

邀请业内权威专家授课，系统讲解输血诊断技术、单采治疗规范等内容，理论与实操结合，为学员提供全面、专业的培训，提升行业整体业务技术水平。

四　挑战与对策

（一）现存挑战

1. 血液紧平衡状态长期存在

当前血液紧平衡状态使医院面临严峻挑战。作为血液病专科医院，血液保障是患者成功治疗的关键，如何在当前形势下保障患者安全，兼顾治疗效果，是中心必须面对的问题。

2. 细胞治疗监管政策动态调整带来合规风险

细胞治疗在输血医学中的应用日益广泛，监管政策持续更新。细胞治疗产品各个环节受政策影响显著，中心需及时掌握政策变化，否则开展业务将面临违规风险，影响患者治疗与科室声誉。

3. 高成本技术（如全自动细胞分选仪）的投入产出不平衡

中心引入全自动细胞分选仪等高成本设备，虽提升了技术水平，但也增加了经济压力。设备成本及维护费用高，临床使用效率较低，制约科室可持续发展。

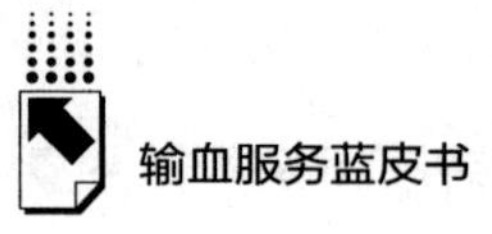

（二）应对策略

1. 优化用血管理，共建血液保障防线

优化患者用血管理，依病情科学评估，推广自身输血。积极参与无偿献血活动，医护带头，多媒体、多渠道面向患者、家属、市民宣传无偿献血，带动公众参与。

2. 成立政策研究小组，提前布局政策适应性技术

成立政策研究小组，成员涵盖管理人员、科研骨干与临床医生。实时掌握政策动态，解读政策文件，分析政策对业务的影响，提前布局适应性技术研究，确保科研与应用合规，降低风险，助力科室发展。

3. 探索风险共担、合作研发的可持续运营模式

针对高成本技术难题，探索与企业风险共担、合作研发的新模式，与企业携手，各自发挥所长，共同完成产品研发与验证，保障技术可持续应用，提升科室技术水平。

五　结语

输血医学在医疗体系中的重要性与日俱增，从传统“血液供给”向“精准治疗”转型。医疗机构需要通过全方位布局输血业务体系、整合精准输血、单采治疗与细胞治疗业务，构建多学科协作与智慧化系统，推动科研创新与技术转化。通过优化用血管理、研究政策、探索合作模式，应对血液紧平衡、政策变动、成本压力等挑战。未来，输血科应持续聚焦精准输血治疗，强化多学科协作融合，紧跟政策趋势，推动技术研发，提升服务与科研水平，为医疗事业发展与患者健康提供有力保障。

B.25
自体外周血T细胞凋亡回输治疗自身免疫性疾病

骆群　王晗*

摘　要：　自体血回输在特应性皮炎、过敏性鼻炎和干燥综合征等疾病治疗领域具有良好的应用前景，可以明显改善皮炎、卡他流涕、眼部干涩、唾液分泌减少和胃肠反应等临床症状。自体外周血回输治疗的关键是外周血经过一定剂量射线的辐照后回输体内，可以发挥细胞凋亡信号传导作用，降低反应性淋巴细胞和炎症因子，实现针对自身免疫反应的调节抑制。红细胞输注后预防同种抗体生成的关键在于阻断T细胞对B细胞的辅助作用。辐照诱导凋亡不仅在自身免疫性疾病中发挥治疗作用，也可以应用于免疫血液学领域。本文的临床研究取得伦理批件，在获得国家级课题支撑的基础上，取得了较好的预期成果，将为自身免疫性疾病的治疗提供新的重要途径。

关键词：　自体外周血回输　凋亡　自身免疫性疾病　输血治疗

识别和抵御病原是人体免疫系统的重要职能，但受环境、遗传、转基因技术、新物种等因素影响，自身免疫性疾病的发病率不断攀升。一项对2200万人历时9年的调查研究发现，共有10.2%的被调查者受19种自身免

* 骆群，博士，解放军总医院第五医学中心输血医学科主任，主任医师；王晗，博士，解放军总医院第五医学中心输血医学科副主任，副主任医师。

疫性疾病的影响。① 目前已知的自身免疫性疾病超过 100 种，2017 年以后新发现的病种不断增加，发病人群快速上升。我国自身免疫性疾病患者人群规模巨大，其中过敏性疾病人群总量达到 4.2 亿人。2022 年，中国有特异性皮炎患者约 7000 万人、哮喘患者约 6700 万人、鼻窦炎并鼻息肉患者 2000 万人、银屑病患者约 800 万人、类风湿关节炎患者约 500 万人。自身免疫性疾病多采用综合治疗方案，呈现负担重、反复发作、依从性差等特点，严重影响患者生活质量。

一 自身免疫性疾病主要发病机制

自身免疫性疾病是自身免疫耐受紊乱，自身反应性 T 细胞和 B 细胞等自身免疫系统针对机体产生免疫应答，其病理损伤的机制与各类超敏反应相似。免疫耐受是在中枢和外周形成的免疫无反应状态。中枢免疫耐受性在骨髓中 B 细胞和胸腺中 T 细胞的发育过程中形成。淋巴细胞通过基因重排产生防御受体。在胸腺中，T 细胞经历阳性和阴性选择，形成能够对外来抗原做出反应但对自身抗原无反应（MHC 分子的限制性）的 T 细胞库。B 细胞抗体基因的可变区在抗体产生发育过程中发生突变，针对病原体等外来物质的抗体亲和力增强，实现免疫防御。自身抗原结合的 B 细胞在此过程中产生并产生自身抗体。

外周组织中来自 B 细胞和 T 细胞谱系的调节性细胞通过免疫抑制细胞因子下调和炎症细胞因子刺激等机制，打破免疫耐受性。特应性皮炎（atopic dermatitis，AD）发病由 2 型炎症细胞因子 IL-4 和 IL-13 等介导。搔痒皮肤造成的机械性损伤触发角质形成细胞释放信号，激活下游 2 型免疫反应诱导过敏性炎症。过敏性鼻炎（allergic rhinitis，AR）是变应原进入机体之后，与 MHC Ⅱ类分子相结合，形成复合物呈递给初始 T 细胞。Th2 细

---

① Conrad, N., Misra, S., Verbakel, J. Y., et al., "Incidence, Prevalence, and Co-Occurrence of Autoimmune Disorders over Time and by Age, Sex, and Socioeconomic Status: A Population-Based Cohort Study of 22 Million Individuals in the UK," *Lancet*, 2023, 401 (10391): 1878-1890.

胞分泌的细胞因子（IL-4、IL-5、IL-10、IL-13 等）能促进 Th2 细胞的再次增殖，促进 B 细胞产生 IgE 类抗体。[①②③]

二　自体血辐照回输治疗诱导免疫耐受机制

（一）诱导细胞凋亡

自体血辐照回输治疗诱导免疫细胞凋亡。在人体内最先凋亡的是淋巴细胞，其对辐照相比其他细胞更加敏感。Fas/FasL 系统和 Bcl-2 蛋白在体外辐照诱导淋巴细胞凋亡的过程中发挥了重要作用，并上调了细胞表面相关受体。

（二）降低自身抗原提呈效率

自身抗原提呈是发动自身免疫的关键。自体血辐照后回输可以抑制树突细胞抗原提呈能力，并诱导骨髓性树突细胞减少，最终削弱自身抗原向 T 细胞提呈能力。此外，凋亡回输还可以减少第二信使共刺激信号，降低抗原提呈效率。

（三）诱导免疫耐受

自体血辐照回输可以发挥免疫调节作用，上调调节性 T 细胞水平，表达 $CD4^{+}$、$CD8^{+}$、$CD25^{+}$与 $FoxP3^{+}$T 细胞比重增加。涉及自身反应的天然免疫细胞、皮肤驻留淋巴细胞等数量减少，多种免疫反应相关刺激因子分泌减少。这些因素都使机体由过度免疫向免疫耐受转变。

---

① Pisetsky, D. S. "Pathogenesis of Autoimmune Disease," *Nat Rev Nephro*, 2023, 19 (8): 509-524.

② 洪永镇、梁俊琴：《特应性皮炎发病机制及危险因素研究进展》，《临床医学进展》2024 年第 2 期。

③ 谯月龙、焦沃尔、陈始明：《调节性 T 细胞亚群在变应性鼻炎发病中的作用及机制》，《中华耳鼻咽喉头颈外科杂志》2024 年第 8 期。

三 传统自身免疫性疾病治疗主要问题

自身免疫性疾病的治疗主要依赖于非甾体抗炎药（NSAIDs）、抗风湿药（DMARDs，如甲氨蝶呤）以及糖皮质激素等传统抗炎方法。随着生物技术的不断进步，现今治疗自身免疫性疾病的方法已经转向使用更为精准的靶向药物。这些创新药物包括抗肿瘤坏死因子（anti-TNF）制剂、抗白细胞介素（anti-IL）制剂以及 JAK1 抑制剂等（见表 1），但是，生物制剂也存在感染、血栓、溃疡和肠道反应，以及恶性肿瘤、皮肤和黏膜改变等不良反应。此外，在疗效方面，度普利尤单抗是全球首个用于中重度特应性皮炎的靶向生物制剂，可以显著降低参与 2 型炎症反应的基因表达，尤其针对阻抗驱动因子 IL-4、IL-13 发挥重要作用，缺点是治疗对象为固定选择人群，且存在一定的无效情况。TNF-α 抑制剂联合甲氨蝶呤可以减少抗药抗体产生，提高 TNF-α 抑制剂的最低药物浓度。然而，复发率高、费用昂贵仍然是患者康复的重大挑战（见表 1）。

表 1 传统抗炎药、生物制剂和小分子靶向药物针对自身免疫性疾病的治疗现状对比

类型		代表药物	临床治疗主要问题
传统抗炎药	NSAIDs	阿司匹林、吲哚美辛、布洛芬、双氯芬酸、塞来昔布等	可以在一定程度上缓解疾病症状，但不能阻止疾病的进展
	DMARDs	甲氨蝶呤、来氟米特、柳氮磺吡啶、羟氯喹、艾拉莫德等	目前治疗风湿自身免疫性疾病的金标准，但一般起效较慢，对已损伤组织无显著修复能力
	激素疗法	糖皮质激素等	起效较快，但不良反应较多，且停药后易复发
生物制剂	anti-TNF 制剂	英夫利西单抗、依那西普、阿达木单抗、戈利木单抗、培塞利珠单抗等	阻断细胞因子 TNF，发挥机体免疫调节作用，用于治疗强直性脊柱炎和类风湿关节炎等风湿免疫疾病； 不良反应：输液反应，长期应用可增加结核感染及潜伏感染的风险，导致狼疮样综合征

续表

类型		代表药物	临床治疗主要问题
生物制剂	anti-IL 制剂	IL-12/IL-23 单抗:乌司奴单抗; IL-6 单抗:托珠单抗; IL-17 A 单抗:司库奇尤单抗、赛立奇单抗; IL-4α 单抗:度普利尤单抗	覆盖多个不同白细胞介素靶点; 不良反应:心血管不良事件发生率增加,轻中度皮肤黏膜感染、肠道症状、隐血试验阳性等症状
小分子靶向药物	JAK1 抑制剂	第一代:芦可替尼、托法替布、巴瑞替尼等;第二代:乌帕替尼、阿布昔替尼等	治疗谱系广,已被用于多种自身免疫性疾病的治疗;第一代 JAK 抑制剂具有安全性隐患,第二代 JAK1 抑制剂成为自身免疫性疾病首选推荐方案; 不良反应:严重的感染、肿瘤、血栓,面部无痛性溃疡

四　自体血回输治疗自身免疫性疾病的应用案例

我们前期临床研究发现，体外辐照技术和冷藏处理后的白膜层细胞回输可以发挥免疫调节作用。一定剂量辐照可以直接灭活活性淋巴细胞，使淋巴细胞发生凋亡，并且淋巴细胞的凋亡率具有量效和时效关系，同时保持其他细胞和血液成分的功能活性。对特应性皮炎、干燥综合征、PD-1 抑制剂相关免疫不良事件等自身免疫性疾病治疗具有明显疗效。

（一）自体血分离悬浮红细胞回输显著改善特应性皮炎

我们治疗的 1 例无偿献血者（男，50 岁）既往有严重过敏史，饮酒后全身瘙痒，伴双侧上、下肢及躯干部红疹，诊断为特应性皮炎。给予局部涂抹炉甘石制剂等对症治疗，效果不佳。我们采集患者血液，分离悬浮红细胞放置冷藏储存。1 周后再次采集患者血液，分离悬浮红细胞放置冷藏储存，并将第 1 次采集分离的红细胞复温回输。再 1 周后采集患者血液制备、回输同前。患者皮肤症状得到明显改善。

（二）自体血辐照回输逆转 PD-1抑制剂致免疫相关肝损害

患者（男性，66 岁）因肝癌行肝左外叶肿瘤切除，后因“肝细胞癌术后，残胃癌，腹膜转移，双肺转移”收入我院。患者应用信迪利单抗后出现严重肝损害，2023 年 9 月 14 日服用甲强龙（注射用甲泼尼龙琥珀酸钠）80mg，9 月 22 日服用甲强龙 120mg，9 月 25 日吗替麦考酚酯 0.75g2 次，9 月 26 日服用甲强龙 80mg，10 月 2 日服用甲强龙 60mg，10 月 6 日服用甲强龙 40mg，10 月 18 日服用甲强龙 20mg。使用激素、吗替麦考酚酯、血浆置换等治疗效果均不佳，应用自体血淋巴细胞体外凋亡后回输 4 次，患者胆红素出现下降，总胆红素由>500 umol/L 下降至 92.0umol/L，转氨酶恢复正常。

（三）自体血回输治疗干燥综合征

患者（女性，38 岁）因“双眼干涩、口干 2 年余”入我院输血门诊救治。患者于 2022 年 9 月因不明原因出现皮肤干燥、口唇苍白、口干，双眼干涩、视觉模糊，面部呈现红斑，胃肠道反应明显，胀气，便秘、腹泻交织，确诊为干燥综合征。经口服加泼尼龙、环孢素等药物，均未见好转。在我院共治疗 16 次，症状明显改善。干燥综合征疾病活动性指数评分（ESSDAI）明显降低，由治疗前的 15 分降低至 7 分。欧洲抗风湿联盟干燥综合征患者自我报告指数（ESSPRI）由治疗前的 7 分降低至 1.3 分。医院焦虑和抑郁量表由重度焦虑和中度抑郁转为阴性。尿蛋白、IL-6、IL-8 均转为阴性。

（四）治疗时机的选择

红细胞输注后预防同种抗体生成的关键在于阻断 T 细胞对 B 细胞的辅助作用。同种抗体生成的免疫时间轴：输血后 0~3 天为抗原暴露阶段，抗原呈递；输血后 3~7 天为 T-B 细胞协同阶段，Tfh 细胞分化；输血后 7~14

天为抗体生成阶段，浆细胞分化。因此，治疗应优先选择仅清除活化T细胞的方法，避免广泛免疫抑制。第1天干预可能因T细胞尚未充分活化而效果有限。在输血后3~5天诱导活化T细胞凋亡，可更有效阻断同种抗体生成，同时平衡安全性与疗效。监测Treg水平，防止免疫过度抑制导致感染风险增加。辐照诱导凋亡不仅可以在自身免疫性疾病中发挥治疗作用，还可以在免疫血液学领域得到应用。

五　自体外周血回输治疗的优势和展望

自体外周血回输治疗采用患者自身血液，无药物毒副作用，治疗采用一次性采血塑料袋密闭操作和常规采血及保存技术，采血、分离去除血浆、冷藏、回输，操作简单，安全可靠。费用低廉，血袋费、采血管费和辐照费用不及特应性皮炎单克隆抗体药物费用的1/10。所需设备、设施和耗材简单、易操作，包括血液辐照仪器、热合机、血袋和采血配套耗材、输液装置及配套耗材、手指生命监测仪，技术门槛较低，一般输血科均可操作。通过自体外周血回输治疗可以明显缓解患者急性期症状，降低炎症反应性，提高生活质量。相比传统治疗，疗程更短，每周治疗1~2次，治疗4周可以明显改善患者症状。

探讨活化T细胞辐照的量效关系将为自身免疫性疾病的治疗标准化奠定基础。

针对依照临床最新指南共识入组自身免疫性疾病患者制定有效性评价标准。每周治疗时对患者进行随访，记录临床症状改善情况，为照射剂量、间隔周期、频次等提供指导。采用流式细胞学技术对T细胞亚群进行分类，筛选细胞因子，发现发挥免疫调节作用的主要通路和信号传导机制，为自身免疫性疾病从促炎到抑炎的转变提供理论依据。有研究利用单细胞定位确定自身免疫性疾病的细胞类型特异性基因控制机制。研究人员从982名供者体内收集了127万个外周血单核细胞的单细胞RNA测序数据，并绘制了14种免疫细胞类型基因表达的遗传效应，鉴定皮肤、组织特异性细胞在自身免疫性疾病中发挥的独特作用，为自体血回输治疗机制研究提供了更多借鉴。

自体外周血T细胞凋亡回输治疗具有医疗成本低、患者依从性好、操作简便、安全性高、便于推广以及发挥免疫调节作用快等优点，有望突破自身免疫性疾病治疗既往治疗思路和治疗瓶颈，造福广大患者。

B.26
上海市无偿献血者抗体筛查检测的实践

张　晰　向　东　周国平*

摘　要： 为降低输血反应风险，进一步保障临床输血的安全有效，上海市血液中心借鉴发达国家的经验，自2014年11月起对所有献血者进行意外抗体筛查，2023年2月起开展自采样本抗体筛查和阳性献血者抗体特异性鉴定。开展筛查以来，意外抗体检出率约为0.7‰，同种意外抗体检出率约为0.5‰。目前国内报道中献血者人群同种意外抗体检出率为0.1‰~5‰，加权平均为0.5‰。国外数据普遍高于国内，同种抗体检出率为1‰~4‰。根据上海市血液中心对抗体特异性及其效价的监测数据分析，检出可能存在临床意义的意外抗体血浆约占总量的1/10000。对血站进行意外抗体筛查的方法学总结显示，酶介质法初筛、柱凝集确证是较为合理的解决方案。鉴于献血者人群的特殊性，可以开发不同于患者人群意外抗体筛查的方法，更合理地解决献血者抗体筛查问题。

关键词： 意外抗体　同种抗体　抗体筛查　抗体鉴定

目前，检测献血者血清（血浆）中红细胞意外抗体的方法很多，如盐水介质法、柱凝集法、凝聚胺法（试管和微孔板）、酶介质法、试管抗球蛋白法、固相微板法（Capture）等。盐水介质法仅能检测IgM类意外抗体；酶介质法成本低、简便，但对部分抗体（M、N、S、Fy^a和Fy^b）检测能力弱；凝聚胺法操作简便、快速，但干扰因素多，不易标准化；试管抗球蛋白

---

* 张晰，上海市血液中心主任，主任技师；向东，上海市血液中心输血研究所副所长，主任技师；周国平，上海市血液中心检验部部长，主任技师。

法要反复洗涤红细胞，比较复杂；柱凝集法和固相微板法成本较高。成本高、操作复杂或干扰因素多的检测方法均不适合应用于大规模筛查意外抗体。[①][②] 上海市血液中心自主研发了盐水介质抗体筛查加微孔板木瓜酶法筛查 IgG 类意外抗体的方法，适合对大批量样本进行规模化意外抗体筛查。上海市血液中心自 2014 年 11 月起采用该方法进行意外抗体筛查，对反应性样本使用微柱凝胶法（抗人球蛋白）进行确证，从而实现了上海市献血者意外抗体筛查 100%开展。2018 年，上海市血液中心引进了使用红细胞磁化技术（EMT）的 QWALYS3 全自动血型系统（法国 DIAGAST）进行意外抗体筛查[③]，红细胞磁化法反应性样本再使用微柱凝胶法进行确证。自此，上海市血液中心使用两种方法进行意外抗体筛查。

一　献血者意外抗体筛查方法的建立及应用

（一）微孔板木瓜酶法筛查 IgG 意外抗体

1. 设备与材料

TECAN 全自动加样仪和 SUNRISE 比色仪（瑞士 TECAN），KUBOTA Ks-5200 平板式离心机（日本久保田），震荡仪（奥地利 Anthos），孵育箱和水浴箱（上海森信），Labsystems 加样枪，96 孔 U 型微孔板（美国 COSTAR），各种血型抗原抗血清（美国 Immucor），木瓜酶、PBS、抗人球蛋白试剂、抗体筛查细胞（上海血液生物医药有限责任公司）。

2. 试验方法

（1）木瓜酶的有效活力单位确定方法（酶活力标准化），即确定木瓜酶的

① 王志红：《4 种方法检测红细胞血型 IgG 类抗体敏感性比较》，《临床血液学杂志》（输血与检验）2012 年第 8 期。

② 马曙轩、白丽霞、刘景汉等：《4 种检测 IgG 红细胞抗体方法的比较》，《第三军医大学学报》2005 年第 7 期。

③ 曹斌、周国平、郑岚：《红细胞磁化技术用于献血者不规则抗体筛查的试验研究》，《检验医学与临床》2019 年第 9 期。

最适浓度。配制 1.5g/mL 木瓜酶，用 PBS 稀释液倍比稀释成不同浓度的木瓜酶反应液于试管中，分别加入等量的 RhD 阳性筛查细胞（O1、O2、O3）、IgG 抗 D 阳性血清或血浆，37℃孵育 30 分钟，离心后肉眼判断结果。

若第 5 管为阴性，则向上移 3 管，第 2 管的稀释比例即为木瓜酶有效活力单位。酶活力与酶本身活力密切相关，不同的厂家甚至同厂家不同批号的酶均存在差异。因此，同厂家不同批号或者不同厂家的酶在使用前都需要进行酶活力标准化，测定酶的有效活力单位，确定木瓜酶的最适浓度。

检测血清中细胞意外抗体最适合使用微孔板木瓜酶法，如果选用血浆样本，需在配置的木瓜酶溶液中加入适量的吐温 20，以避免细胞黏附导致判读结果异常。

（2）微孔板木瓜酶法基本步骤。使用 TECAN 全自动加样仪将 3%浓度的 O1、O2、O3 筛选细胞（每孔 15uL）、样本血清（或血浆）（每孔 30uL）、木瓜酶溶液（每孔 30uL）加入 96 孔微孔板中。微孔板 37℃孵育 30 分钟后，使用平板震荡仪 750rpm 振荡 1 分钟，室温静置 30 分钟。使用平板式离心机 30g 离心 1 分钟，平板震荡仪 750rpm 振荡 1 分钟。微孔板上 SUNRISE 比色仪比色，通过 Liswell 软件对微孔板进行结果判断，O1、O2、O3 筛选细胞三孔中任意一孔（或以上）出现凝集现象，均判断为意外抗体可疑结果。

（3）微孔板木瓜酶法灵敏度试验。用本方法检测不同效价的 IgG 抗-D、IgG 抗-Fy^a，发现能检出效价≥4（凝胶卡法）的 IgG 意外抗体。

（4）微孔板木瓜酶法特异性试验。用微孔板木瓜酶法与抗球蛋白法（试管法）同时检测 400 例常规样本。结果显示，微孔板木瓜酶法检测出 399 例阴性、1 例反应性但抗球蛋白试验阴性，抗体特异性检出率为 99.75%。

（二）红细胞磁化法筛查 IgG 意外抗体

具体的检测方法参考曹斌等的文献①。

① 曹斌、周国平、郑岚：《红细胞磁化技术用于献血者不规则抗体筛查的试验研究》，《检验医学与临床》2019 年第 9 期

（三）柱凝集法确证意外抗体

具体的检测方法参考蔡茵等的文献①。

（四）效果评估

微孔板木瓜酶法筛查 IgG 意外抗体具有一定的局限性，木瓜酶会部分破坏 M、N、S、Fy^a和 Fy^b抗原。同时考虑到抗-M 作为盐水反应性抗体十分常见，从 2014 年 11 月 1 日起，上海市血液中心采用盐水介质法结合微孔板木瓜酶法，对上海市所有献血者进行了 IgM 和 IgG 意外抗体筛查。

1. 盐水介质法筛查情况

2023 年 2 月 11 日至 2024 年 12 月 31 日，共完成 697053 例盐水介质法意外抗体筛查，最终确认意外抗体阳性 290 例，阳性率为 0.42‰，阳性率略高于国内文献报道的 0.23‰~0.32‰②③④。

2. 微孔板木瓜酶法筛查 IgG 意外抗体

2023 年 2 月 11 日至 2024 年 12 月 31 日，共完成 658769 例微孔板木瓜酶法筛查 IgG 意外抗体，微孔板木瓜酶法初筛反应性 1416 例（2.15‰），使用低离子抗人球蛋白卡确证意外抗体阳性 391 例（0.59‰）。本次微孔板木瓜酶法初筛结果表明存在较高的假反应性率 72.39%（1025/1416），主要是受高效价冷凝集素抗体和木瓜酶处理红细胞相关凝集素的影响，但这种意外抗体一般没有临床意义⑤。

---

① 蔡茵、曹斌、周喆：《上海地区无偿献血者血液中不规则抗体的调查》，《中国输血杂志》2017 年第 7 期。

② 陈倩、张志亮、唐秋萍：《海南地区无偿献血者不规则抗体筛查结果分析》，《中国输血杂志》2015 年第 4 期。

③ 黄金环、梁义安、周先果：《献血者不规则抗体分析》，《中国输血杂志》2011 年第 6 期。

④ 宋任浩、何路军、常缨：《献血人群红细胞血型意外抗体的检出率及分布情况》，《检验医学与临床》2014 年第 2 期。

⑤ 陈善华、王志红、吴宗泽：《献血者中进行不规则抗体筛查结果分析》，《临床血液学杂志》（输血与检验）2012 年第 8 期。

3. 红细胞磁化法筛查 IgG 意外抗体

2023 年 2 月 11 日至 2024 年 12 月 31 日，完成红细胞磁化法筛查 IgG 意外抗体 38284 例，红细胞磁化法初筛反应性 231 例（6.03‰），最终使用低离子抗人球蛋白卡确证意外抗体阳性 23 例（0.60‰）。

4. 上海市献血者意外抗体筛查情况

运用盐水介质法结合微孔板木瓜酶法、红细胞磁化法共筛查意外抗体 697053 例，筛查反应性样本再使用低离子抗人球蛋白卡进行确证，最终上海市献血者人群中的意外抗体阳性率为 1.01‰，略低于国外文献报道的 3.0‰①，这可能与人群区域分布有关。

二　献血者意外抗体鉴定

对 2023 年 2 月 11 日至 2024 年 12 月 31 日上海市血液中心自采全血样本中意外抗体阳性样本进行抗体特异性鉴定，不包括病毒筛查阳性和 Rh 阴性（Rh 阴性样本单独计算），共检测样本 364755 例，未排除重复献血者样本。

对酶介质法或磁化法初筛阳性样本进行柱凝集法验证，对阳性样本进行抗体特异性鉴定。应用谱红细胞（上海血液生物医药有限责任公司或进口产品）通过试管盐水介质法、柱凝集法（伯乐卡）进行抗体特异性鉴定，应用谱红细胞结合柱凝集法进行抗体效价检测。共鉴定 264 例意外抗体阳性样本，确认抗体特异性 183 例，另检出抗-D 抗体 11 例，意外抗体检出率为 0.72‰，同种抗体检出率为 0.53‰（见表 1）。

---

① García, M. A., Bautista, L., Palomino, F., "Should Blood Donors be Routinely Screened for Irregular Antibodies?" *Immunohematology*, 2012, 28 (2): 60-67.

表1　2023年2月11日至2024年12月31日
上海市血液中心献血者血型意外抗体鉴定结果

单位：例

抗体特异性	数量	抗体特异性	数量
MNS系统抗体	85	Rh系统抗体(不包括抗-D)	43
抗-M	75	抗-E	39
抗-N	2	抗-Ec	3
抗-S	2	抗-e	1
抗-Mur	6	其他系统抗体	10
Lewis系统抗体	45	抗-P_1	6
抗-Le^a	30	抗-Wr^a	2
抗-Le^b	11	抗-JK^b	1
抗-Le^x	4	抗-Fy^b	1
冷自身抗体	16	未检出特异性抗体	65
检出意外抗体合计264例,其中明确特异性抗体183例			

注：2452例Rh阴性献血者样本中，共检出抗-D抗体11例，检出率0.45%。

三　国内外献血者意外抗体筛查检测概况

（一）国内献血者意外抗体筛查概况

检索国内献血者人群意外抗体筛查及鉴定相关文献，选择使用抗筛细胞及非盐水介质法进行抗体筛查的文献，并进一步筛选抗体特异性鉴定的近期数据，共纳入2007~2024年的文献31篇，人群分布和不同抗体筛查及鉴定方法、效果见图1和图2。

统计结果显示，磁化法、固相微板法和聚凝胺微板法的初筛阳性率较高，同种抗体检出率也较高，其他方法的同种抗体检出率为0.03%~0.08%。所有方法均存在部分意外抗体无法鉴定特异性的现象，主要来自冷自身抗体和弱抗体，这部分抗体占抗筛阳性样本总数的约35%。纳入的国内献血者人群意外抗体筛查文献中，检测献血者约234万例，共检出1742例意外抗体，其中明确特异性抗体的有1140例，抗体分布见表2。

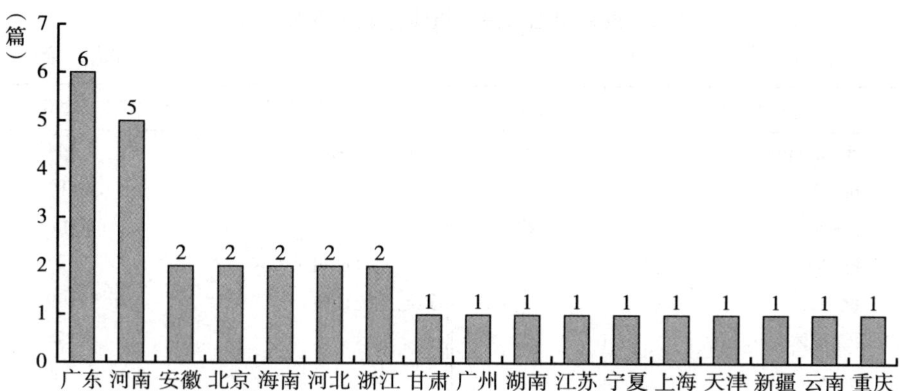

图 1　2007~2024 年国内 31 篇献血者意外抗体筛查及鉴定文献地区分布

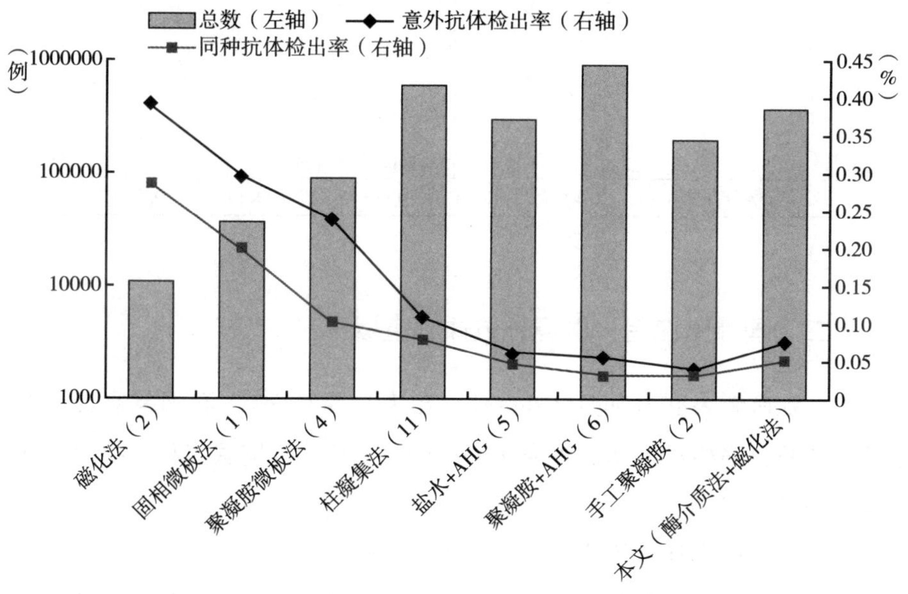

图 2　国内应用不同方法对献血者进行意外抗体筛查的结果

注：数据来自 2007~2024 年国内 31 篇献血者意外抗体筛查及鉴定文献；横坐标为“抗体筛查方法（文献例数）”，未注明抗体特异性鉴定方法；其中，磁化法纳入了 2 篇文献，分别是应用酶处理红细胞和抗球蛋白法结合磁珠替代离心的方法进行抗体筛查；固相微板法是通过戊二醛活化微量板，固定抗体筛查红细胞，进而用指示细胞在 U 型微量板中进行抗体筛查实验；其他均为常规抗体筛查方法。

表 2　国内献血者意外抗体筛查阳性结果分类

单位：例

抗体特异性	数量	抗体特异性	数量
MNS 系统抗体	450	Lewis 系统抗体	144
抗-M	401	抗-Le^a	97
抗-N	27	抗-Le^b	45
抗-Mur	21	抗-Le^a+Le^b/Le^x	2
抗-s	1	其他系统抗体	199
Rh 系统抗体	347	抗-P_1	148
抗-E	167	抗-A_1	41
抗-D	127	抗-I	3
抗-Ec	19	抗-H	2
抗-C	18	抗-Tj^a	1
抗-c	9	抗-Fy^a	1
抗-Ce	4	抗-Fy^b	1
抗-e	2	抗-Kp^a	1
抗-f	1	抗-KP^b	1
冷自身抗体	371	未检出特异性抗体	231
234 万例献血者中检出意外抗体 1742 例，其中明确特异性抗体 1140 例（0.049%）			

（二）国外献血者人群意外抗体筛查概况

国外献血者人群中血型意外抗体检出率约为 0.3%，我国献血者人群中意外抗体检出率相对较低，约为 0.1%（见图 2），不同国家相关报道之间存在较大差异（见图 3）。

献血者人群意外抗体特异性检出率的高低与献血者年龄、女性占比、有妊娠史女性数量、人群差异性等有关。有报道显示，不同人群中意外抗体检出率存在差异，且白人>黑人>亚洲人①。

① Karafin, M. S., Tan, S., Tormey, C. A., et al., "Prevalence and Risk Factors for RBC Alloantibodies in Blood Donors in the Recipient Epidemiology and Donor Evaluation Study-Ⅲ (REDS-Ⅲ)," *Transfusion*, 2019, 59 (1): 217-225.

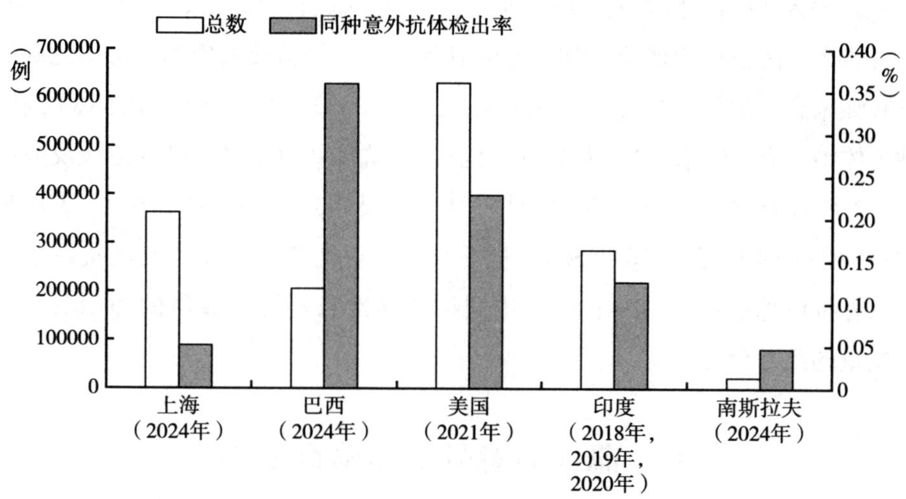

图 3　不同国家和地区献血者人群同种意外抗体检出率情况

注：印度数据合并自三篇文献，其他数据均来自 2018~2024 年的单篇文献。

四　献血者中检出意外抗体的临床意义

献血者抗体筛查工作在我国才刚刚起步，其方法学、临床价值等仍需进一步研究和评估。提供血型意外抗体阴性的血液制品不仅提高了血浆、血小板输注的安全性，也为临床红细胞输注前的检测工作减少了困难，为及时、合理供血提供了保障。

血型意外抗体的临床意义与抗体效价、抗体特异性、受血者基础疾病的影响以及抗体输入量有关。据国外研究，当成年人输入 200mL 高效价（效价≥128）Rh 血型抗体时，可能产生明显溶血反应症状①。由于血容量与体重正相关，因此对于低体重患者或儿童，即使输入抗体量较少，也可能产生明显溶血反应症状。在最为极端的情况下，体重仅为成人 1/10 的儿童

① Jennings, E. R., Hindmarsh, C., "The Significance of the Minor Crossmatch," *American Journal of Clinical Pathology*, 1958; 30 (4): 302-313.

(7kg) 输入 200mL 血浆或 1 单位血小板，抗体效价≥13（效价 128 的 1/10）就可能产生溶血反应风险。如果忽略其他因素可能造成的影响，可据此统计出有临床意义的抗体数量。上海市血液中心 2023~2024 年检出的 183 例同种抗体中，有 33 例抗体以及另外 3 例抗-D 抗体效价≥16，存在溶血反应风险，有临床意义。其中，20 例为抗-M（柱凝集效价为 16~256）；13 例为抗-E（柱凝集效价为 16~256）。据此计算，可能存在临床意义的抗体数量占意外抗体总量约 12.5%；占检出同种特异性意外抗体数量的约 18%，占总血量的约万分之一。

五 献血者意外抗体筛查展望

针对献血者与针对患者人群的意外抗体筛查工作有很大区别。患者体内的抗体来自主动免疫，一旦输入不配合红细胞，可能因免疫系统激活而造成严重免疫性溶血反应，进而激活凝血系统或造成脏器不可逆损伤，甚至危及生命。因此对于患者人群而言，需要应用高灵敏度的抗体筛查方法，避免漏检低效价或低亲和力的意外抗体。对于献血者而言，意外抗体输入受血者体内，属于被动免疫，只有当抗体在体内积累到一定量时，才可能对受血者造成有临床意义的危害。因此对献血者人群的抗体筛查工作，灵敏度的要求相对患者抗体筛查可以降低 3~4 个滴度（即检出效价≥8 或 16 的抗体即可）。因此，可以考虑应用献血者血样或抗体筛查细胞合并（Pool）的方式检测，以降低成本，提高效率。

在检测方法的选择上，酶介质法因成本低和操作简便是可以考虑的方法之一。酶介质法很少用于患者抗体筛查，原因是该方法对于部分抗体（MNS 系统、Duffy 系统）检测能力较低，也存在一定量的假阳性以及检测灵敏度不高。上海市血液中心 10 年的实践经验显示，酶介质法在实际应用中意外抗体检出率不低于国内应用的其他方法（见图 2）。虽然酶介质法可能漏检常见的抗-M 及抗-Mur 抗体，但可以使用盐水介质法弥补这一缺陷。另外，抗-M、抗-Mur 大多是冷反应性抗体，临床意义很小。至于 Duffy 系统抗体，一方面该系统抗体罕见，另一方面健康人群中偶见的 Duffy 系统抗体效价均较低，不构成输血反应风险。对于同样便于大规模自动化检测的柱凝集法、磁化法、固相微板法甚至流式细胞术等方法，相对酶介质法单价较高，但通过优化过程（如 Pool test），可以将检测成本控制在合理范围内，也可能成为有应用前景的献血者意外抗体筛查方法。

B.27
浙江省无偿献血者 RhCcEe 血型检测与应用

刘晋辉　董 杰　徐 军*

摘　要： Rh 血型在临床输血中具有重要意义，尤其是在输血反应与免疫排斥中发挥着关键作用。浙江省在国内率先开展献血者 RhCcEe 扩展分型，在全省采供血系统中推广并取得了显著进展。自 2020 年 7 月起，浙江省系统性地进行 RhCcEe 血型检测，通过血站筛查、建立献血者名库、改造信息化系统等措施，为提升血型匹配的精准度与血液供应的安全性打下坚实基础。截至 2024 年底，浙江省共筛查 294759 份献血者标本，建立了完善的 RhCcEe 血型库，为临床用血提供了极大的支持。通过引进自动化设备、梳理检测流程、优化筛查策略、升级信息系统，减少了重复检测和资源浪费，实现已开展筛查地区大部分献血者 RhCcEe 检测覆盖。浙江省将进一步优化和完善血型检测流程，推动信息互通与数据共享等，力求通过技术创新和管理升级更加精准地保障临床输血。同时，结合浙江省献血工作实践为全国其他地区的血型检测和输血实践提供有益经验。

关键词： RhCcEe 血型　抗原　精细化检测

无偿献血作为社会公益活动的重要组成部分，关系到公共卫生安全与医疗救治的质量，已成为保障医疗救治的关键环节之一。血液的安全性和匹配

---

* 刘晋辉，浙江省血液中心党委委员、副主任，副主任技师；董杰，浙江省血液中心检验科科长，副主任技师；徐军，嘉兴市中心血站书记、站长，高级政工师。

性是无偿献血的核心要素，而血型检测则是确保血液安全的重要环节之一。在各种血型抗原中，RhCcEe 血型的临床意义仅次于 ABO 和 RhD 血型，在临床输血检测中具有独特的意义，它在献血者血型分类、血液匹配以及血液管理方面发挥着重要作用。浙江省在推动无偿献血事业发展的过程中，注重血型检测技术的进步，尤其是 RhCcEe 血型的精准检测，为血液采集与使用提供了坚实的技术支持。本文将结合浙江省的具体情况，分析 RhCcEe 血型检测的应用现状及发展前景。

一　概要

Rh 血型系统是一种多态性和免疫原性都较强的人类红细胞血型系统，临床意义仅次于 ABO 血型，其中 D、C、c、E、e 五个主要抗原与临床关系最为密切。① 虽然 C、c、E、e 抗原的免疫原性弱于 D 抗原，但我国《临床输血技术规范》要求常规情况下供受者 ABO 和 RhD 同型输注，大大降低了因红细胞 RhD 抗原引起的抗原抗体反应，而 RhCcEe 抗原成为输血后意外抗体生成的主要原因。② 国内外研究发现，在患者体内产生的意外抗体中，Rh 血型系统抗体约占 75%，这些抗体引发了一系列输血不良反应，也增加了再次配血的难度。③ 随着对血型理解的深入，RhCcEe 血型检测为血型的精准配对提供了更多数据支持④。

浙江省在无偿献血者的 RhCcEe 血型检测方面积累了丰富经验，通过对该血型系统的检测，能够更精准地实现献血者与受血者之间的血型匹配，降低因不匹配引发的输血不良反应或免疫排斥反应，保证临床用血的科学性与

① Geoff, D. , *Human Blood Groups*, Oxford, UK: Wiley Black-well, 2013.

② 詹廷西、王静、徐丹丹等：《输血前患者不规则抗体筛查及鉴定的临床意义探讨》，《中国免疫学杂志》2021 年第 3 期。

③ 向东、范亮峰、刘曦等：《免疫性溶血性输血反应 100 例分析》，《临床输血与检验》2022 年第 1 期。

④ 中国输血协会临床输血学专业委员会：《电子交叉配血应用中国专家共识》，《中国输血杂志》2024 年第 9 期。

安全性。2019年，浙江省血液中心率先进行可行性分析，在方法学建立、信息系统改造、提高仪器利用率、建立RhCcEe献血者名库等方面做了一些探索，从2020年7月1日正式开始RhCcEe检测，嘉兴市中心血站、绍兴市中心血站在2024年1月进行RhCcEe献血者全面检测。

截至2024年12月31日，浙江省共检测无偿献血者标本294759份，逐步建立完善全省RhCcEe血型库，为血型参比实验室乃至医疗机构应急用血筛检提供了极大便利，临床和血站在配血时，可选择与患者RhCcEe同型的血液输注，减少意外抗体的产生，更加有力地保障了特殊血型供应的及时性和有效性。全省多家地市级血站，如宁波市中心血站、湖州市中心血站、衢州市中心血站等，近期将对RhCcEe献血者开展全面检测。

二　应用现状

（一）利用现有检测仪器平台，建立RhCcEe检测方法

浙江省各地市级血站因实验室设计、仪器设备配置、财政政策等不同，所使用的血型检测仪器不尽相同。以浙江省血液中心为例，应用贝克曼PK7300全自动血型仪进行ABO血型和RhD血型的检测，所用血型板为10×12孔位，在每块血型板检测10个标本的基础上，利用ABO血型正反定型和RhD定型后的剩余孔位分别进行C、c、E、e抗原检测。根据红细胞凝集试验原理，用4种抗体血型定型试剂（抗-C、抗-c、抗-E、抗 -e）来检测相对应的红细胞抗原。通过调整试剂选择、试剂配制浓度、加样量和检测时间等摸索建立了适合实验室的方法。在方法确认过程中，抽检标本送到浙江省血液中心输血研究所参比实验室进行确认，未出现检验科筛查结果与确认结果不一致的情况。在此基础上各地市级血站用现有检测仪器，建立个性化的RhCcEe检测方法。嘉兴市中心血站为提升实验室自动化程度，减少人工误差，在2024年6月引进全自动标本前处理设备，可全自动接收、识别、离心和分拣标本，12月底升级为流水线检测血型及RhCcEe分型，目前嘉兴

市五县两区献血者 RhCcEe 检测已全覆盖。绍兴市中心血站采用“加样仪+平板离心机+酶标仪”模块式进行 RhCcEe 检测，目前已实现绍兴市本级检测全覆盖，并计划 2025 年将下辖四个分支机构纳入检测范围，逐步实现绍兴地区全覆盖。

截至 2024 年 12 月 31 日，在剔除重复献血者后，浙江省共筛检无偿献血者标本 294759 份，其中 RhD 阳性 293402 份，包括 D 变异型 51 份、CcEe 变异型 7 份；RhD 阴性 1357 份。所有标本的 RhCcEe 血型分布见表 1、表 2、表 3。

表 1　RhD 变异型献血者 RhCcEe 血型分布

单位：份，%

Rh 表型	合计	占比
D 变异型 ccEe	20	39.216
D 变异型 Ccee	18	35.294
D 变异型 CCee	10	19.608
D 变异型 CcEe	3	5.882
总计	51	100.000

资料来源：浙江省血液管理信息系统。

表 2　RhD 阴性献血者 RhCcEe 血型分布

单位：份，%

Rh 表型	合计	占比
ccdee	771	56.817
Ccdee	437	32.203
CCdee	73	5.380
ccdEe	55	4.053
CcdEe	18	1.326
ccdEE	2	0.147
CCdEe	1	0.074
总计	1357	100.000

资料来源：浙江省血液管理信息系统。

表 3　RhD 阳性献血者 RhCcEe 血型分布

单位：份，%

Rh 表型	合计	占比
CCDee	130790	44.5848
CcDEe	101232	34.5088
CcDee	26848	9.1522
ccDEE	20191	6.8829
ccDEe	10496	3.5780
CCDEe	2088	0.7118
ccDee	939	0.3201
CcDEE	747	0.2546
CCDEE	13	0.0044
DC-	6	0.0020
D- -	1	0.0003
总计	293351	100.0000

资料来源：浙江省血液管理信息系统。

（二）改造信息系统，实现从标本检测到结果发布全流程信息化

在实验室信息化系统中增加 RhCcEe 结果模块，实现各单位不同厂家全自动血型分析仪检测出 RhCcEe 血型后将数据直接传输至实验室信息化系统，实验室信息化系统对 RhCcEe 检测结果进行汇总后发送至浙江省血液管理信息系统。在浙江省血液管理信息系统中增加 RhCcEe 检测结果发布模块，接收实验室信息化系统发送的检测结果并发布检测报告，通过血液云平台传输至血型参比实验室和临床输血科，并根据医院需求及时提供不同分型的血液产品。

通过实验室信息化系统和报告发布模块的改造，实现检测结果从仪器设备到实验室信息化系统再到血液管理信息系统报告发布模块的自动化传输，全流程无须人工干预，保证了检测结果的一致性，并定期核查检测结果和发布报告的一致性，负责交叉配血的各医疗机构临床输血科和疑难配血的血站参比实验室可实时收到检测结果。

（三）不断完善检测策略，降低成本，提高结果利用率

目前浙江省献血人群的重复献血率约为 40%，这部分献血者存在重复检测 RhCcEe 的情况，根据献血者健康检查要求，该项目为非必检项目，结合浙江省实际情况，可在人员和仪器设备有限的情况下对无 RhCcEe 血型档案的献血者进行检测。根据这一需求，开发了连接标本前处理系统与报告发布模块的中间件，在标本前处理系统中增加挑选无 RhCcEe 血型档案的献血者的功能，挑选出的标本进行该项目的检测，已有 RhCcEe 血型档案的献血者无须重复检测。同时在报告发布模块中增加成品库中血液 RhCcEe 血型档案，在医疗机构客户端增加血液 RhCcEe 血型档案，保证只要检测过该血型，结果能够被血型参比实验室和医疗机构使用。从 2024 年数据来看，血站只需完成 76%的献血者检测即实现了 RhCcEe 检测全覆盖，有效降低了试剂、人员和仪器设备的成本，提高了检测结果的利用率，重复献血者比重越高这一优势越明显。

（四）RhCcEe 检测取得的成果

浙江省在无偿献血者 RhCcEe 血型检测实践方面取得了显著的进展，不仅显著提高了血型检测的精准性，还为临床用血的安全性提供了坚实保障。

一是建立 RhCcEe 血型献血者名库，有效满足临床精准输血的需求。随着信息技术的发展，浙江省对无偿献血者的血型数据进行电子化管理，建立 RhCcEe 献血者名库，保持献血者队伍，在名库中可搜寻到所有 RhCcEe 血型的献血者。以浙江省血液中心为例，截至 2024 年，浙江省血液中心既往献血者中 RhCcEe 血型献血者占比约 30%。

二是提高输血相容性检测的效率，降低输血相关免疫反应。在解决临床输血难题的过程中，RhCcEe 血型的精细化检测和血型检索数据库建设发挥了不可替代的重要作用。以往，Rh 血型系统相关的输血患者，尤其是产生抗-C、抗-e 抗体以及 RhCcEe 抗体联合其他血型抗体的患者，在紧急输血时，由于缺乏全面的血型信息或匹配血源，常面临输血延误的问题。如今，

通过建立和完善 RhCcEe 血型的检测技术及相关血型检索数据库，不仅能够更高效地匹配合适的血源，为急需输血的患者争取宝贵的抢救时间，极大地降低因血型不匹配而引发的溶血反应等输血并发症风险，还能避免 RhccDEE 等相对低频表型血液的浪费性使用。

三是实现特殊血型预警功能，使血液库存管理更加科学。通过调研临床输血科和输血研究所血型参比实验室需求，完善血液库存管理机制，增加了特殊表型（如 RhCCee、RhccEE 等纯合子表型）预警功能，在该血型库存低于警戒线时，检验科能够及时查看消息并进行精准对应血型的筛查，献血服务部门可以及时开展特殊表型的宣传招募，减少人为沟通环节，提前备好相应血型供参比实验室和医疗机构临床输血科利用，保证特殊血型供应的及时性。

三　未来展望

随着医学技术的不断进步，RhCcEe 血型检测将在无偿献血和临床输血中发挥越来越重要的作用。未来可从以下几个方面进一步开展 RhCcEe 检测。

（一）优化和完善血型检测流程

可通过购置先进设备，设计更为合理的检测流程，控制耗材和试剂的消耗，降低成本，提升操作的便利性。

（二）推动信息互通和数据共享

推动无偿献血者血型数据的互通共享，建立血型数据库，为人类遗传学及基因研究提供可靠的基础数据支持；为临床精准用血提供支持；为稀有血型及特殊血型患者建立更加全面的血液资源保障体系。

（三）对无偿献血者进行个性化管理

推动建立 RhCcEe 血型库，随着献血者数据不断积累，未来将进一步推动无偿献血者的个性化管理。

（四）临床应用

随着 RhCcEe 血型检测技术的不断进步和推广，浙江省有望实现更为精准的输血管理，通过采用精准化输血、预防性输注等技术手段减少血液不匹配导致的免疫反应和溶血反应。RhCcEe 血型检测将在无偿献血与保障临床输血安全中发挥更大的作用。

（五）多维度发展与完善

浙江省无偿献血工作将在技术与管理两个方面实现新的突破，为临床输血提供更安全、精准的血液保障，也为全国输血医学发展贡献浙江经验和浙江模式，在实践层面进一步推动输血医学的发展，为血液资源的科学利用和人类健康事业贡献力量。

B.28
临床输血学检验技术数字化教学的实践与思考

桂 嵘 刘凤霞 高 萌*

摘 要： 输血医学的发展离不开高质量的输血专业人才，数字化智慧教学是教育领域的一大趋势。然而，我国临床输血学检验技术教育面临教材内容滞后、地区发展不平衡、教学手段单一等严峻挑战。为改变现状，推动数字化与实体教育深度融合，我们以数字化引领继续教育高质量发展，构建“数字资源+智慧平台+线下授课”的多维度教学模式。数字化教学的资源形式主要有思维导图、高清彩图、动画、操作视频、临床决策支持系统等。通过二维码、AR 等连接手段，将书本内容与数字资源和服务有机融合，使学习变得更轻松。但数字化教学作为一种新兴的教学模式，还存在一些不容忽视的问题，当前教学改革已从“技术叠加”迈向“数智融合”的深水区，亟须在虚拟化、标准化、个性化、伦理化四个方向实现突破。数字化教学成为临床输血学检验技术教学的新发展趋势，其教学方法和教学模式仍需进一步探索和优化，培养既有精湛技能又具人文温度的输血医学人才。

关键词： 临床输血学检验技术 数字化教学 输血医学人才

2016 年，输血医学被国家标准化委员会批准为临床医学的二级学科，

---

* 桂嵘，中南大学湘雅三医院输血科主任，主任技师，教授；刘凤霞，中南大学湘雅三医院输血科副主任技师；高萌，中南大学湘雅三医院输血科主管技师。

输血医学成为一门临床专业知识涉及面广、实践性强、多学科交叉的独立学科。输血医学的发展离不开高质量的输血专业人才。随着数字科技和人工智能等的快速发展，数字化教学成为教育领域的一大趋势。在2022年（第二十一届）中国远程教育大会的“高校继续教育高质量发展高峰论坛”上，专家代表认为要以数字化引领继续教育高质量发展，构建“数字资源+智慧平台+线下授课”的多维度教学模式，结合智慧化学习支持服务模式，全面提升数字化优质教育资源驱动能力，推动数字化教育与实践深度融合，建设智能化高质量发展支撑保障体系和数字化综合管理服务平台。①

一　临床输血学检验技术数字化教学现状

相比发达国家，我国的输血医学教育形势仍较为严峻，在临床输血教学、临床输血技术应用、输血专业人才培养和评价等方面进展滞后。② 首先，限于国内本科教育的培养模式，输血科从业人员基本为医学检验技术专业毕业生，专业教材内容严重滞后、更新缓慢，不能反映最新技术和行业标准。其次，各地区输血医学发展不平衡，基层医院的专业队伍薄弱，实验设备和技术相对落后，甚至部分医院的输血相关工作由检验科人员兼职完成。最后，无论是本科教学还是继续教育教学都局限于传统的授课模式和课堂、书本、考试单一循环，数字化教学在教学手段、教学内容、师资力量、评价体系、资源配置五个维度上面临挑战。

二　临床输血学检验技术数字化教学实践

临床输血学检验技术教材形态不断演变，媒体传播、大数据、人工

① 刘增辉：《以“数字继教”引领继续教育改革发展》，《在线学习》2023年第Z1期。

② 雷慧芬、李小薇、肖军等：《输血医学科住院医师规范化培训教学模式的改进与思考》，《中国医药导报》2023年第4期。

智能等新兴技术的发展不仅可以解决原有教材中存在的问题，也能推动教育向数字化和个性化转变。采用线上线下混合式教学既能够拓展专业教学内容和资源，又能改善学时的知识结构、提高教育教学质量。[①] 有研究基于网络教学工具为学习者构建数字化、个性化的实习教学模式，结果显示在理论基础与技能操作方面均取得了更好的教学效果，且在激发学习者学习兴趣、高效利用学习时间、提高临床操作能力等方面获得了积极评价。[②] 此外，虚拟仿真实验平台的建立实现了实验课资源的共享，突破了时间与空间的限制，使学习者直观地接受教学内容，实现了实践与理论的深度融合，也为师生交流提供了便捷的平台。[③] 数字化教学的资源形式主要有思维导图、高清彩图、动画、操作视频、临床决策支持系统等。通过二维码、AR 等连接手段，将书本内容与数字资源和服务有机融合，使学习变得更轻松。

（一）思维导图

思维导图是一种视觉化学习工具，对知识点进行整体梳理与总结，建立知识体系，便于理解记忆。《临床输血技术培训基础教程》中的“ABO 血型系统”的思维导图（见图 1），使读者在“ABO 血型系统”这一节开始时就能对该节内容有整体的了解，对该节内容的编写逻辑形成清晰的认识。思维导图将复杂信息分为三个层次展示，便于理解；将相关内容归为六类，提升逻辑性；利用图形和关键词，增强记忆效果。

---

① 刘帅、牛志国、赵丽君等：《混合式教学在〈临床输血学检验技术〉中的应用研究》，《检验医学与临床》2022 年第 15 期。

② 韦喜敢、梁春峰：《基于雨课堂的个性化学习模式构建与探索——以输血科实习教学为例》，《科教导刊》2024 年第 15 期。

③ 黄凤兰、张铁辉：《人工智能背景下医学教师的教学素养提升》，《医学教育研究与实践》2023 年第 1 期。

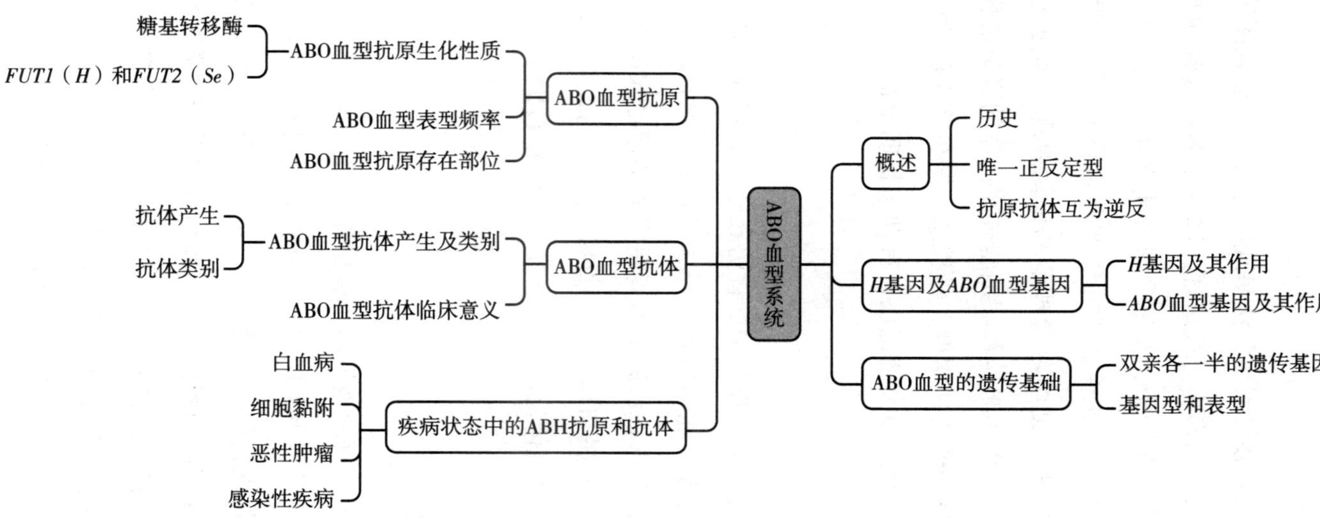

图 1 “ABO 血型系统”的思维导图

资料来源：桂嵘、王勇军主编《临床输血技术培训基础教程》，人民卫生出版社，2025。

（二）高清彩图

高清彩图补充了纸质教材版面无法呈现的原理图、流程图等。原理图将抽象或复杂的医学概念以图形化方式呈现，降低学习者理解难度。流程图可以将相关知识点整合在一张图中，帮助学习者建立知识之间的联系，培养解决综合疑难问题的能力。《临床输血学检验实验指导》（第 2 版）中“预备实验二”运用原理彩图来协助学习者理解和记忆原理，通过色彩对比，突出 IgM 和 IgG 抗体结构、大小来诠释红细胞抗原抗体的凝集过程，便于学习者快速理解原理，通过图像快速掌握关键概念，减少文字阅读的负担，并且彩色图像比黑白图像更容易被大脑记住，有助于长期记忆。

（三）动画

动画教学在临床输血医学教学中的优势在于其直观性、动态性、互动性和灵活性，动画生动有趣，能够显著提升学习者的学习兴趣和效果。动画结合视觉、听觉等多感官刺激，帮助学习者更牢固地记忆知识点，并且动画可以反复观看，直到完全掌握知识点。在直接抗球蛋白试验中运用动画模拟 IgG 抗体结合红细胞抗原抗体反应的凝集过程，轻松帮助学习者理解试验原理和步骤。

（四）操作视频

操作视频可以清晰、直观地展示实验操作的每一步，帮助学习者更好地理解和掌握操作流程。学习者可以通过观看视频提前熟悉实验操作，减少实际操作中的错误。操作视频展示的是统一、标准的教学内容，能够减少因教师差异导致的操作不规范或理解偏差。视频结合视觉和听觉刺激，比单纯的文字或图片更能吸引学习者注意力，提高学习兴趣。操作视频可以通过多角度拍摄、慢动作或特写镜头展示实验操作的细节，帮助学习者更好地理解关键步骤。如“盐水介质试管法 ABO 血型鉴定试验视频”通过视频展示 ABO 血型鉴定的标记、加样顺序、加样角度、加样浓度、振摇试管、观察凝集强度等关键操作步骤，学习者可以清晰地看到整个操作流程以及每一步操作的细节。

（五）临床决策支持系统

临床决策支持系统在疑难血型判定方面的优势在于其高准确性、快速处理数据的能力、多源数据整合、减少人为误差以及支持疑难血型判定等。临床决策支持系统通过标准化疑难血型判定流程，确保不同实验室或检验人员采用一致的判定标准，并支持远程协作和数据追溯；通过自动化分析和算法决策，减少人为操作和主观判断带来的误差，缩短疑难血型判定时间，降低因血型误判、延判导致的输血风险。基于人工智能的临床决策支持系统具有自我学习和优化的能力，能够不断改进判定算法，不断自我更新。临床决策支持系统可以整合来自不同检测方法（如血清学、分子生物学的基因分型和测序等）的数据，提供全面的分析结果和具有循证依据的输血策略；也可以存储大量案例数据，方便后续追溯和分析，为科研和教学提供支持。

三　数字化教学存在的问题

数字化教学不仅是数字化工具的应用，其作为一种新兴的教学模式对教师提出了新的要求，存在一些不容忽视的问题。

（一）虚拟化方面

一是缺少实践操作是数字化教学的一大缺陷，虚拟实验不能完全取代实际操作。二是虚拟训练可能弱化生物安全意识。三是过度依赖数字化工具可能导致学习者和教师失去传统教学能力。

（二）标准化方面

数字化教学中的标准化是为了确保教学资源、平台和流程的一致性和互操作性，从而提高教学质量和效率。数字化教学中的标准化主要包括技术标准化，制定硬件标准和软件标准，确保不同平台间的互操作性；内容标准化，统一课程设计和资源开发标准；评估标准化，确保学习效果和评估的公平性和一致性；培训标准化，确保教师培训和学习者培训的一致性；互操作性标准化，制定系统集成标准，确保不同教学平台和工具间的互操作性；统一 API 标准，便于不同系统间的数据交换和功能调用。

（三）个性化方面

数字化教学可能削弱师生间的直接互动，影响情感交流与个性化指导。因此，在采用数字化教学的同时我们要更多地关注学习者的自主个性化学习能力、多维度思考能力、创新能力等素质的提高。个性化指导能够针对每个学习者精确施教，真正做到因材施教，个性化可以让教师的教和学习者的学面对面和一对一，让学习者感受到教师的教学情感和温度。①

（四）伦理化方面

数字化教学在提升效率的同时，也带来了人文关怀缺失、隐私泄露、公平性不足、算法偏见等伦理问题。首先，数字化教学中师生不能及时面对面交流，对学习者的自律性和实践管理能力要求较高，过度依赖数字化教学可能增加学习者网络成瘾的风险。过度依赖技术可能削弱教师在课堂中的主导作用。数字化教学对学习者心理健康问题关注较少，可能忽视道德教育，影响学习者的价值观形成。其次，数字化教学平台收集大量学习者数据，如学习行为、成绩等，可能侵犯学习者隐私。数字化教学资源的知识产权保护不足，可能导致内容被非法复制或传播。最后，数字化教学的个性化局限可能会导致算法推荐的学习内容限制学习者的视野和创造力，固化其知识结构。

当前教学改革已从“技术叠加”迈向“数智融合”的深水区，亟须在虚拟化（有效结合实际操作）、标准化（制定虚拟实训评价指南）、个

① 李朝霞、崔立强、董学兴等：《数字化智慧教育教学模式创新实践与思考——以〈微生物学〉课程为例》，《盐城工学院学报》（社会科学版）2024 年第 3 期。

性化（AI 自适应学习路径）、伦理化（数字人文关怀设计）四个方向实现突破。

四 未来发展方向

数字化教学为学习者提供了丰富的学习资源，是临床输血学检验技术教学的新发展趋势。然而，数字化教学也存在一些问题与挑战，其教学方法和教学模式仍需进一步探索和优化。

未来，应深度探究教师在数字化教学中的角色转换与作用叠加，多维度探索教与学的崭新模式及应用场景，有机结合学习者的个性与兴趣。随着5G+全息投影技术的成熟，远程实时指导输血操作成为可能。人工智能大语言模型的应用将推动数字化教学助手发展，实现 24 小时个性化答疑。但需警惕技术异化风险，始终牢记数字化是手段而非目的，要培养既有精湛技能又具人文温度的输血医学人才。

输血人物志

B.29
输血医学伦理与 HLA 检测的开拓者——陈仁彪

蔡晓红　雷 航　王学锋*

摘　要： 陈仁彪教授（1929～2018 年）是著名遗传学家，我国医学遗传学的开创者之一和中国人类基因组计划发起人之一，被誉为“中国 HLA 之父”。陈仁彪教授率先在国内开展人类白细胞抗原（HLA）的相关研究，并在 Down 综合征、性畸形、Huntington 舞蹈病、Marfan 综合征等遗传疾病研究中取得了重要突破。此外，他在生物医学伦理学领域做出了卓越贡献，为国内生命医学伦理准则的制定提供了宝贵意见。陈仁彪教授的教学和科研成果丰硕，培养了大批优秀人才，为医学遗传学的发展奠定了坚实基础。他一生追求学术卓越，致力于社会进步，以德高望重的风范和无私奉献的精神赢得了广泛尊敬。

* 蔡晓红，博士，上海交通大学医学院附属瑞金医院临床输血科副主任，博士研究生导师，主任技师；雷航，上海交通大学医学院附属瑞金医院临床输血科主管技师；王学锋，博士，上海交通大学医学院附属瑞金医院临床输血科/检验科主任，博士研究生导师，教授（二级），主任医师。

关键词： 陈仁彪　遗传学　生物医学伦理学　中国 HLA 之父

在医学遗传学领域，杰出人物众多，如繁星般闪耀，为人类探索生命遗传奥秘的征程指引方向。陈仁彪教授（见图 1）以非凡的智慧、坚定的信念和炽热的情怀，在医学遗传学的科研与教育方面做出了杰出贡献。

回溯往昔，在那个医学遗传学发展尚显蹒跚的年代，陈仁彪教授是一位无畏的先驱者，毅然投身于这片充满未知与挑战的领域。他的每一步探索，都为学科发展注入了新的活力；他的每一项成果都如同火炬，照亮了后来者前行的道路。如今，我们享受着医学遗传学进步带来的福祉，陈仁彪教授的贡献显得更加重要且耀眼。我们有必要走进陈仁彪教授的世界，探寻他用一生谱写的壮丽篇章。

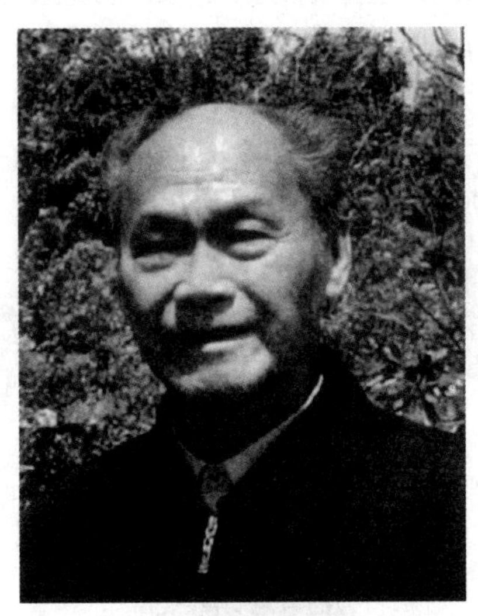

图 1　陈仁彪教授

一　早期生涯与学术奠基

陈仁彪教授于 1929 年 12 月 5 日出生于浙江省宁波市，自幼勤勉好学，对自然科学具有浓厚的兴趣。1946 年，他考入复旦大学理学院生物学系，并于 1950 年以优异的成绩获得理学学士学位。随后，他在浙江大学继续攻读实验生物学研究生课程，为其未来的遗传学研究奠定了坚实的理论和实验基础①。

1951 年，22 岁的陈仁彪手握生物学讲义在浙江大学和浙江师范学院开启了学术征程。在教学过程中，他注重启发学生的创新思维，广受学生欢迎。然而，命运却在 1953 年投下阴影，严重的肺结核迫使他暂别讲台。

1954 年，陈仁彪带着未愈的病体走进广慈医院（今瑞金医院）的红色砖楼，在这里开启了他长达半个世纪的“基因解码工程”。从上海市免疫学研究所免疫遗传研究室主任到 WHO 合作中心主任，他的研究生涯如同 DNA 双螺旋般不断延展，在执掌上海第二医科大学（现为上海交通大学医学院）生物学教研室时，他带着医学生们在血库寻找输血反应的遗传密码；在担任上海市免疫学研究所所长期间，他主导的人类白细胞抗原（HLA）分型研究犹如精密的分子罗盘，为中国器官移植导航出科学的航向（图 2 为 1974 年 7 月陈仁彪教授与同事合影）。

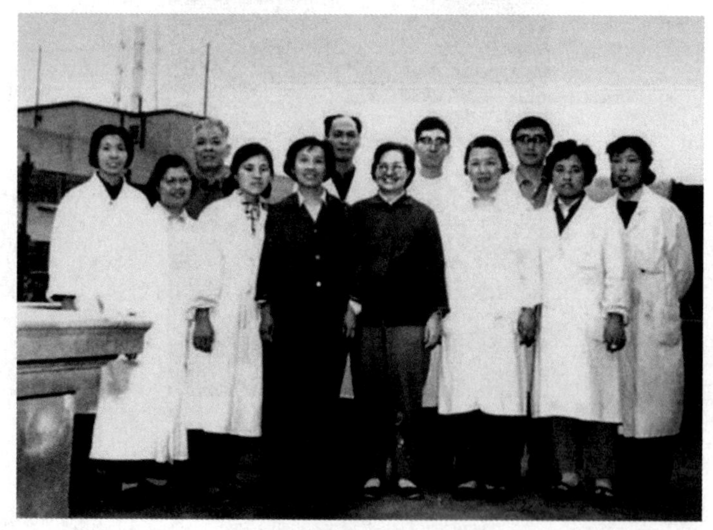

图 2　1974 年 7 月陈仁彪教授（后排左三）与同事合影

① 顾鸣敏：《著名遗传学家——陈仁彪教授》，《中国优生优育》2009 年第 3 期。

1956 年，陈仁彪教授加入九三学社。2001 年冬，72 岁的他庄严递交入党申请书，将“为人民服务”的誓言融入基因诊断技术的惠民实践。1992 年，陈仁彪教授获国务院政府特殊津贴，证书上的烫金字映照着这位“科学舵手”在遗传学海洋中劈波斩浪的航迹。

陈仁彪教授的主要社会任职包括原卫生部医学科学委员会免疫学专题委员会委员、中华医学遗传学会第二届委员会常务委员、上海市遗传学会第二届理事会理事等。

二　医学遗传学的开拓者

陈仁彪教授于 1954 年加入上海第二医学院，专注于免疫遗传学和遗传学的研究与教学，是国内医学遗传学的开创者之一。他在中国率先开展 HLA 的相关研究，并提出了前瞻性的理论。其研究涵盖了多个领域，包括全国白细胞分型 HLA 抗血清筛选、中国大陆汉族 HLA 多态性、中国人群主要组织相容性复合物基因多态性与疾病的相关性等。陈仁彪教授主持和参与了多项国家级科研项目，包括国家自然科学基金资助的重大课题和原卫生部重点科技项目。他的研究成果屡获国内外奖项，如原卫生部甲级科学技术成果奖、国家教育委员会科学技术进步奖三等奖和上海市科学技术进步奖二等奖等。由于其在 HLA 领域的卓越贡献，陈仁彪教授被誉为“中国 HLA 之父”。在医学遗传学的发展历程中，陈仁彪教授宛如一颗耀眼的星辰，以卓越的学术成就、深厚的教育情怀和强烈的社会责任感，照亮了该领域的发展道路，为我国乃至全球的医学遗传学事业做出了不可磨灭的贡献。

陈仁彪教授在 Down 综合征、Huntington 舞蹈病、Marfan 综合征等遗传疾病的研究中也取得了显著成就。他的研究不仅拓展了医学遗传学的学科边界，还为相关疾病的诊断和治疗提供了科学依据。此外，他在中国人指纹遗传学方面也有开创性贡献，揭示了指纹与遗传性疾病之间的关联，为医学诊断提供了新的视角。陈仁彪教授的研究成果涵盖免疫遗传学、临床遗传学、指纹遗传学和生物医学伦理学领域，共计发表了132篇学术论文。

三 生物医学伦理学的倡导者

在生命科学狂飙突进的年代，陈仁彪教授以深厚的遗传学造诣与敏锐的伦理洞察力，为中国医学伦理学构建起兼具东方智慧与国际视野的理论框架。陈仁彪教授针对人类基因组研究、干细胞研究及治疗性克隆等热点问题提出了独到的伦理观点，并撰写了《人类干细胞研究中的若干伦理问题》《生命伦理学及其四大基本原则》《迎接21世纪的医学伦理学——记中欧医学伦理学国际学术研讨会》等多篇高水平论文，为我国生命科学领域的伦理规范建设提供了理论依据，并积极推动《中华人民共和国人类遗传资源管理条例》《中华人民共和国生物安全法》《涉及人的生物医学研究伦理审查办法》等的制定。

四 医学教育征途的拓荒者

陈仁彪教授不仅是一位卓越的科学家，更是一位受人尊敬的教育家。他主编的《细胞与分子生物学基础》及《医学遗传学》等教材堪称经典之作。这些教材内容丰富、体系完备，既融入了学科前沿知识，又包含他多年的教学与科研经验。教材中的每一个章节、每一段文字，都经过他反复斟酌、精心雕琢，一经问世，便被国内众多高校奉为圭臬，成为医学遗传学教学的核心参考书籍。他还极具前瞻性地用英语授课并编写英文讲义，为学生搭建起与国际学术接轨的桥梁，培养了大批具有国际视野、在世界舞台上崭露头角的医学遗传学人才。在数十年的教学生涯中，他以渊博学识为舟，以高尚师德为桨，言传身教，培育了一代又一代优秀学子。这些学生如今在我国遗传学领域遍地开花，成为推动学科发展的中流砥柱。

2018年3月10日，陈仁彪教授因病在上海逝世，享年89岁。陈仁彪教授用自己的一生诠释了对科学的执着追求、对教育的无私奉献以及对社会的高度责任感。他是真正的逐光者，为我们照亮了医学遗传学的前行之路。如今，我们享受着医学遗传学发展带来的成果，不应忘记陈仁彪教授以及像他一样为科学事业默默奉献的前辈们。让我们铭记他们的功绩，传承他们的精神，在新时代新征程中，为推动医学遗传学事业的发展贡献自己的力量。

附　录
2024年中国输血服务行业大事记

刘青宁　赵倩茹 *

摘　要： 2024年，中国输血行业在各级政府部门的领导和指导下，在持续推动无偿献血工作、保障血液安全、保障临床用血安全平稳供应等方面做出了贡献。通过政策完善，资源优化，智能化、信息化水平提升和技术创新，保障了献血者权益、为献血者提供便捷服务、提升了输血行业服务能力。输血行业社会组织围绕卫生健康工作大局，通过开展形式多样的全国性活动宣传无偿献血，加强行业自律、拓展服务范围，举办输血医学学术盛会和继续教育项目，鼓励科研创新，开展交流合作等，助力输血行业持续健康发展。大事记记录了具有全局性、代表性、延续性、创新性的工作，以准确、简练、概括的内容和形式，记录我国输血事业的年度发展历程，为中国输血行业的未来发展提供历史背景资料和经验汇总。

关键词： 无偿献血　输血行业　大事记

1. 深圳启用全国首个5G+无人机血液运输智能空港平台

2024年1月19日，深圳市血液中心举办了“深圳5G+无人机血液运输智能空港平台”启用仪式。“智能空港平台”利用5G的大带宽优势，依托人工智能、视觉图像分析等技术，实时回传全程高清视频、冷链温度，航线

* 刘青宁，中国输血协会副秘书长；赵倩茹，淮安市中心血站办公室科员。

信息、飞行状态、血液发放、应急调度、医院接收运输全过程智能化闭环管控，实现无人机血液运输一体化、智能化的开放式空港管理。

2. 中国输血协会发布2023年分支机构履职情况报告、理事履职情况报告

2024 年 1 月 29 日，中国输血协会在官网发布了 2023 年度中国输血协会分支机构履职情况报告和协会理事履职情况报告。两份报告就分支机构尽职尽责和年度工作完成情况、理事履职情况进行了评估和总结，秘书处负责核实。此项工作自 2017 年以来每年开展，是协会加强自我管理的重要内容。

3. 中国输血协会召开第七届十一次理事会议和第七届十二次、十三次常务理事会议

2024 年 1 月 30 日，中国输血协会在郑州召开了第七届十二次常务理事会议；1 月 31 日，中国输血协会召开了第七届十一次理事会议，会议审议、表决通过了协会 2023 年工作总结报告、2024 年工作计划报告、2023 年财务决算报告和 2024 年财务预算报告，《协会负责人因超龄卸任的议案》《调整换届工作领导小组的议案》，以及协会新会员入会申请、会员单位会费减免申请。2024 年 9 月 24 日，中国输血协会在合肥市召开了第七届十三次常务理事会议，会议审议通过了《中国输血协会负责人和工作人员考核管理办法》、《中国输血协会团体标准管理办法》（修订稿）、《协会会员管理办法》、《协会办公住所调整方案》。

4. 一批公益项目加入中国输血协会“伙伴计划”

2024 年，中国输血协会组织专家组分别对烟台市中心血站和成都市血液中心的无偿献血科普馆、福建省血液中心的无偿献血科普教育基地给予专业咨询、技术指导。2024 年 5 月，烟台市中心血站正式加入中国输血协会“伙伴计划”；12 月，成都市血液中心、福建省血液中心加入中国输血协会“伙伴计划”。“伙伴计划”旨在推动社会各界积极参与、支持血液科普工作，引导公众正确认识无偿献血、营造无偿献血光荣的社会氛围。

5. 中国输血协会集中召开分支机构工作会议、全委会会议

为促进新一届分支机构工作顺利开展、落实年度工作计划、加强委员间交流，中国输血协会首次集中召开分支机构年度工作会，第一批 12 个分支机构的年度工作会于2024年3月13~15日在济南举办；第二批12个分支机构的年度工作会于2024年3月21~22日在武汉举办。会上重点强调了对分支机构在规范管理和专业工作方面的要求；会中举行了新主委任命、老主委感谢仪式，并为新一届分支机构全体成员颁发了聘书。

6. 国家卫生健康委发布《关于统计报送2022—2023年度全国无偿献血表彰奖励信息的通知》

2024年3月19日，《关于统计报送2022—2023年度全国无偿献血表彰奖励信息的通知》由国家卫生健康委、中国红十字会总会、中央军委后勤保障部卫生局联合发布。该通知明确了统计年度为2022~2023年、统计报送表彰奖项及条件、统计报送相关要求等。

7. 梁文飚研究员荣获法国国家功绩骑士勋章，中法输血医学合作项目入选“中法科技合作成果展”

2024年3月21日，在南京举行了江苏省血液中心梁文飚研究员的授勋仪式。法国驻上海总领事馆总领事王度（Joan Valadou）携法国总统马克龙签署的授奖令，代表法国政府为梁文飚研究员授予法国国家功绩骑士勋章，表彰他在输血领域取得的优异成绩及对中法输血医学合作交流的贡献。5月6~7日，由中国科技部和法国高等教育与研究部在法国巴黎联合举办了中法科技合作成果展，江苏省血液中心和法国血液中心开展的中法输血医学合作项目经过层层遴选成功入选，为全国采供血行业赢得了殊荣，科技部为此专门发来感谢信。

8. 全国血小板管理与应用大会在宁波召开

2024年4月18日，在中国输血协会的指导下，由协会人类组织抗原专业委员会、协会临床输血管理学专业委员会、浙江省血液中心、浙江省输血协会联合主办，宁波市中心血站承办的全国血小板管理与应用大会在浙江宁波召开。来自全国采供血机构、医疗机构以及高校和科研院所等从事血小板和输血相关工作和研究的近400位代表参会，共同探讨血小板全流程精准输注领域的未来发展方向。

9. 世界卫生组织发布2024年世界献血者日通告

2024 年 4 月 23 日，世界卫生组织发布 2024 年世界献血者日通告，并公布全球宣传活动的口号。5 月 6 日，WHO 重新发布了 2024 年世界献血者日活动通告中文版，对口号的中文翻译进行了调整，调整后的口号为“二十年来庆祝给予生命礼物：感谢您，献血者!”。宣传活动的重点是回顾世界献血者日创立 20 年来，每一年对这个特殊日子的庆祝活动，凸显献血对患者和献血者生活的深远影响，感谢献血者的无私捐赠，激励更多人加入献血运动。5 月 8 日，世界卫生组织在其官网发布了 2024 年世界献血者日海报。

10. 中国输血协会携手罗氏诊断举办两期专题培训

2024 年 5 月 8 日、12 月 26 日，中国输血协会与罗氏诊断联合举办“献血者归队”和“WHO 血液行动框架实施及 ISBT 热点分享”两次线上专题培训。讲座邀请国内外专家分享稀有血型献血者计划、献血者归队经验、输血前检测及确认相容性等方面的相关经验。所有课程均可在协会官网在线教育专栏观看学习。

11. 2024年全国临床输血学术年会在重庆举办

2024 年 5 月 9 日，中国输血协会主办，协会临床输血学专业委员会承办，重庆市血液中心、重庆市输血协会协办的国家级继续医学教育项目 2024 年全国临床输血学术年会在重庆召开。来自全国 29 个省（区、市）的 400 余名代表参会，17 位国内临床输血界知名专家学者进行现场授课与交流探讨；内容涵盖了从基础研究到临床应用的各个方面，通过专题演讲、研讨会和案例分享，共同寻求解决临床难题的新策略，对未来研究方向有了更清晰的规划。

12. 中国输血协会在三地举办“走基层强基础”临床输血培训班

2024 年，为继续做好结对帮扶工作，持续提升基层医院的临床输血水平，中国输血协会举办了 3 期全免费培训班。5 月 10 日，第十三期“走基层强基础”临床输血培训班在重庆举办，50 名来自基层医疗机构的学员参加了培训；11 月 29 日，在安徽省蚌埠市举办了第十四期“走基层强基础”临床输血培训班，共有 52 名学员参加了培训；12 月 27 日，第十五期“走基层强基础”临床输血培训班在山东省枣庄市召开，枣庄市各医院医务科负责人，重点用血临床科室、输血科或血库主任及业务骨干以及血站技术人员共60余人接受了培训。

13. 全国省级、地方输血协会工作交流会在重庆奉节召开

2024年5月31日，由中国输血协会主办的全国省级、地方输血协会工作交流会在重庆市奉节县举办。会议中各省级、地方输血协会积极分享了自己的经验和做法，共同探讨提升服务能力、优化管理体系的新思路、新方法；中国输血协会向内蒙古、重庆、青海、广西、云南、贵州、新疆赠送了“中国输血协会唯美输血医学继教讲座”学习卡共计1000张。

14. 国家卫生健康委发布2024年世界献血者日宣传活动的相关通知和宣传海报

2024年5月22日，国家卫生健康委官网发布《关于组织开展2024年世界献血者日宣传活动的通知》。2024年我国世界献血者日的活动口号是“在庆祝世界献血者日二十周年之际：感谢您，献血者!”，活动目标是完善无偿献血机制，学习借鉴先进经验；感恩无偿献血者为挽救他人生命做出的贡献；呼吁公众定期参加无偿献血，建立高质量血液安全供应保障体系；在公众（尤其是青年）中大力宣传无偿献血科普知识，壮大无偿献血者队伍；并对活动开展提出了相应要求。

2024年6月7日，国家卫生健康委发布了2024年世界献血者日宣传海报，共5张，包括主海报1张、系列海报4张，可下载使用。

15. 感谢您，献血者——2024年“世界献血者日灯光秀”直播活动成功举办

2024年6月14日晚8点开始，中国输血协会与中央广播电视总台旗舰新媒体平台“央视频”共同主办的2024年“世界献血者日灯光秀”直播活动闪亮登场，通过中国输血协会央视频号和微信直播间同步直播。来自全国20个省（区、市）56个城市的63家单位共同参加了本次活动，其中54个城市展示了精美的灯光秀。绚烂多彩的画面、感谢致敬的字幕，向无偿献血者致敬，感恩无偿献血者为挽救他人生命做出的贡献，用爱心点亮了生命之光。

16. 中国输血协会（CSBT）与国际输血协会（ISBT）续签合作协议

2024 年 6 月 24 日下午，中国输血协会（CSBT）与国际输血协会（ISBT）在国际输血协会第 38 届国际大会（西班牙巴塞罗那）期间召开年度工作会议，并签署了新一期（五年）合作协议。双方将以新协议签署为契机，继续推进双方组织、分支机构、会员单位之间的深入交流与合作。

中国输血协会在本届 ISBT 大会设置展台，宣传中国的输血事业和取得的成绩。

17. 2024年中国血液安全大会在江西南昌举办

2024 年 8 月 8~9 日，由中华预防医学会主办，中华预防医学会血液安全专业委员会、中国医学科学院输血研究所、江西省血液中心、南昌大学第一附属医院承办的 2024 年中国血液安全大会在南昌举办。会议主题为聚焦新质生产力、保障血液安全、推动高质量发展。来自全国各级采供血机构、医疗机构、检验检疫机构、疾控机构、海关、科研院所和企业等的近 1600 名代表参加会议。

18. 国家级继续医学教育项目“持续推进血液安全监测培训班”在沈阳举办

2024 年 8 月 8~9 日，中国输血协会主办，协会血液安全监测专业委员会承办，重庆市血液中心和辽宁省血液中心协办的“持续推进血液安全监测培训班”在沈阳举办。来自全国 28 个省、自治区、直辖市的近 300 名学员参加培训，血液安全监测既是衡量血液安全水平的重要措施，也是不断改进和提高血液安全的必由途径；通过分布在全国各地的哨点单位，及时获取有效信息，对血液安全问题进行实时监控和及时应对。

19. 中国输血协会第十二届输血大会在安徽合肥成功举办

2024 年 9 月 25~27 日，中国输血协会第十二届输血大会在安徽合肥成功举办，大会由中国输血协会主办，安徽省血液中心、协会教育工作委员会与中国医学科学院输血研究所共同承办，安徽省输血协会、安徽省血液管理中心、临床输血与检验杂志社共同协办。本次会议收到投稿 2206 篇，其中全文 1516 篇、摘要 690 篇。大会有 1 个主会场、43 个分会场和 7 个卫星会；贡献了精彩的学术报告，包括大会主旨报告 7 篇，分会场引导报告 40 篇、

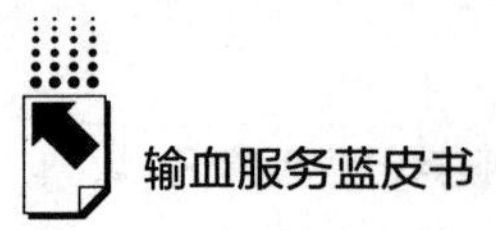

口头交流发言261篇，现场墙报交流1033篇。799人通过了培训考核，获得国家级继续医学教育学分证书。

本次盛会汇聚了来自全国31个省、自治区、直辖市的参会代表，展现了全国输血领域团结一心的凝聚力。参会者来自血液中心、中心血站、血库、医疗机构、省级协会、军队系统、众多企业，还有热忱奉献的大会志愿者们，总人数近3000人。在全国输血界同人的共同努力下，成功举办了一届充满活力、高质量、高水平的学术盛会，携手为输血医学的进步与发展贡献智慧与力量，为推动新时代输血医学和输血事业发展做出贡献。

20.“输血服务蓝皮书”《中国输血行业发展报告（2024）》正式发布

2024年9月26日，“输血服务蓝皮书”《中国输血行业发展报告（2024）》的新书发布会在中国输血协会第十二届输血大会期间成功举办。蓝皮书包含总报告、省级采供血报告篇、地市采供血报告篇、临床输血报告篇、专题报告篇、典型案例篇、输血人物志和大事记8个部分的30篇文章，对2023年输血行业的发展情况进行了全面汇报和论述。

2024年，协会首次录制2024年版蓝皮书系列课程（七篇）并发布在协会官网“在线教育”栏目，为全国读者提供了由文章作者亲自讲解、介绍的课程。

21.中国输血协会启动“同声计划”，向全国推荐无偿献血宣传公益视频

2024年10月10日，中国输血协会在上级部门的指导下，创立“同声计划”，发布了无偿献血短视频征集通告。“同声计划”旨在广泛收集、推广优秀的具有典型性、推广性的无偿献血宣传片，并在官网设立专栏供全国采供血机构随时下载、分享。关心无偿献血宣传工作的单位、献血者、志愿者和热心人士，可充分利用单位或个人的网页、微信、视频号、献血点、流动车等，转发、分享协会推文和协会推荐的视频，推动实现“充分共享资源、行业发声、形成声势、营造氛围”的目标。

22.“闪耀的红——全国无偿献血者优秀事迹巡讲”活动在各地掀起爱心热潮

2024年10月17日至11月12日，中国输血协会主办了“闪耀的红——全国无偿献血者优秀事迹巡讲”活动，四路巡讲组在全国22个城市开展了24场感人至深、激励爱心的报告会，行程超过7200公里，现场观众超过14200人。

首场巡讲报告会在福建医科大学内举办，闭幕式在山东第二医科大学礼堂圆满举行；在活动期间，巡讲团跨越华北、华东、中南、西南、西北，途经13个省（区、市），走过了福建福州，湖南株洲、湘潭，安徽合肥、滁州，江苏扬州、无锡、南京、淮安，青海西宁，甘肃平凉，重庆，湖北宜昌，天津，内蒙古包头，河北保定、石家庄，河南济源，山东济南、威海、潍坊。

“闪耀的红——全国无偿献血者优秀事迹巡讲”活动通过讴歌无偿献血感人事迹、颂扬人间大爱博爱，传递健康、积极、奋进的人生理念，进一步推动全社会形成自愿无偿献血光荣以及尊重和关爱献血者、志愿者的氛围。

23. 第十五期“血站站长研修班”在上海举办

2024年10月15日~11月1日，由中国输血协会、上海市血液中心联合主办，并得到多个国内外输血专业机构支持的第十五期“血站站长研修班”在上海举办。本期研修班教学内容包括核心课程23门、扩展课程6门和其他教学活动17项，26位专家学者参与授课，研修形式包括专家授课、分组讨论、模块答疑、实地考察等；共培训46名学员，来自全国21个省、自治区、直辖市和新疆生产建设兵团的5个血液中心、41个中心血站。研修班增强了血站领导人的领导意识、质量观念、采供血专业知识和能力，提高了血站管理水平，为保障血液安全和血液供应、推动我国输血事业的发展做出了贡献。

24. 中国（广西）—东盟血液安全论坛在桂林举办

2024年10月17~18日，南宁中心血站、中国医学科学院输血研究所在广西桂林联合举办了中国（广西）—东盟血液安全论坛暨突发传染病疫情下血液安全保障及应急体系建立国际研讨会，会议主题是“携手共筑血液安全防线：应对突发传染病疫情的挑战与策略”。中国及东盟国家的采供血行业专业人员、专家学者、相关机构代表共同探讨了血液安全保障及应急体

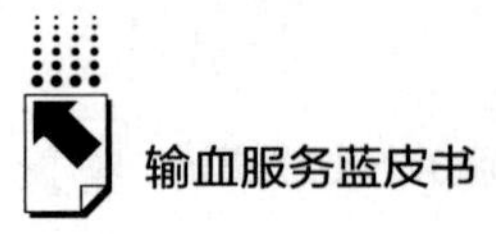

系建立等相关前沿科学问题。

25. 国家卫生健康委发布有关无偿献血信息互联互通和无偿献血者血费跨省异地减免工作的通知

2024 年 10 月 31 日，国家卫生健康委发布《关于进一步做好军地无偿献血信息互联互通和无偿献血者血费跨省异地减免工作的通知》。自通知发布之日起，无偿献血者即可通过以下平台查询献血记录：国家政务服务平台、中国政府网、国家卫生健康委官网以及微信、支付宝、百度“全国电子无偿献血证”小程序等；可通过微信“全国电子无偿献血证”小程序在线办理无偿献血者血费跨省异地减免申请。

26. 第五届全国血站后勤工作年会在宜昌召开

2024 年 11 月 13~15 日，由湖北省输血协会及中国输血协会血站建设、装备、后勤专业委员会联合主办，武汉血液中心和宜昌市红十字中心血站承办的第五届全国血站后勤工作年会在湖北省宜昌市召开。来自全国采供血机构从事血站建设、装备及后勤等相关领域工作的近 300 名代表齐聚一堂，共同探讨智慧血站建设、智慧后勤管理、采供血装备等领域的最新研究成果与实践经验。

27. 中国输血协会公布2024年度威高科研基金、圣湘输血医学发展基金资助项目

2024 年 7 月 10 日，中国输血协会发布威高科研基金招标公告，截至 9 月 10 日，收到符合招标要求的申请书 38 份；7 月 26 日，中国输血协会发布圣湘输血医学发展基金招标公告，截至 9 月 25 日，收到符合招标要求的申请书 22 份。协会严格按照回避原则、保密原则等要求成立基金学术委评审专家组，经过两轮评审、基金管委会批准，2024 年 11 月 21 日公布威高科研基金资助 9 个项目和圣湘输血医学发展基金资助 7 个项目。

28. 第二届新发展阶段无偿献血宣传招募及献血服务创新实践研讨会在深圳召开

2024 年 11 月 21~22 日，由深圳市血液中心主办、中国输血协会献血动员专业委员会和献血服务专业委员会协办的第二届新发展阶段无偿献血宣传

招募及献血服务创新实践研讨会在深圳举办。来自全国各地的 200 余位同行从多个维度探索无偿献血事业发展路径，交流分享新发展阶段无偿献血面临的困难及有效的解决方案和实战经验，为推动全国血液工作再上新台阶做出积极贡献。

29. 中国医师协会输血科医师分会2024年学术年会在上海举办

2024 年 11 月 21~22 日，由中国医师协会、中国医师协会输血科医师分会主办，复旦大学附属华山医院承办的中国医师协会输血科医师分会 2024 年学术年会在上海举行。会议聚焦近年来国内外输血医学前沿研究成果与发展趋势，进一步加快输血医学新理念、新技术推广与应用，提高医疗机构科学安全有效用血水平，促进输血医学学科全面建设和高质量发展。邀请了 55 名国内外输血医学及相关专业专家、学者授课，同时设立智慧血液管理、临床输血学、免疫血液学、止凝血、输血相关分子诊断、血液与生物治疗六个分论坛。

30. 中国输血协会积极参与国家乡村振兴计划

2024 年，中国输血协会继续按照民政部、国家乡村振兴局发布的文件要求，本着为推进乡村全面振兴提供坚实健康保障的原则，因地制宜，充分了解困难需求，分别与重庆市城口县、甘肃省积石山保安族东乡族撒拉族自治县、甘肃省通渭县三个对口重点帮扶县政府签订帮扶协议。向三地的献血点分别捐赠了 2 万余元的医疗设备、献血纪念品；通过持续、有针对性的支持和帮扶，改善了当地采供血工作条件，感谢和激励无偿献血者，起到了良好效果。

31. “中国输血行业十大新闻（2024年）”揭晓

2025 年 1 月 28 日，由中国输血协会理事投票产生的“中国输血行业十大新闻（2024 年）”正式揭晓，排名如下：（1）中国输血协会第十二届输血大会在安徽合肥成功举办；（2）感谢您，献血者——2024 年“世界献血者日灯光秀”直播活动成功举办；（3）“闪耀的红——全国无偿献血者优秀事迹巡讲”活动在各地掀起爱心热潮；（4）国家卫生健康委发布 2024 年世界献血者日宣传活动的相关通知和宣传海报；（5）新书发布会——“输血服务蓝皮书”《中国输血行业发展报告（2024）》正式发布；（6）国家卫生健康委发布《关于统计报送2022—2023年度全国无偿献血表彰奖励信息的通知》；（7）深圳启用全国首个5G+无人机血液运输智能空港平台；（8）世界卫生组织发布2024年世界献血者日通告；（9）国家卫生健康委发布有关无偿献血信息互联互通和无偿献血者血费跨省异地减免工作的通知；（10）中国输血协会启动“同声计划”，向全国推荐无偿献血宣传公益视频。

32. “中国输血行业十大人气新闻（2024年）”排行榜揭晓

2025年2月3日，由广大网友投票产生的“中国输血行业十大人气新闻（2024年）”揭晓，排名如下：（1）红色力量慈善义工大队成立20周年暨“致敬献血英雄”庆典在宁波举行；（2）协会“伙伴计划”（国际专业信息交流）签约仪式在宁波举办，持续报道国际行业信息；（3）“闪耀的红——全国无偿献血者优秀事迹巡讲”活动在各地掀起爱心热潮；（4）国家卫生健康委发布有关无偿献血信息互联互通和无偿献血者血费跨省异地减免工作的相关通知；（5）第十五期“血站站长研修班”在上海举办；（6）中国输血协会第十二届输血大会在安徽合肥成功举办；（7）深圳启用全国首个5G+无人机血液运输智能空港平台；（8）国家卫生健康委发布2024年世界献血者日宣传活动的相关通知和宣传海报；（9）感谢您，献血者——2024年“世界献血者日灯光秀”直播活动成功举办；（10）中国输血协会启动“同声计划”，向全国推荐无偿献血宣传公益视频。

后　记

“输血服务蓝皮书”自 2015 年发起，迄今已连续出版十年。此次《中国输血行业发展报告（2025）》自 2024 年 11 月 20 日召开首次筹备会，经过半年多的精心准备和反复研讨，在编写者和编委会的共同努力下，即将在 2025 年 6 月面世，与广大读者见面。

衷心感谢朱永明理事长在繁忙工作中的悉心指导和独到见解，耿鸿武执行主编、胡晓玉和张荣江副主编的全力支持，全体作者的积极参与、智慧贡献以及编撰团队的默默奉献。本书汇集了 2024 年输血行业各项工作的成果经验、发展动态和专家观点，为推动我国输血事业高质量发展提供了宝贵的素材和研究灵感。

蓝图绘就，正当扬帆破浪；重任在肩，更需策马加鞭。2025 年是继往开来的关键一年，在国家支持和行业共同努力下，输血事业将在挑战与机遇中持续发展。希望通过 2025 年版蓝皮书，进一步促进行业交流合作，推动技术创新发展，开创协同共赢的局面，使输血事业迈向新的高度！愿“输血服务蓝皮书”系列丛书蒸蒸日上，前景辉煌！

主编：王学锋

执行主编：耿鸿武

2025 年 6 月 20 日

《中国输血行业发展报告（2026）》征稿函

尊敬的各位读者：

您好！“皮书”是中国社会科学院社会科学文献出版社推出的大型系列图书，它由一系列权威研究报告组成，对每一年度有关中国与世界的经济、社会等各个领域的现状和发展态势进行分析和预测。皮书一般由著名学者和权威研究机构所组成的团队完成，凸显研究者的群体智慧。皮书的作者不乏政府部门的官员、学术机构的专家，但皮书不代表官方的观点，作者们主要是从专业研究的立场出发，表达个人的研究心得，也正是这一点保证和增强了皮书的专业性和权威性，使皮书成为各界人士参考和借鉴的重要资料。

为及时回顾、总结输血行业的发展、成绩和经验，为行业从业者和研究者提供指导和参考，“输血服务蓝皮书”《中国输血行业发展报告》（2016~2025）已连续出版十年，影响深远，成为业内外研究行业的重要参考。《中国输血行业发展报告（2026）》筹备工作现已开始，仍将延续之前各版的结构，包括总报告、省级采供血篇、地市采供血篇、临床输血篇、专题研究篇、典型案例篇、输血人物志等。

“输血服务蓝皮书”编委会热忱欢迎热爱输血行业、自愿为行业奉献知识、有一定专业水平的各级政府机构、协会、院校，尤其是企业的行业研究者，能够撰写署名专题报告，报告的题目和内容可以自行申报，也可以按照编委会的命题进行。

蓝皮书报告要求：（1）应是对行业年度热点焦点问题进行较深入研究后形成的专项学术研究报告，通过借鉴国内外理论研究成果和对比研究，以一定的理论高度和全面的视角，对相关决策、行动提出观点、思考和建议。请注意报告的知识性、资料性、借鉴性；（2）文章的观点、思考和建议等要有依据（有理论或数据支持）、全面（尚无定论或倾向性结论的问题要尽量顾及各方面甚至是相反的观点，或与作者主张不一致的立场，以利于读者全面了解）、有前瞻性或指导性；（3）文章引用的数据资料，要力求可靠和合法，一般宜引用已公开过（如文章、公报、会议、讲义等）或可以公开的内容，尽量回避敏感或可能不宜公布的数据。

有意参与的投稿者或有疑问，请于 2025 年 10 月 31 日前发邮件到 sxfwlps2017@ 163. com 或扫描以下二维码与编委会联系。

"输血服务蓝皮书" 编委会

2025 年 6 月 30 日

Abstract

This report is jointly written by professionals in the field of transfusion medicine. It discusses the development status of the blood collection, supply and clinical blood use industry in China in 2024, presenting the experiences, ideas, research contents and prospects of industry experts. The report is divided into eight parts. The general report summarizes the development of the national transfusion industry in 2024, the development of blood collection, supply and clinical transfusion, and the academic and educational exchange activities in the industry. The provincial blood collection and supply report section selects six reports from Liaoning, Jilin, Heilongjiang, Yunnan, Xinjiang Production and Construction Corps, and Hong Kong, Macao and Taiwan regions, introducing the basic situation, characteristics, problems and countermeasures of local blood collection and supply. The municipal blood collection and supply report section includes five reports from Huai'an City, Jiangsu Province, Shaoguan City, Guangdong Province, Handan City, Hebei Province, Chifeng City, Inner Mongolia Autonomous Region and Huanggang City, Hubei Province. The clinical transfusion report section includes reports from four provinces of Xinjiang, Ningxia, Gansu and Qinghai, reporting on the current situation, existing problems and future development of local clinical transfusion. The special report section has a total of seven articles, including: the current situation and prospect of patient blood management in China, thecurrent situation and prospect of HEV screening in blood collection and supply institutions in China, the application and prospect of artificial intelligence technology in the field of transfusion medicine in China, the current situation and prospect of the clinical application of whole blood in China, the current situation and prospect of blood transfusion treatment for trauma patients in China, the current situation and prospect of the development of transfusion guidelines and expert consensus in China, and the current situation and prospect of the plasma exchange treatment mode for autoimmune diseases in China. The typical case section shares five advanced practices and experiences in the transfusion industry, such as building an all-round transfusion medicine service system, constructing a high-quality transfusion medicine center, treating autoimmune diseases by autologous peripheral blood T cell apoptosis retransfusion, the practice of antibody screening and detection for unpaid blood donors in Shanghai, the practice of Rh typing detection for unpaid blood donors in Zhejiang Province, and the thinking and practice of digital teaching of clinical transfusion laboratory technology. The biography section reviews the medical experience and important contributions of Mr. Chen Renbiao, a pioneer in transfusion medicine ethics and HLA testing, known as the "Father of HLA in China". The events section combs and summarizes the main work of China's transfusion industry in 2024. This report enables readers to have a more comprehensive, in-depth, multi-faceted and intuitive understanding of the transfusion industry within the year, and has positive guiding significance for promoting the sustainable and healthy development of the transfusion industry.

Keywords: Transfusion Industry; Transfusion Medicine; Blood Security

Contents

I General Report

Authors: Ruijin Hospital Affiliated to Shanghai Jiao Tong University School of Medicine, Wang Xuefeng, Cai Xiaohong; Chinese Society of Blood Transfusion, Liu Qingning; Old Science and Technology Association Medical Health Research Center, Tsinghua University, Geng Hongwu

Abstract: In 2024, China's blood transfusion industry closely aligned with the "Healthy China" strategic framework to achieve sustainable development and made remarkable progress across multiple dimensions. In voluntary blood donation, steady progress was made. Annual voluntary blood donations reached 15.822 million participants contributing 26.927 million units of blood, achieving a donation rate of 11.2 per thousand population, thereby providing robust support for medical advancement and public health. Regarding technological advancement and management, the application of cutting-edge technologies such as big data and artificial intelligence, combined with the promotion of "Internet + voluntary blood donation" service models, significantly enhanced the efficiency and safety of blood management. This established a collaborative ecosystem involving government guidance, departmental coordination, and full societal participation. Concurrently, China accelerated the digital and intelligent transformation of blood stations, continuously refined its technical and standardization systems, elevated precision in blood management through emerging technologies, and drove technological innovation with quality assurance. In scientific innovation, the transfusion medicine field yielded substantial research achievements across multiple cutting-edge directions, offering novel approaches for transfusion therapies. Through academic exchanges, public education campaigns, joint scientific research fund programs, and international collaborations, the industry facilitated the translation of academic findings into practice and cultivated professional talent, comprehensively advancing the high-quality advancement of blood transfusion services.

Keywords: Transfusion Medicine; Blood Transfusion Industry; Voluntary Blood Donation

Ⅱ Provincial Reports

Authors: Liaoning Province Blood Center, Pan Jinxia, Li Ping, Li Jianping

Abstract: In 2024, Liaoning Province's blood collection and supply work has been carried out with a stable foundation while being innovative and striving to build a sustainable blood security system, ensuring the supply and safety of clinical blood in the province. In the aspect of blood collection and supply work, red blood cells and plasma showed a slight decrease compared to the previous year, while platelet collection and supply increased by 4.74% and 5.69% respectively, and cryoprecipitate supply increased by 4.23%. During the period of severe challenges with multiple adverse factors, all blood collection and supply institutions in Liaoning Province actively sought support and assistance from the government, health administrative departments and all sectors of society. Through in-depth and comprehensive publicity, mobilization and recruitment activities for voluntary blood donation, as well as government-led group blood donation activities, the clinical blood demand was basically met. Through local legislation and government

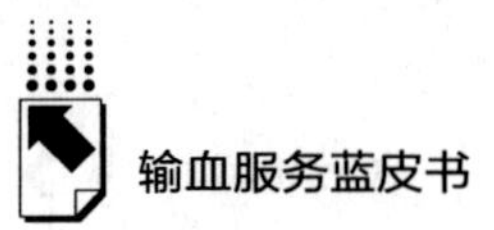

documents, the blood donation reward mechanism was strengthened; establishing standardized workstations and formulating local standards, etc., were characteristic practices that promoted the development of blood collection and supply work. However, Liaoning Province's blood collection and supply work still faces problems such as prominent contradiction between blood supply and demand and the lack of resource guarantee for blood collection and supply institutions. Looking forward to the future, Liaoning Province's blood collection and supply work will strengthen the government's leading role in voluntary blood donation work, ensure the coordinated development between blood collection and supply institutions and hospitals, create a new situation for blood collection and supply work, and promote the sustained development of blood collection and supply work.

Keywords: Liaoning Province; Blood Collecting and Supply; Voluntary Blood Donation

Authors: JiLin Provincial Blood Center, Wang Pengli, Jiao Lixin, Ju Ruiqing

Abstract: In 2024, Jilin Province has vigorously advanced its blood collection and supply work under the theme of "High-Quality Development Year." Over the past three years, the overall volume of whole blood collection has shown an upward trend with slight fluctuations. The number of blood donations per thousand people in Jilin Province for 2024 was 12.12, and the supply of platelets has continued to grow. In terms of blood component preparation, virus-inactivated frozen plasma accounted for 76.22% of all plasma types in the province. For blood testing, in addition to routine screening for infectious markers, some blood centers have implemented HTLV testing. In transfusion research, the platelet donor registry has reached a total of 1260 individuals, and the rare blood type repository includes rare types such as Fy (a−b+) and (S+s−). In 2024, 142 papers related to transfusion were submitted to domestic conferences.

Furthermore, the province has promoted voluntary blood donation through a multi-channel media matrix, including leveraging "market days" and "temple fairs," producing "microfilms" to spread awareness, creating a blood donation brand, and compiling middle school textbooks to educate students about blood donation. The province also emphasizes the protection of donors' rights, optimizing the re-entry process, improving the blood usage mechanism, promoting the implementation of the "Three Exemptions" policy, and offering meal discounts and critical illness insurance. Despite these efforts, the blood supply situation remains severe. Proposed solutions include strengthening incentives for blood donation, increasing government policy and financial support, and enhancing the supervision of blood usage to ensure rational and efficient utilization of blood resources.

Keywords: Jilin Province; Blood Collection and Supply; Voluntary Blood Donation

Authors: Heilongjiang Provincial Blood Center, Liu Ying, Lu Changchun, Zhao Guoqing

Abstract: In 2024, the blood collection and supply institutions in Heilongjiang Province have made remarkable progress in quality management and the promotion of unpaid blood donation. In terms of blood collection, the collection volumes of whole blood and apheresis platelets have both decreased. In terms of blood supply, the blood collection and supply institutions across the province have made every effort to ensure the clinical blood use demand. However, affected by the decline in the collection volume, the supplies of red blood cells, plasma, and apheresis platelets have all decreased year-on-year. The supply of red blood cells has decreased by 13.99% year-on-year, the supply of apheresis platelets has decreased by 7.40% year-on-year, and the supply of plasma has decreased by 11. 24% year-on-year. In terms of the preparation and testing of blood components, all blood stations in the province can strictly follow the requirements of "one regulation, two specifications, and the technical operation procedures of blood stations" . In addition, various measures have been taken to actively promote group blood donation work and create a brand for group blood donation. At the same time, in light of the current situation of blood collection and supply institutions in the whole province, the existing problems and challenges in the implementation of the "Three Exemptions" policy for unpaid blood donors, the implementation of unpaid blood donation work in group units, talent introduction, and information construction have been put forward, and rectification suggestions have been given, which has promoted the high-quality development of the blood collection and supply cause in the whole province.

Keywords: Heilongjiang Province; Blood Collection and Supply; Voluntary Blood Donation

B.5 Blood Service Report of Yunnan Province in 2024 / 049

Authors: Yunnan Kunming Blood Center, Li Xiaotian, Cheng Gang , Tang Rong

Abstract: In 2024, the blood collection and supply work in Yunnan Province developed steadily and achieved remarkable results inhigh-quality development. In terms of blood collection, the annual whole blood collection volume slightly decreased, while the apheresis platelet collection volume increased significantly. In terms of blood supply, except for red blood cell products, the clinical supply volumes of plasma products, platelets, and cryoprecipitate all increased year-on-year, and the total annual blood supply volume showed an upward trend. In terms of blood preparation and testing, blood stations strictly operated in accordance with quality management requirements, and the blood quality was effectively guaranteed. In addition, Yunnan Province issued incentive measures for blood donors with ten government departments, allocated 120 million yuan of financial funds to support the construction of blood stations, and promoted a new operation mechanism for blood stations that combines guarantee and incentive. Many prefecture-level cities in the province carried out demonstration activities of blood donation months for civil servants and medical staff, and featured practices such as a series of reports on advanced deeds of blood donation, promoting the voluntary blood donation work to achieve new results from multiple levels and perspectives. Meanwhile, the blood collection and supply work in Yunnan Province still faces problems such as the gap between the service capacity of blood stations and medical needs, the lack of a coordination mechanism for voluntary blood donation work, the weak social atmosphere of voluntary blood donation, and insufficient construction of the talent team in blood stations. In response to these existing problems, countermeasures such as strengthening the policy and institutional guarantee related to blood collection and supply, continuously improving the guarantee capacity of blood supply, and enhancing the effectiveness of voluntary blood donation publicity are proposed to promote the continuous high-quality development of blood collection and supply work.

Keywords: Yunnan Province; Voluntary Blood Donation; Blood Collection and Supply

Authors: Central Blood Station of Xinjiang Production and Construction Corps, Li Li, Zhao Lei, Wu Wenhui

Abstract: In 2024, the eight central blood stations under the Xinjiang Production and Construction Corps (hereinafter referred to as the "Corps") played a vital role in ensuring regional medical blood supply. While the volume of whole blood collection decreased, the collection of single-donor platelets increased by 1.4% year-on-year. Blood supply generally met clinical needs, although red blood cell supply declined, while platelet and plasma supplies increased. In terms of blood component preparation, both component separation rates and leukocyte removal rates reached 100%. The blood testing qualification rate improved to 98.3%. The Corps' blood collection and supply system has developed distinctive practices in areas such as party-government collaboration, integrated development, and innovative models. These include promoting cooperation agreements between the Corps, local blood centers, and military blood stations to achieve resource sharing; expanding group donation and mobile blood collection vehicle models to enhance collection efficiency; and strengthening research collaboration to improve technical capabilities in blood collection and supply. However, challenges remain, including incomplete long-term mechanisms for voluntary blood donation and limited construction of blood stations. To address these issues, the Corps has proposed measures such as strengthening blood source management, optimizing blood collection mechanisms, enhancing talent development, improving infrastructure and technical capabilities, and accelerating informatization. Through government leadership and integrated development, the Corps' blood collection and supply system will further enhance its capacity to ensure blood supply, providing solid support for the high-quality development of healthcare in border regions.

Keywords: Xinjiang Production and Construction Corps; Blood Collection and Supply; Voluntary Blood Donation

B.7 Report on the Development of Blood Collection and Supply of Hong Kong, Macau and Taiwan in 2024 / 068

Authors: The Hong Kong Red Cross Blood Transfusion Service, Li Zhuoguang, Chen Jinxiong; Macau Health Bureau Blood Donation Center, Xu Ping, Yin Zhicong, Ou Shufang, Lin Jingqing

Abstract: The Hong Kong Red Cross Blood Transfusion Service, Taiwan Blood Services Foundation, and Macau Health Bureau Blood Donation Center are the primary blood collection organizations in their respective regions. They operate across blood donor recruitment, blood collection and supply, hematopoietic stem cell services, bone marrow and peripheral blood stem cell donation, blood testing, and blood product quality monitoring. In Hong Kong, 213000 units of blood were collected in 2024, with males accounting for 53.7% of donors, and individuals aged 41-60 comprising over half (52.7%) of participants. The region ensures testing quality through ISO 15189 and AABB certifications, employs pathogen inactivation technology to mitigate risks, and innovates with "pop-up donation stations" and SMS acknowledgment systems to enhance donor engagement. Macao saw first-time donors drop to 21.1% in 2024, while regular donors rose to 29%. The region introduced DEL blood type testing and refrigerated platelet storage technology (extending shelf life to 14 days) to optimize blood matching and inventory management. Taiwan collected 2.55 million units of whole blood in 2023, with 41-50-year-olds contributing 26.04% of donations. Leveraging nucleic acid testing (NAT), it has maintained zero transfusion-related infections for a decade. To address low birth rates, it published the youth-focused science book A Child's Guide to Blood Science, while automated processing systems reduced blood handling time to 45 minutes. While the methodologies employed by these three regions vary, they uniformly prioritize quality management. Confronted with challenges such as declining birth rates and an aging population, the regions must persist in optimizing donor demographics, increasing youth engagement, and pursuing sustainable development strategies through data sharing and technological collaboration, thereby providing diverse models for blood transfusion services across the Asia-Pacific region.

Keywords: Hong Kong; Macau; Taiwan; Blood Collection and Supply

Ⅲ Prefecture-level City Reports

Authors: Huai'an Central Blood Station, Tan Qing, Wang Yongmei,

Lyu Mengmeng

Abstract: In 2024, Huai'an Central Blood Station comprehensively promoted the high-quality development of blood collection and supply, all the work has achieved tangible and perceptible results. The number of group blood donation and the amount of blood donation increased by 25% and 2036% year-on-year, respectively, with 10052 new whole blood donors and 144 new platelet donors; the supply platelets increased by 9.85% year-on-year, effectively guaranteeing the clinical blood demand. Huai'an City has formed a distinct orientation of government through perfecting the organizational leadership and management mechanism of voluntary blood donation, built a publicity matrix to expand the breadth, depth and frequency of publicity, improved the service capacity level of blood collection and supply to improve the blood donation experience, and built a diversified development platform to expand its influence. All these distinctive practices fully guarantee the clinical blood. Compared with the requirements of high-quality development, blood collection and supply work still faces the challenge of long-term tight balance between blood collection and supply, and problems as the lagging talent team construction and the low level of information management are still important factors restricting the development of the cause. In response to this, the station has forward strategies such as promoting municipal legislation to support the development of the cause, innovating recruitment methods to expand the blood donation team, strictly managing clinical blood use to promote balance of blood collection and supply, building a smart blood station to improve management quality and efficiency, and strengthening talent introduction and training to improve the comprehensive quality of the team All these strategies aim to comprehensively improve the service capacity and level of voluntary blood donation, and lay a solid foundation for the construction of a modern central blood station in northern part of the Yangtze River Delta.

Keywords: Huaian City; Blood Collection and Supply; Voluntary Blood Donation

B.9 Blood Service Report of Shaoguan City, Guangdong Province in 2024 / 102

Authors: Shaoguan Central Blood Station, Zhao Tianbi, Huo Baofeng, Xiao Mengdi

Abstract: In 2024, Shaoguan Central Blood Station achieved significant progress in the high-quality development of blood collection and supply work. Regarding blood collection, there was a slight fluctuation in whole blood collection, while the collection of apheresis platelets continued to rise. Regarding blood supply, the station made every effort to meet the clinical blood demand. Affected by the collection volume, the supply of red blood cells and plasma decreased slightly year-on-year, while the supply of platelets increased by 0.18%. In blood component preparation and testing, the station strictly followed the quality management system and was equipped with advanced devices. Moreover, Shaoguan Central Blood Station effectively enhanced the quality and influence of voluntary blood donation through a series of distinctive practices, including leveraging the exemplary role of Party members, multi-form publicity linkage, promoting high-quality volunteer services, improving blood donation services and reimbursement systems, and strengthening badge culture. However, the blood collection and supply work in Shaoguan still faces challenges such as a "tight balance" in blood supply, decreased enthusiasm for blood donation among college students and the loss of professional talent. To address these issues, the station has proposed countermeasures such as seeking government support, innovating publicity methods, and strengthening internal cultural construction. By reinforcing the long-term mechanism of blood collection and supply, led by the goal of high-quality development, further enhance blood quality and transfusion safety, and continue to advance the blood collection and supply cause in Shaoguan City.

Keywords: Shaoguan City; Voluntary Blood Donation; Blood Collection and Supply

B.10 2024 Development Report on Blood Collection and Supply in Handan City, Hebei Province / 111

Authors: HanDan Central Blood Station, Yang Xiaogang, LiZhao

Abstract: In 2024, the high-quality development of the blood collection and supply in Handan Central Blood Station has achieved remarkable results. In terms of blood collection, the annual whole blood collection fluctuated slightly, and the amount of platelet collection from apheresis continued to increase. In terms of blood supply, the supply of red blood cells decreased slightly year-on-year due to the amount of collection, and the supply of platelets increased by 16.71% year-on-year, ensuring the demand for clinical blood. In terms of the promotion of unpaid blood donation, the blood station in the center of Handan took the lead through party members, promoted 6S lean management, improved blood donation services, and built acenter for the protection of the rights and interests of unpaid blood donation, providing more protection for the rights and interests of blood donors. The Handan Central Blood Station proposes to comprehensively improve its service capacity, promote the return of unpaid blood donation public welfare services, continue to improve blood quality, ensure the safety of clinical blood transfusion, and promote the high-quality development of blood collection and supply.

Keywords: Handan City; Blood Collection and Supply; Voluntary Blood Donation

B.11 2024 Comprehensive Analysis of Blood Donation Services and Distribution Systems in Chifeng, Inner Mongolia Autonomous Region / 121

Authors: Chifeng Central Blood Center, Wang Pengkun, Ding Xiyu, Chu Dexu

Abstract: In 2024, Chifeng achieved breakthrough progress through innovative mechanisms and technologies: 49713 donors contributed 18.23 tons of blood, yielding a 12.2‰ donation rate, meeting clinical demands across 47 hospitals. Optimized services and promotion strategies stabilized whole blood collection while increasing platelet donations by 8.6%. An "Internet+" enabled tracking system ensured end-to-end blood safety management. By refining service networks and implementing region-specific strategies, Chifeng has established an ethnic-regional blood security model, offering practical insights for border areas.

Keywords: Chifeng; Blood Collection and Supply; Voluntary Blood Donation

Authors: Huanggang Central Blood Station, Xu Jun, Zhou Ruyi, Lu Xinyu

Abstract: In 2024, the blood collection and supply industry of the Central Blood Station in Huanggang city developed vigorously under the leadership of the government and achieved a high record high. In terms of blood collection, especially the amount of apheresis platelets increased significantly; the preparation of various blood products also increased simultaneously, and the preparation of small amounts of blood was increased, while satisfying the blood supply in the region. At the same time, the blood station also improves and optimizes the work efficiency and service level of the blood station by innovating the publicity mode, improving the blood guarantee mechanism, the construction of the laboratory, the service extension, and the integrated development of medical institutions in the region. However CaiGongXie work in its long-term mechanism, propaganda efficiency, resource security, still insufficient, to this, Huanggang center blood stations pointed out that the government intensify efforts to coordination and policy support, internal optimization propaganda strategy, increase the intensity of resources guarantee to gradually improve the shortage, promoting blood colleetion and supply sustainable development.

Keywords: Blood Collection and Supply; Huanggang City; Voluntary Blood Donation

Ⅳ Clinical Blood Transfusion Reports

B.13 Current Status and Prospect of Clinical Blood Transfusion in Xinjiang in 2024 / 140

Authors: People's Hospital of Xinjiang Uygur Autonomous Region, Chen Wei; The First Affiliated Hospital of Xinjiang Medical University, Ju Min; People's Hospital of Xinjiang Uygur Autonomous Region, Li Fei

Abstract: In 2024, the Xinjiang Uygur Autonomous Region achieved remarkable progress in the field of clinical blood transfusion. Both the quality management level of clinical blood transfusion and blood usage volume witnessed significant improvements. Regarding blood transfusion department setup, 87.27% of tertiary hospitals have established independent blood transfusion departments, with personnel structures becoming more rational—9.29% of staff hold master's degrees while 75.68% possess bachelor's degrees. Clinical blood consumption has shown a year-on-year upward trend, reaching nearly one million units in 2024. This year, various institutions actively implemented new technologies and programs including ozonated autologous blood therapy, Platelet-Rich Plasma (PRP), and red blood cell irregular antibody screening. Three hospitals established specialized blood transfusion outpatient clinics. Notable achievements were made in both clinical blood quality control indicators and scientific research. However, challenges persist in Xinjiang's clinical transfusion work, including low participation rates in national external quality assessment programs, insufficient implementation of quality control centers across prefectures, and high rates of hospitalized patient blood donation mobilization. The key to addressing these issues lies in policy support from regulatory authorities, increased infrastructure investment, and establishing a comprehensive blood supply network covering urban and rural areas to ensure sufficient and balanced blood resource distribution. Concurrently, it is crucial to promote the continuous development of new clinical transfusion technologies, strengthen public education on voluntary blood donation, enhance societal awareness of transfusion importance, and effectively drive high-quality development of blood transfusion services throughout the region.

Keywords: Xinjiang Uygur Autonomous Region; Clinical Blood Transfusion; Transfusion Management; Construction of the Blood Transfusion Department

B.14 The Current Status and Prospects of Clinical Blood Transfusion in Ningxia Hui Autonomous Region in 2024 / 150

Authors: Ningxia Hui Autonomous Region People's Hospital, Liu Bin; Ningxia Hui Autonomous Region Blood Center, Liang Sheling, Shao Feng.

Abstract: This study investigates the basic conditions of blood transfusion departments (blood banks) in 51 secondary and tertiary comprehensive, traditional Chinese medicine, maternal and child care, and specialized medical institutions in Ningxia Hui Autonomous Region in 2024. The survey covers the independence of blood transfusion departments, personnel qualifications, project implementation, blood usage, quality control, and information technology construction. As of now, all five prefecture-level cities in the region have established clinical blood use quality control centers, which regularly supervise and inspect clinical blood use and annually invite national experts to conduct 1-2 professional training sessions on blood transfusion, enhancing the level of rational clinical blood use among personnel. Through science and technology benefit projects, the capillary gel technology has been widely promoted for use in blood compatibility testing. However, the survey also reveals existing problems: some secondary and tertiary medical institutions have not established independent blood transfusion departments (blood banks), there is a lack of high-level clinical blood transfusion professionals, the ability to guide rational blood use is insufficient, and there is a lack of capacity to develop new technologies and services such as autologous blood transfusion. Additionally, the overall information technology construction is lagging. Therefore, future efforts should focus on strengthening the hardware and software of blood transfusion departments at all levels, enhancing personnel training, expanding autologous blood transfusion and new blood treatment technologies, and ensuring the scientific, rational, safe, and efficient use of clinical blood.

Keywords: Ningxia; Clinical Blood Transfusion; Department of Transfusion Medicine (Blood Bank)

B.15 Current Situation and Prospect of Clinical Blood Transfusion in Gansu Province in 2024 / 159

Authors: The First Hospital of Lanzhou University, Liu Chunxia, Zhang Hongliang ; Gansu Blood Center, Pan Deng

Abstract: In 2024, significant progress has been made in the discipline development, talent cultivation, and blood use quality management of clinical transfusion medicine in Gansu Province. The Gansu Provincial Clinical Blood Use Medical Quality Control Center has deepened the three-tier quality control system ("provincial coordination, municipal supervision, and hospital implementation"), driving standardized clinical transfusion management through standardized construction, specialized training, and supervisory inspections. The province has seen improvements in professional capabilities, participation rates and pass rates in external quality assessments (EQA), and public awareness campaigns for voluntary blood donation. However, challenges persist in transfusion department staffing, complex transfusion cases, transfusion therapy, and research at certain tertiary-B and secondary hospitals, necessitating enhanced training and continuous improvement. Guided by the Three-Year Action Plan for Clinical Blood Use Quality Improvement in Gansu Province, the provincial quality control center will prioritize establishing a 5G remote quality control network covering county-level hospitals, incubating transfusion medicine talent, refining the Gansu Provincial Clinical Transfusion Management Standards, and promoting the standardization and homogenization of clinical transfusion technologies across the province to ensure sustainable development of rational blood use practices.

Keywords: Gansu Province; Clinical Blood Transfusion; Quality Control Management

Authors: Qinghai Province Blood Center, Lei Dengping, Liu Rongxia, Yang Haiyang

Abstract: In 2024, Qinghai Province advanced clinical transfusion medicine through talent cultivation, disciplinary development, and standardized management. The implementation of a three-tier quality control system (provincial-municipal-hospital) achievedfull coverage of clinical blood use quality control across the province. Standardized protocols, supervisory guidance, and training programs enhanced transfusion standardization and scientific management, while single-blind sample assessments and laboratory personnel competency evaluations improved testing accuracy and quality control proficiency. However, challenges persist in remote regions and private hospitals, including delayed standardization, understaffed transfusion departments, and low submission rates of unexpected antibody cases from municipal/prefectural hospitals. Future initiatives aim to implement the Qinghai Transfusion Management Quality Standards through the Provincial Transfusion Medicine Expert Service Base to ensure province-wide standardization and blood safety.

Keywords: Qinghai Province; Clinical Blood Transfusion; Transfusion Management

V Special Reports

Authors: Union Hospital, Tongji Medical College, Huazhong University of Science and Technology, Hu Lihua, Chen Fenghua

Abstract: In recent years, under the multiple efforts of domestic policy promotion, technological innovation and social participation, Patient Blood Management (PBM) in China has gradually moved from concept to practice, but also faces the situation of both challenges and opportunities. Anemia, blood loss and transfusion are independent risk factors for adverse patient outcome. In order to improve the prognosis of patients, reduce medical expenditure, and improve the quality of life of the people, the government has made policy and technology double drive to help PBM make full use of its advantages, and gradually standardize the measures such as anemia screening and optimization of coagulation function before operation, bleeding reduction and recovery of blood loss during operation, and anemia tolerance after operation. Technological innovation has also improved the accuracy and safety of blood transfusion process management. The construction of big data and information technology has also been piloted in some regions to help blood transfusion process optimization and risk early warning. Multidisciplinary collaboration has become an important way to promote PBM at present and in the future. Through policy guidance, technological innovation and social collaboration, it is expected to achieve efficient use of blood resources and comprehensive improvement of patient outcomes. In the future, it is necessary to continue to improve the standardization system, break through the technical bottleneck, and build an integrated ecology of "prevence-treatment-rehabilitation" to provide support for the Healthy China Strategy.

Keywords: Patient Blood Management; Anemia; Autologous Transfusion; Restrictive Transfusion

Authors: Anhui Blood Center, Li Suping, Hu Xiaoyu

Abstract: Hepatitis E Virus (HEV), as an important pathogenic agent, is one of the main causes of acute viral hepatitis. China belongs to the high prevalence area of hepatitis E, showing a mixed epidemic trend of multiple genotypes, so special attention should be paid to HEV infection. The transmission of hepatitis E virus infection is primarily through the fecal-oral route, but transfusion-transmitted Hepatitis E Virus (TT-HEV) is increasingly drawing widespread attention and has become one of the severe challenges facing global public health. In order to deal with the potential threat of HEV infection to blood safety, blood collection and supply institutions in China urgently need to conduct a comprehensive assessment of the risk of hepatitis E virus transmission through blood transfusion to effectively deal with this public health problem. Some blood collection and supply institutions in China have actively carried out HEV research in blood donors, and diversified HEV infection processes appear in the viremia stage of blood donors, which poses a new challenge to the screening of blood transfusion transmission. In recent years, research results on HEV infection among blood donors in blood collection and supply institutions in China have shown that the proportion of current HEV infections in the voluntary blood donation population is relatively low, and TT-HEV infections are extremely rare.

Keywords: Blood Collecting and Supply; Hepatitis E Virus; Blood Safety

Authors: West China Hospital of Sichuan University, Chen Chunxia; The First Medical Center General Hospital of the People's Liberation Army,

Wang Deqing; Beijing Shijitan Hospital, Capital Medical University, Chen Linfeng

Abstract: Artificial intelligence (AI) technology is reshaping the practice model of transfusion medicine, showing significant potential in risk prediction, decision support, and blood management. China ranks second in the world in the number of published research papers on the application of AI in transfusion. In this field, 70% of the research focuses on personalized transfusion therapy, including predictions for transfusions in elective surgeries, trauma, and cesarean sections; it also includes applications in inventory management, diagnosis and prediction of transfusion adverse reactions, precise blood measurement, and blood type identification. Clinical transfusion intelligent management systems (CTIMS) have been launched in some hospitals, and although they have shown potential to make transfusion management more scientific, reasonable, and efficient, a current challenge is how to translate the research results of personalized transfusion therapy into the core technological strength of CTIMS. Enhancing the clinical integration and practical utility of AI in the field of transfusion, establishing standardized verification systems and ethical frameworks, and clarifying the boundaries of rights and responsibilities in AI-assisted decision-making are issues that need to be addressed in the future. The deep integration of AI and transfusion medicine will accelerate the arrival of the era of precise transfusion, maximizing the use of blood resources, reducing waste, and ensuring transfusion safety.

Keywords: Artificial Intelligence; Transfusion; Blood

Authors: Department of Transfusion Medicine, Xijing Hospital, Air Force Military Medical University, Wang Wenting, Yin Wen

Abstract: Blood transfusion, as a cornerstone in managing severe hemorrhage, has evolved from whole blood to component therapy. However, recent military and emergency practices reveal limitations of component transfusion, reigniting interest in whole blood due to its capacity to rapidly restore blood volume, oxygen delivery, and coagulation function. Clinical applications vary across whole blood types. International military experience demonstrates that whole blood significantly improves survival rates in combat trauma , yet its utilization remains limited in China. Preliminary single-center clinical studies confirm that early whole blood transfusion enhances trauma patient outcomes. Challenges persist, including preservation technology bottlenecks, suboptimal supply logistics, and ambiguous indications, necessitating standardized management systems and refined clinical guidelines. Future revitalization of whole blood requires multi-dimensional strategies: optimizing preservation techniques, strengthening evidence-based research, refining policies, fostering international collaboration, and enhancing medical training. Through technological innovation, evidence accumulation, and systemic optimization, whole blood is poised to play an important role in combat trauma, prehospital resuscitation, and resource-limited settings.

Keywords: Whole Blood; Whole Blood Transfusion; Low-titer Group O Whole Blood

Authors: Department of Transfusion Medicine, Daping Hospital, Army Medical University, Wen Aiqing, Lu Yao

Abstract: Major haemorrhage is the main cause of early "preventable" death in severe trauma patients, and blood transfusion therapy plays an irreplaceable role in the emergency treatment. Timely, safe and effective blood transfusion can improve the success rate of treatment and survival rate of severe trauma patients. In recent years, a series of domestic expert consensuses on trauma blood transfusion have further standardized the whole process of blood transfusion treatment for trauma patients from the aspects of efficient and timely blood support and safe and effective transfusion strategies, especially providing practical and effective guidance for transfusion treatment in the emergency treatment stage of severe trauma. The continuous improvement of blood transfusion treatment level of trauma patients in China benefits to some extent from the continuous optimization of transfusion protocols. The clinical application of prehospital blood transfusion and universal low titer group O whole blood in severe trauma patients is still in the initial stage, and systematically implementation still limited to a few blood centers/blood stations and medical institutions. To conduct prehospital transfusion properly, scientific application of universal blood and optimization of massive transfusion protocols will further improve the timeliness and effectiveness of transfusion treatment for trauma patients.

Keywords: Trauma; Prehospital Transfusion; Universal Blood; Massive Transfusion Protocol

B.22 Current Status and Future Prospects of the Development of Blood Transfusion Guidelines and Expert Consensus in China

Authors: The Sixth People's Hospital Affiliated to Shanghai Jiao Tong University School of Medicine, Zhu Changtai, Li Liwei, Zhao Xiyi

Abstract: In recent years, the transfusion medicine in China has developed rapidly, and an increasing number of transfusion-related guidelines and expert consensus have emerged. This has played a positive role in improving the quality of blood transfusions, ensuring blood safety, and promoting the development of the transfusion industry. However, limited by some factors, there are still deficiencies in the development of transfusion guidelines and expert consensus in China. Through systematic retrieval, this report shows that, up to now, there are only 7 transfusion-related guidelines in China, and a total of 97 expert consensus. The results of the quality evaluation are as follows: among the 7 guidelines, 5 are of high quality and 2 are of medium quality; among the 97 expert consensus, only 12 (12. 4%) are of high quality, 10 (10. 3%) are of medium quality, 20 (20. 1%) are of low quality, and 55 (56. 7%) are of extremely low quality. The quality of early transfusion consensus was low, but it has improved significantly in the past five years. Currently, the number of guidelines is small, and the number of expert consensus has increased rapidly in recent years. Moreover, the overall score of the consensus is lower than that of the guidelines, and there are deficiencies in aspects such as scientificity and economy. In the future, we should attach importance to the development of transfusion guidelines and improve the quality of expert consensus. In particular, we need to evaluate and grade the quality of evidence, implement external expert reviews, formulate update plans, consider health economics, and retrieve and evaluate the research evidence from China.

Keywords: Blood Transfusion; Guide; Expert Consensus

Authors: Fudan University Huashan Hospital , Xia rong, Wang Yuan, Zhu Xinfang

Abstract: Autoimmune diseases are chronic conditions characterized by complex mechanisms and diverse clinical manifestations, which can affect multiple organs throughout the body and lead to severe clinical symptoms. In addition to pharmacological treatments (such as hormones or intravenous immunoglobulins), plasma exchange has emerged as a novel therapeutic approach for autoimmune diseases. Its modalities are continuously evolving and improving. Notably, there has been a shift from centrifugal-based exchange to double filtration plasmapheresis with higher selectivity, alongside the development of novel modalities such as lymphoplasmapheresis and semi-/whole blood plasma exchange. These advancements not only reduce plasma consumption but also achieve superior long-term efficacy, offering new insights into treatment strategies for patients with autoimmune diseases. Currently, the application of plasma exchange and other modalities (e. g. , lymphoplasmapheresis) varies geographically, in terms of disease coverage, and annual treatment frequency. Coverage is relatively higher in eastern coastal regions of China compared to central and western regions. The diseases primarily treated include myasthenia gravis, autoimmune encephalitis, and thrombotic thrombocytopenic purpura (TTP) . Annually, the volume of plasma exchange treatments far exceeds that of lymphoplasmapheresis and other modalities. Future developments should integrate precision medicine and personalized treatment plans into plasma exchange therapy for autoimmune diseases. Additionally, combining plasma exchange with novel biological agents or targeted drugs may further enhance therapeutic outcomes.

Keywords: Autoimmune Diseases; Plasma Exchange; Therapeutic Advancements

Ⅵ Reports of Case Studies

B. 24 Practices in the Development of High-Quality Transfusion Medicine Centers Within Medical Institutions / 243

Authors: The Blood Disease Hospital of the Chinese Academy of Medical Sciences, Li Qiang, Ren Sixin, Sun Jiali

Abstract: In the process of constructing a high-quality transfusion medicine center, The Blood Disease Hospital of the Chinese Academy of Medical Sciences follows the development trends of cutting-edge technologies and is committed to building a trinity service system of "clinical treatment-scientific research and innovation-industrial transformation" . In the advancement of work, it breaks through the functions of traditional blood transfusion departments, integrates core businesses such as precision blood transfusion, apheresis treatment, and cell therapy, constructs a multi-disciplinary collaborative and intelligent blood transfusion system, and realizes full-chain support for cell collection, preparation, storage, resuscitation, reinfusion, and transfusion support. It conducts clinical research and promotes collaborative innovation among industry, academia, and research to drive the development of the discipline and the transformation of scientific research and technology. Facing the challenges brought to the transfusion discipline by the tight blood supply balance and the continuous breakthroughs in cutting-edge medical technologies for blood system diseases, the hospital responds with strategies such as optimizing blood use management, exploring risk-sharing models, and cooperative R &D models, providing theoretical and practical support for the high-quality construction of the transfusion medicine center.

Keywords: Transfusion Medicine ; Cell Therapy; Multidisciplinary Collaboration Development Strategies

Authors: The Fifth Medical Center of the Chinese PLA General Hospital Transfusion Medicine Department, Luo Qun, Wang Han

Abstract: Autologous blood transfusion has good application prospects in the treatment of diseases such as atopic dermatitis, idiopathic rhinitis, and Sjogren's syndrome. It can significantly improve clinical symptoms such as dermatitis, catarrhal runny nose, dry eyes, and reduced saliva secretion. The key to autologous peripheral blood transfusion therapy is that peripheral blood, after being irradiated with a certain dose of radiation, can exert a signal transduction effect on cell apoptosis, reduce reactive lymphocytes and inflammatory factors, and achieve a regulatory and inhibitory effect on the autoimmune response. On the basis of obtaining ethical approval in clinical practice and national level project support, this study has achieved good expected results in clinical research, which will provide a new important approach for the treatment of autoimmune diseases.

Keywords: Autologous Peripheral Blood Retransfusion; Apoptosis; Autoimmune Diseases; Blood Transfusion Therapy

B. 26 Practice of Unexpected Antibody Screening for Blood Donors in Shanghai / 261

Authors: Shanghai Blood Center, Zhang Xi, Xiang Dong, Zhou Guoping

Abstract: In order to reduce the risk of blood transfusion reaction and further ensure the safety and effectiveness of clinical blood transfusion, Shanghai Blood Center, drawing on the experience of developed countries, has conducted unexpected antibody screening for all blood donors since November 2014, and carried out antibody specific identification for all blood donors who are positive for antibody screening since February 2023. Since the screening, the detection rate of unexpected antibody is about 0. 7‰, and the detection rate of alloantibody is about 0. 5‰. At present, the detection rate of alloantibody among blood donors in China is between 0. 1‰ and 5‰, with a weighted average of 0. 5‰. The data in foreign countries were generally higher than those in China, and the detection rate of alloantibody was between 1‰ and 4‰. Based on the analysis of our bloodcenter data on antibody specificity and titer, approximately1 in 10000 plasma samples contain potentially clinically significant unexpected antibodies. Thesummation of methodological approaches for the identification of unexpected antibodies in blood donorssuggests that an enzyme-based initial screening followed by a microcolumn confirmation is a reasonablesolution. Considering the uniqueness of the donor population, it is feasible to develop methods distinctfrom those used for patient populations to more effectively address the issue of antibody screening indonors.

Keywords: Unexpected Antibody; Alloantibody; Antibody Screening; Antibody Identification

B. 27 Development Report of RhCcEe Blood Type Testing Practice in Zhejiang Province Among Blood Donors / 272

Authors: Blood Center of Zhejiang Province, Liu Jinhui, Dong Jie;

Jiaxing Central Blood Station, Xu Jun

Abstract: Rh blood type plays a significant role in clinical transfusion, particularly in managing transfusion reactions and immune rejection. In Zhejiang Province, the RhCcEe expansion typing has been implemented among blood donors, and significant progress has been made in its widespread adoption across the national system. Since July 2020, Zhejiang Province has systematically conducted RhCcEe typing testing through blood station screening, establishment of a donor database, and system upgrades. These measures have strengthened the accuracy of blood type matching and improved the safety of blood supply. By introducing automated testing equipment, optimizing testing procedures, upgrade the information system, and refining screening strategies, Zhejiang Province has minimized redundant testing and resource wastage, achieving comprehensive coverage of RhCcEe typing for most donors in the screened regions. The province will further optimize the blood type testing workflow, enhance information sharing and data integration, aiming to provide more precise support for clinical transfusion through technological innovation and system upgrades. Additionally, based on its experience in Zhejiang, the province will offer valuable lessons for blood type testing and transfusion practices in other regions across the country.

Keywords: RhCcEe Blood Type; Antigen; Precision Detection

Authors: Department of Blood Transfusion, Third Xiangya Hospital, Central South University, Gui Rong, Liu Fengxia, Gao Meng

Abstract: The development of blood transfusion medicine cannot be separated from high-quality blood transfusion professionals, and digital intelligent teaching has become a major trend in the field of education. However, the current situation of clinical blood transfusion laboratory technology education in our country is facing serious challenges such as lagging textbook content, unbalanced regional development and single teaching means. In order to change the status quo and promote the deep integration of digitalization and physical education, we use digitalization to lead the high-quality development of continuing education and build a hybrid teaching model of "smart platform + digital resources + offline teaching". The resource forms of digital wisdom teaching practice mainly include mind map, high-definition color map, animation, digital slice, information intelligent decision system and so on. By means of connection such as QR code and AR, paper book content is organically integrated with digital resources and services to make learning easier. As a new teaching mode, digital teaching still has some problems that cannot be ignored. The current teaching reform has moved from the stage of "technology superposition" to the deep-water area of "digital-intelligence integration", and it is urgent to make breakthroughs in the four directions of virtualization, standardization, individuation and ethics. Digital intelligent teaching has become a new development trend of clinical blood transfusion laboratory teaching, and its teaching methods and teaching models still need to be further explored and optimized to cultivate blood transfusion medical talents with exquisite skills and humanistic temperature.

Keywords: Clinical Transfusion Test Technology; Digital Teaching; Blood Transfusion Professionals

Ⅶ Chinese Blood Tansfusion Biography

Authors: Ruijin Hospital Affiliated to Shanghai Jiao Tong University School of Medicine, Cai Xiaohong, Lei Hang, Wang Xuefeng

Abstract: Professor Chen Renbiao (1929—2018), a renowned geneticist, was one of the founding pioneers of China's medical genetics discipline and the Chinese Human Genome Project, honored as the "Father of HLA in China".

Professor Chen pioneered research on human leukocyte antigen (HLA) in China and achieved groundbreaking discoveries in genetic disorders such as Down syndrome, sexual malformations, Huntington's disease, and Marfan syndrome. He also made outstanding contributions to biomedical ethics, providing pivotal guidance for the formulation of bioethical guidelines in China. With prolific achievements in both teaching and research, Professor Chen cultivated numerous outstanding talents and laid a solid foundation for the advancement of medical genetics. Throughout his life, he embodied academic excellence, dedicated himself to social progress, and earned profound respect through his esteemed integrity and selfless dedication.

Keywords: Chen Renbiao; Genetics; Biomedical Ethics; Pioneer of HLA in China

Authors: Chinese Society of Blood Transfusion, Liu Qingning; Huaian Blood Center , Zhao Qianru

Abstract: In 2024, under the leadership and guidance of government departments at all levels, China's blood transfusion industry has made contributions to the continuous promotion of unpaid blood donation, ensuring blood safety, and ensuring the safe and stable supply of blood for clinical use. Through policy improvement, resource optimization, intelligence, information level improvement and technological innovation, the rights and interests of blood donors are protected, services for blood donors are more convenient, and service capabilities of the blood transfusion industry are enhanced. Social organizations in the blood transfusion industry focus on the overall situation of health work, and promote unpaid blood donation through various forms of national activities, strengthen industry self-discipline, expand the scope of services, hold academic events and continuing education projects in blood transfusion medicine, encourage scientific

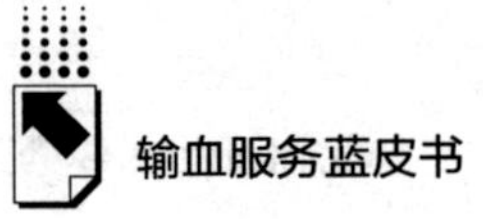

research and innovation, and carry out exchanges and cooperation, so as to help the sustained and healthy development of the blood transfusion industry. The annals record the overall, representative, continuous and innovative work, and record the annual development of blood transfusion in China in an accurate, concise and general form; To provide historical background information and experience summary for the future development of blood transfusion industry in China.

Keywords: Blood Donation; Blood Transfusion; Industry Events

S 基本子库
UB DATABASE

中国社会发展数据库（下设 12 个专题子库）

紧扣人口、政治、外交、法律、教育、医疗卫生、资源环境等 12 个社会发展领域的前沿和热点，全面整合专业著作、智库报告、学术资讯、调研数据等类型资源，帮助用户追踪中国社会发展动态、研究社会发展战略与政策、了解社会热点问题、分析社会发展趋势。

中国经济发展数据库（下设 12 专题子库）

内容涵盖宏观经济、产业经济、工业经济、农业经济、财政金融、房地产经济、城市经济、商业贸易等12个重点经济领域，为把握经济运行态势、洞察经济发展规律、研判经济发展趋势、进行经济调控决策提供参考和依据。

中国行业发展数据库（下设 17 个专题子库）

以中国国民经济行业分类为依据，覆盖金融业、旅游业、交通运输业、能源矿产业、制造业等 100 多个行业，跟踪分析国民经济相关行业市场运行状况和政策导向，汇集行业发展前沿资讯，为投资、从业及各种经济决策提供理论支撑和实践指导。

中国区域发展数据库（下设 4 个专题子库）

对中国特定区域内的经济、社会、文化等领域现状与发展情况进行深度分析和预测，涉及省级行政区、城市群、城市、农村等不同维度，研究层级至县及县以下行政区，为学者研究地方经济社会宏观态势、经验模式、发展案例提供支撑，为地方政府决策提供参考。

中国文化传媒数据库（下设 18 个专题子库）

内容覆盖文化产业、新闻传播、电影娱乐、文学艺术、群众文化、图书情报等 18 个重点研究领域，聚焦文化传媒领域发展前沿、热点话题、行业实践，服务用户的教学科研、文化投资、企业规划等需要。

世界经济与国际关系数据库（下设 6 个专题子库）

整合世界经济、国际政治、世界文化与科技、全球性问题、国际组织与国际法、区域研究 6 大领域研究成果，对世界经济形势、国际形势进行连续性深度分析，对年度热点问题进行专题解读，为研判全球发展趋势提供事实和数据支持。

法律声明

“皮书系列”（含蓝皮书、绿皮书、黄皮书）之品牌由社会科学文献出版社最早使用并持续至今，现已被中国图书行业所熟知。“皮书系列”的相关商标已在国家商标管理部门商标局注册，包括但不限于LOGO（ ）、皮书、Pishu、经济蓝皮书、社会蓝皮书等。“皮书系列”图书的注册商标专用权及封面设计、版式设计的著作权均为社会科学文献出版社所有。未经社会科学文献出版社书面授权许可，任何使用与“皮书系列”图书注册商标、封面设计、版式设计相同或者近似的文字、图形或其组合的行为均系侵权行为。

经作者授权，本书的专有出版权及信息网络传播权等为社会科学文献出版社享有。未经社会科学文献出版社书面授权许可，任何就本书内容的复制、发行或以数字形式进行网络传播的行为均系侵权行为。

社会科学文献出版社将通过法律途径追究上述侵权行为的法律责任，维护自身合法权益。

欢迎社会各界人士对侵犯社会科学文献出版社上述权利的侵权行为进行举报。电话：010-59367121，电子邮箱：fawubu@ssap.cn。

社会科学文献出版社